执业医师资格考试考点速记突破胜经丛书

中医执业医师资格考试
考点速记突破胜经
（上册）

田 磊 编 著

中国中医药出版社
·北 京·

图书在版编目（CIP）数据

中医执业医师资格考试考点速记突破胜经：全2册/田磊编著．—北京：中国中医药出版社，2018.12
（执业医师资格考试考点速记突破胜经丛书）
ISBN 978－7－5132－5364－2

Ⅰ.①中… Ⅱ.①田… Ⅲ.①中医师－资格考试－自学参考资料 Ⅳ.①R2

中国版本图书馆 CIP 数据核字（2018）第 262909 号

中国中医药出版社出版
北京市朝阳区北三环东路 28 号易亨大厦 16 层
邮政编码 100013
传真 010－64405750
山东百润本色印刷有限公司印刷
各地新华书店经销

开本 787×1092 1/32 印张 22.5 字数 378 千字
2018 年 12 月第 1 版 2018 年 12 月第 1 次印刷
书号 ISBN 978－7－5132－5364－2

定价 79.00 元（含上、下册）
网址 www.cptcm.com

社 长 热 线 010－64405720
购 书 热 线 010－89535836
维 权 打 假 010－64405753

微信服务号 zgzyycbs
微商城网址 https://kdt.im/LIdUGr
官 方 微 博 http://e.weibo.com/cptcm
天猫旗舰店网址 https://zgzyycbs.tmall.com

如有印装质量问题请与本社出版部联系（010－64405510）
版权专有 侵权必究

执业医师资格考试考点速记突破胜经丛书 编委会

主　编　田　磊

副主编　周明旺　左玉霞　田泾市

编　委　张　超　张　峦　郭琛英

　　　　曹粟满　刘　婷　胡丽鸽

前言

执业医师资格考试是行业准入考试,是评价申请医师资格者是否具备从事医师工作所必需的专业知识与技能的考试。其考察知识面广,难度较高,每年总通过率多低于30%。因此,执业医师考试是所有医学生成为一名真正大夫之前都必须经过的一个严格的考验。

通过多年的执业医师考培经历,我发现很多考生之所以无法顺利通过执业医师资格考试,究其原因,并不一定是努力不足,更不存在智力缺陷。他们不能拿到执业医师证一个最重要的原因就是对执业医师考试缺乏必要的了解,不知道哪些知识是考试重点。

另外,就是考试科目多。以中西医结合执业医师考试为例,考试涉及的科目就有14门,涵盖了中医基础、中西医临床、西医基础、伦理法规等多个方面的内容,基本上医学生本科5年所学的主干课程都要考到,时间短,任务重,如果不了解考试的重点,眉毛胡子一把抓,想通过考试,比登天还难。

针对以上两个方面的原因,为了帮助广大考生顺利通过执业医师考试,我们特编写了这套

"执业医师资格考试考点速记突破胜经丛书",本套丛书突出应试教育模式,具有如下特色:

精 内容精。笔者认真研究历年执业医师资格考试考题发现这样一个规律,重要的知识点总是反复地被考到,只是可能会变化一下形式。大约90%的考题出自60%的知识点,而剩余40%的知识点很少考到甚至从未考到过。根据这种情况,结合笔者多年执业医师资格考试辅导经验,我们将执业医师资格考试的全部知识点进行分类,去粗取精,去掉很少出考题的40%的知识点。而对于常出考题的60%的知识点,我们也尽可能用精炼的语言表达其知识内涵,省略与考试无关的语言。

准 考点选择准确。本书所载考点是笔者通过近十年执业医师资格考试辅导经验筛选出来的,均为执业医师资格考试常考点。并且,我根据其考题出现的频率,将筛选出来的考点分为三类,用"★"号进行标记:★★★表明本考点最为重要;★★表明重要性次之;★最次。只要将本书所载考点弄懂、记准80%以上,就一定能通过执业医师资格考试。

简 简化复习过程。执业医师资格考试涉及科目内容极多,绝大多数的医考辅导书籍页数在1000页以上,字数达200万,需要考生自己在厚厚的书籍里去搜寻考点,费时费力,且复习效果欠佳。本书将复杂的医考内容以考点形式呈现，考试会考什么，考生要学什么，一目了然。并且，本书字数较少，篇幅较小，仅相当于其他辅导书籍篇幅的1/10，而核心考点却能全部覆盖。用本书来备战执业医师资格考试，极大简化了执业医师资格考试的复习过程。

  便 便有两层意思，一是方便记忆。本书将考试大纲中较杂乱的内容用表格的方式展现，对于考生头痛的记忆性内容，如中药、方剂、针灸等科目则配有记忆的口诀、歌诀，方便考生的学习和记忆。二是方便携带。本书内容精简，为小32开口袋书，可随身携带，考生可以在等公交车、排队等零碎的时间用本书学习，也许等公交车时记下的一个考点就能决定你今年是否能拿到执业医师资格证书。

  我相信，只要考生认真学习，在本书的帮助下一定能够顺利通过执业医师资格考试，成为一名名副其实的医生！

田 磊

2018 年 10 月

目 录

中医基础理论

第一单元　中医学理论体系的主要特点 ……… 3
第二单元　精气学说 ……………………… 5
第三单元　阴阳学说 ……………………… 6
第四单元　五行学说 ……………………… 10
第五单元　藏象学说 ……………………… 14
第六单元　五脏 …………………………… 15
第七单元　六腑 …………………………… 24
第八单元　奇恒之腑 ……………………… 26
第九单元　精、气、血、津液、神 ……… 27
第十单元　经络 …………………………… 34
第十一单元　体质 ………………………… 37
第十二单元　病因 ………………………… 38
第十三单元　发病 ………………………… 43
第十四单元　病机 ………………………… 46
第十五单元　防治原则 …………………… 55
第十六单元　养生与寿夭 ………………… 59

中医诊断学

第一单元	望诊	63
第二单元	望舌	72
第三单元	闻诊	76
第四单元	问诊	78
第五单元	脉诊	84
第六单元	八纲辨证	86
第七单元	病因辨证	90
第八单元	气血津液辨证	92
第九单元	脏腑辨证	94
第十单元	六经辨证	101
第十一单元	卫气营血辨证	104
第十二单元	三焦辨证	106

中药学

第一单元	总论	109
第二单元	解表药	112
第三单元	清热药	114
第四单元	泻下药	118
第五单元	祛风湿药	119
第六单元	化湿药	120
第七单元	利水渗湿药	121
第八单元	温里药	123
第九单元	理气药	123

目 录

第十单元　消食药 …… *124*
第十一单元　驱虫药 …… *125*
第十二单元　止血药 …… *125*
第十三单元　活血化瘀药 …… *127*
第十四单元　化痰止咳平喘药 …… *129*
第十五单元　安神药 …… *130*
第十六单元　平肝息风药 …… *131*
第十七单元　开窍药 …… *132*
第十八单元　补虚药 …… *133*
第十九单元　收涩药 …… *136*
第二十单元　攻毒杀虫止痒药 …… *137*
第二十一单元　拔毒化腐生肌药 …… *138*

方 剂 学

第一单元　总论 …… *141*
第二单元　解表剂 …… *142*
第三单元　泻下剂 …… *148*
第四单元　和解剂 …… *153*
第五单元　清热剂 …… *156*
第六单元　祛暑剂 …… *166*
第七单元　温里剂 …… *168*
第八单元　表里双解剂 …… *172*
第九单元　补益剂 …… *174*
第十单元　固涩剂 …… *184*
第十一单元　安神剂 …… *189*

第十二单元	开窍剂	191
第十三单元	理气剂	192
第十四单元	理血剂	197
第十五单元	治风剂	203
第十六单元	治燥剂	208
第十七单元	祛湿剂	211
第十八单元	祛痰剂	221
第十九单元	消食剂	226
第二十单元	驱虫剂	228

中医内科学

第一单元	肺系病证	231
第二单元	心系病证	238
第三单元	脑系病证	240
第四单元	脾胃病证	248
第五单元	肝胆病证	257
第六单元	肾系病证	262
第七单元	气血津液病证	267
第八单元	肢体经络病证	279

中医外科学

第一单元	中医外科疾病的病因病机	285
第二单元	中医外科疾病辨证	285
第三单元	中医外科疾病治法	290
第四单元	疮疡	294

目 录

第五单元　乳房疾病	302
第六单元　瘿	308
第七单元　瘤、岩	310
第八单元　皮肤及性传播疾病	313
第九单元　肛门直肠疾病	324
第十单元　泌尿男性疾病	332
第十一单元　其他外科疾病	337
第十二单元　周围血管疾病	340

中医妇科学

第一单元　绪论	345
第二单元　女性生殖器官	345
第三单元　女性生殖生理	346
第四单元　妇科疾病的病因病机	347
第五单元　月经病	348
第六单元　带下病	360
第七单元　妊娠病	361
第八单元　产后病	369
第九单元　妇科杂病	374
第十单元　计划生育	379

中医儿科学

第一单元　儿科学基础	383
第二单元　儿童保健	386
第三单元　新生儿疾病	387

第四单元	肺系病证	390
第五单元	脾系病证	395
第六单元	心肝病证	400
第七单元	肾系病证	406
第八单元	传染病	409
第九单元	虫证	416
第十单元	其他疾病	417

针灸学

第一单元	特定穴	423
第二单元	腧穴的定位方法	429
第三单元	手太阴肺经、腧穴	431
第四单元	手阳明大肠经、腧穴	433
第五单元	足阳明胃经、腧穴	435
第六单元	足太阴脾经、腧穴	438
第七单元	手少阴心经、腧穴	441
第八单元	手太阳小肠经、腧穴	442
第九单元	足太阳膀胱经、腧穴	444
第十单元	足少阴肾经、腧穴	449
第十一单元	手厥阴心包经、腧穴	451
第十二单元	手少阳三焦经、腧穴	453
第十三单元	足少阳胆经、腧穴	455
第十四单元	足厥阴肝经、腧穴	458
第十五单元	督脉、腧穴	460
第十六单元	任脉、腧穴	463

目　录

第十七单元　内科病证的针灸治疗 …………… 465
第十八单元　妇儿科病证的针灸治疗 …………… 471
第十九单元　皮外骨伤科病证的针灸治疗 …… 473
第二十单元　五官科病证的针灸治疗 …………… 475
第二十一单元　其他病证的针灸治疗 …………… 477

诊断学基础

第一单元　症状学 ……………………………… 481
第二单元　检体诊断 …………………………… 490
第三单元　实验室诊断 ………………………… 518
第四单元　心电图诊断 ………………………… 532
第五单元　影像诊断 …………………………… 537

内　科　学

第一单元　呼吸系统疾病 ……………………… 545
第二单元　循环系统疾病 ……………………… 553
第三单元　消化系统疾病 ……………………… 566
第四单元　泌尿系统疾病 ……………………… 573
第五单元　血液系统疾病 ……………………… 576
第六单元　内分泌与代谢疾病 ………………… 580
第七单元　结缔组织病 ………………………… 586
第八单元　神经系统疾病 ……………………… 589
第九单元　常见急危重症 ……………………… 592

传染病学

第一单元	传染病学总论	605
第二单元	病毒感染	608
第三单元	细菌感染	629
第四单元	消毒与隔离	640

医学伦理学

第一单元	医学伦理学概述	645
第二单元	医学伦理学的历史发展	647
第三单元	医学伦理学的理论基础	649
第四单元	医学道德的规范体系	651
第五单元	医患关系道德	654
第六单元	临床诊疗工作中的道德	657
第七单元	医学科研工作的道德	659
第八单元	医学道德的评价、教育和修养	660
第九单元	生命伦理学	661

卫生法规

第一单元	卫生法概述	665
第二单元	卫生法律责任	666
第三单元	《中华人民共和国执业医师法》	668
第四单元	《中华人民共和国药品管理法》	671
第五单元	《中华人民共和国传染病防治法》	676

目 录

第六单元 《突发公共卫生事件应急条例》 … 677
第七单元 《医疗事故处理条例》 ………… 679
第八单元 《中华人民共和国中医药条例》 … 681
第九单元 《医疗机构从业人员行为规范》 … 683

中医基础理论

中医基础理论复习攻略

第一单元 中医学理论体系的主要特点

第一节 整体观念

考点★★ 整体观念的内容

1. **人体是一个有机整体** 主要体现在：①五脏一体观。②形神一体观。
2. **人与自然环境的统一性** 这种人的生命活动规律与自然界的变化是息息相关的观点，即是"天人相应"的整体观。
3. **人与社会环境的统一性**

第二节 辨证论治

考点1★★★ 病、证、症的概念

1. 病，即疾病，指致病邪气作用于人体，人体正气与之抗争而引起的机体阴阳失调、脏腑组织损伤、生理机能失常或心理活动障碍的一个完整的异常生命过程。

2. 证，即证候，是疾病过程中的某一阶段或某一类型的病理概括，一般由一组相对固定的、有内在联系的、能揭示疾病某一阶段或某一类型病变本质的症状和体征构成。证是病机的外在反映，病机是证的内在本质。

3. 症，即症状和体征的总称，是疾病过程中表现出的个别、孤立的现象。可以是病人异常的主观感觉或行为表现，也可以是医生检查病人时发现的异常征象。症是判断疾病、辨识证候的主要依据。

考点2★★★　辨证论治的概念

辨证，就是将四诊（望、闻、问、切）所收集的资料、症状、体征，通过分析、综合，辨清疾病的原因、性质、部位以及邪正之间的关系，概括判断为某种性质的证，以探求疾病的本质。

论治，则是根据辨证的结果，确定相应的治疗原则和方法。论治过程一般分为因证立法、随法选方、据方施治三个步骤。

辨证是决定治疗的前提和依据，论治则是解决疾病的手段和方法，辨证论治的过程实质就是认识疾病和治疗疾病的过程。

考点 3 ★★★　同病异治和异病同治

1. "同病异治"是指同一种疾病，由于发病的时间、地域以及患者机体的反应性不同，或处于不同的发展阶段，所以表现的证不同，因而治法就各异。

2. "异病同治"是指不同的疾病，在其发展过程中，由于出现了相同的证，因而就采取同一方法治疗。

"同病异治"和"异病同治"，实质上即是"证异治异""证同治同"，亦是辨证论治原则的具体体现。

第二单元　精气学说

考点 1 ★★　精的概念

精概念的产生，源于"水地说"。

考点 2 ★★　气的概念

气的概念源于"云气说"。

考点3★★　精气学说的基本内容

1. 精气是构成宇宙的本原
2. 精气的运动与变化
3. 精气是天地万物的中介
4. 天地精气化生为人

第三单元　阴阳学说

第一节　阴阳的概念

考点1★★★　阴阳的含义

阴阳，是中国古代哲学的一对范畴，是对自然界相互关联的某些事物或现象对立双方属性的概括，并含有对立统一的内涵。

"阴阳者，一分为二也"，明确指出，阴阳具有矛盾对立统一的辩证观点。一般来说，凡是剧烈运动着的、外向的、上升的、温热的、明亮的，都属于阳；相对静止的、内守的、下降的、寒冷的、晦暗的，都属于阴。"水火者，阴阳之征兆也。"

考点 2 ★★★　阴阳无限可分性常考实例

一日分阴阳：上午为阳中之阳，下午为阳中之阴，上半夜为阴中之阴，下半夜为阴中之阳。

四季分阴阳：夏天属太阳（阳中之阳），秋天属少阴（阳中之阴），冬天属太阴（阴中之阴），春天属少阳（阴中之阳）。

第二节　阴阳学说的基本内容

考点 1 ★★　阴阳的对立制约

对立：相互斗争、相互排斥。

制约：相互制约。

1. **正常者（生理）** "阴平阳秘，精神乃治" "动极者镇之以静，阴亢者胜之以阳"。

2. **反常者（病理）** "阴盛则阳病，阳盛则阴病" "阳虚则阴盛" "阴虚则阳亢"。

考点 2 ★★★　阴阳的互根互用

1. **互根**　相互依存，互为根本。

"阳根于阴，阴根于阳" "阳生于阴，阴生于阳" "孤阴不生，独阳不长"。

2. **互用**　相互资生、促进和助长。

"阴者，藏精而起亟也，阳者，卫外而为固也"

"阴在内，阳之守也，阳在外，阴之使也""无阴则阳无以生，无阳则阴无以化""阳生阴长，阳杀阴藏"。如果由于某些原因，阴和阳之间的互根关系遭到破坏，就会导致"阴阳离决，精气乃绝"。

考点3★★★　　阴阳的交感互藏

阴阳交感，是指阴阳二气在运动中处于相互感应而交合，亦即相互发生作用。阴阳交感是宇宙万物赖以生成和变化的根源。

阴阳互藏，是指相互对立的阴阳双方中的任何一方都含有另一方，即阴中有阳，阳中有阴。

阴阳互藏是阴阳双方交感合和的动力根源：阴中有阳则能升，阳中有阴则能降。阴阳互藏是阴阳消长与转化的内在根据。

考点4★★★　　阴阳的消长

对立、互根的阴阳双方不是一成不变的，而是处于不断增长和消减的变化之中。导致阴阳出现消长变化的根本原因在于阴阳之间存在着的对立制约与互根互用关系。体现在自然界可表现为气候的正常变化，在人体则表现为生命过程的协调而有序。

考点5★★★　　阴阳的转化

阴阳转化是指事物对立双方的总体属性，在

一定条件下可以向其相反的方向转化，即属阳的事物可以转化为属阴的事物，属阴的事物可转化为属阳的事物。阴阳的相互转化，一般都发生于事物发展的物极阶段，即"物极必反"。如果说阴阳消长是一个量变过程，阴阳转化则是在量变基础上的质变。

"重阴必阳，重阳必阴""寒极生热，热极生寒""寒甚则热，热甚则寒"。

第三节　阴阳学说在中医学中的应用

考点1★★★　在组织结构和生理功能方面的应用

根据人体的形态部位和功能特点分阴阳：背为阳，腹为阴；五脏阴，六腑阳；五脏再分阴阳：心为阳中之阳，肺为阳中之阴，肝为阴中之阳，肾为阴中之阴，脾为阴中之至阴。

考点2★★★　在疾病预防和治疗方面的应用

1. **指导养生**
2. **确定治疗原则**　阴阳偏盛者用"损其有余""实则泻之"的原则。阴偏盛之实寒证采用寒者热之，阳偏盛之实热证采用热者寒之。阴阳偏衰者，采用"补其不足""虚则补之"的原则。

阴偏衰导致的虚热证,采用阳病治阴"壮水之主,以制阳光",阳偏衰导致的虚寒证,采用阴病治阳"益火之源,以消阴翳"。

3. 分析和归纳药物的性能

药物	阳		阴	
四性	温	热	寒	凉
四气	升	浮	降	沉
五味	辛 甘	淡	酸 苦	咸

第四单元 五行学说

第一节 五行学说的概念

考点1★ 五行的含义

五行即木、火、土、金、水五种物质及其运动变化。

考点2★★★ 五行的特性

1. **木曰曲直** 引申为凡具有生长、升发、条达、舒畅等性质或作用的事物和现象。

2. **火曰炎上** 引申为凡具有温热、升腾、明亮等性质或作用的事物和现象。

3. 土爰稼穑 引申为凡具有生化、承载、受纳等性质或作用的事物和现象。

4. 金曰从革 引申为凡具有肃杀、收敛、沉降等性质和作用的事物和现象。

5. 水曰润下 引申为凡具有滋润、下行、寒凉、闭藏等性质或作用的事物和现象。

考点3★★★ 事物与现象的五行归类

事物与现象的五行归类表

自然界						五行	人体					
五音	五味	五色	五化	五气	五方	五季		五脏	五腑	五官	五体	五志	五液	五脉
角	酸	青	生	风	东	春	木	肝	胆	目	筋	怒	泪	弦
徵	苦	赤	长	暑	南	夏	火	心	小肠	舌	脉	喜	汗	洪
宫	甘	黄	化	湿	中	长夏	土	脾	胃	口	肉	思	涎	缓
商	辛	白	收	燥	西	秋	金	肺	大肠	鼻	皮	悲	涕	浮
羽	咸	黑	藏	寒	北	冬	水	肾	膀胱	耳	骨	恐	唾	沉

第二节　五行学说的基本内容

考点1★★★　五行相生与相克

	相生	相克
含义	指五行中的一行对另一行具有促进、助长和资生作用	指五行中的一行对另一行具有抑制和制约作用
次序	木生火，火生土，土生金，金生水，水生木，依次相生，循环不已	木克土，土克水，水克火，火克金，金克木，依次相克，循环不已
关系	"生我"者为"母"，"我生"者为"子"。故五行相生关系又称"母子关系"	"克我"者为"所不胜"，"我克"者为"所胜"。故五行相克关系又称"所不胜"和"所胜"的关系

考点2★★★　五行相乘与相侮

	相乘	相侮
含义	五行中的某一行对被克的一行克制太过，超过了正常制约的程度，称为相乘	五行中的某一行过于强盛，对原来"克我"的一行进行反向的制约，称相侮，或称反侮、反克

续表

	相乘	相侮
次序	木乘土，土乘水，水乘火，火乘金，金乘木	木侮金，金侮火，火侮水，水侮土，土侮木
分类	①克方太过：五行中任何一行本身过于亢盛，造成对被克制的一行制约太过，虽然被克的一方原处在正常水平，但已打破了两者之间的正常制约关系，出现过度克制的现象 ②被克方不及：五行中任何一行本身虚弱不足，使原来"克我"的一行克制太过，正常制约关系遭到破坏	①被克方太过：五行中任何一行本身过于亢盛，原来"克我"的一行已不能进行正常的制约，而对"克我"的一行进行反侮，使正常的相克关系遭到破坏 ②克方不及：五行中任何一行本身虚弱不足，不能对所胜的一行进行制约，而受到所胜一行的反向克制，使原来相克的关系遭到破坏，出现反侮

第三节　五行学说在中医学中的应用

考点1★★　根据五行相生规律确定的治则治法

根据相生规律确定治疗原则，"虚则补其母，实则泄其子"，又称补母与泻子。补母适用于母子关系失调的虚证。泻子适用于母子关系失调的实证。

依据五行相生规律确定的治法,常用的有滋水涵木法、益火补土法、培土生金法、金水相生法。

考点2★★　根据五行相克规律确定的治则治法

根据相克规律确定治疗原则,抑强扶弱。抑强适用于相克太过引起的相乘和相侮。扶弱适用于相克不及引起的相乘和相侮。

依据五行相克规律确定的治法,常用的有抑木扶土法、培土制水法、佐金平木法、泻南补北法。

第五单元　藏象学说

考点★★★　五脏、六腑、奇恒之腑的生理特点及临床意义

①五脏共同的生理特点是化生和贮藏精气。②六腑共同的生理特点是受盛和传化水谷。③奇恒之腑在形态上中空有腔与六腑相类,功能上贮藏精气与五脏相同,与五脏和六腑都有明显区别,故称之。如《素问·五脏别论》说:"所谓五脏

者,藏精气而不泻也,故满而不能实;六腑者,传化物而不藏,故实而不能满也。"

五脏六腑的生理特点,对临床辨证论治有重要指导意义。一般说来,病理上"脏病多虚""腑病多实",治疗上"五脏宜补""六腑宜泻"。

第六单元 五脏

第一节 五脏的生理功能与特性

考点1★★★ 心的生理功能

1. 主血脉 指心气推动和调控血液在脉管中运行,流注全身,发挥营养和滋润作用。心脏的搏动是血液运行的主要动力,心脏的搏动,主要依赖心气的推动和调控。心气充沛、心血充盈、脉道通利是血液正常运行的前提条件。心脏的搏动是否正常,起着十分关键的作用。

2. 藏神 心所藏之神,既是主宰生命活动的广义之神,又包括精神、意识、思维、情志等狭义之神。故说心为"五脏六腑之大主""所以任物者谓之心",心为"君主之官"。心主血脉是心藏神的物质基础。

考点 2 ★ 心的生理特性

心为阳脏而主通明。

考点 3 ★★★ 肺的生理功能

1. 主气司呼吸 包括主呼吸之气和主一身之气两方面。

（1）肺主呼吸之气 亦称"肺司呼吸"。肺是体内外气体交换的场所，通过肺的呼吸，吸入自然界的清气，呼出体内的浊气，以实现体内外气体的交换。

（2）肺主一身之气 指肺有主司一身之气的生成和运行的作用。体现在两个方面：一指宗气的生成。二指对全身气机的调节作用。

2. 主行水（肺主通调水道） 肺主行水，是指肺气的宣发、肃降作用，能够推动和调节全身水液的输布和排泄。

（1）通过肺气的宣发作用，将脾气转输至肺的水液和水谷精气中的轻清部分，向上向外布散，上至头面诸窍，外达皮毛肌腠，以濡润之，并在卫气的作用下化为汗液排出体外。

（2）通过肺气的肃降作用，将水液及水谷精微中的较稠厚部分，向内向下输送至各脏腑以濡润之，并将脏腑代谢所产生的浊液，下输至膀胱，成为尿液生成之源。故说"肺为水之上源"。

3. 朝百脉，主治节 "朝"，即聚会之意。

（1）肺朝百脉　即全身的血液都经过经脉聚会于肺。生理意义：①气体交换。通过肺的呼吸，吸入清气，呼出浊气。清气随血液运行至全身，维持人体的生命活动。②助心行血。血液的运行依靠气的推动，肺朝百脉，将肺气散布于血液当中，辅助心脏推动血液的运行。

（2）主治节　即治理和调节。肺的治节作用，主要体现于四方面：①治理和调节呼吸运动。②治理和调节全身气机。③治理和调节血液的运行。④治理和调节津液代谢。

考点4★★★　肺的生理特性

1. 肺为华盖、娇脏　肺为华盖，是说肺位于胸腔，位置最高，覆盖于五脏六腑之上，又能宣发卫气于体表，具有保护诸脏免受外邪侵袭的作用。肺为娇脏，是指肺为清虚之脏，轻清肃静，不容纤芥，不耐邪气之侵，故为娇嫩之脏。肺为邪侵，则应"治上焦如羽，非轻不举"，药以轻清、宣散为宜。

2. 主宣发与肃降　肺主宣发，是指肺气具有向上升宣和向外布散的作用；肺主肃降，是指肺气具有向内、向下清肃通降的作用。

考点 5★★★　脾的生理功能

1. 主运化　"运"，即转输。"化"，即消化吸收。主运化，即消化吸收饮食物中的水谷精微并将其转输至全身的生理功能。

由于脾所吸收的成分中包括精微和水液两部分，所以亦常将脾主运化的功能分为两个方面：一为运化水谷，一为运化水液。

2. 主统血　"统"，即统摄、控制之意。脾主统血，是指脾有统摄血液在脉管之中流行，防止其逸出于脉外的功能。故说"心主血，肝藏血，脾能统摄于血""五脏六腑之血，全赖脾气统摄"。脾统血的机理，主要是脾气的固摄作用。

考点 6★★　脾的生理特性

1. 脾气主升　是指脾气的运动，以上升为主，具体表现为升清和升举内脏两方面。清，指水谷精微。所谓"升清"，即是指脾对于水谷精微等营养物质的吸收和上输于心、肺、头目，通过心肺的作用化生气血，以营养全身（脾气散精，上归于肺）。故说"脾以升为健"。

2. 喜燥恶湿　与胃的喜润恶燥相对而言，此特性与脾主运化水液功能有关，脾气升运的条件，即在于脾体干燥而不为痰饮水湿所困。故说"脾燥则升"。

3. 脾为孤脏

考点7★★★　　肝的生理功能

1. 主疏泄　疏，即疏通。泄，即发泄、升发。肝主疏泄，是指肝气具有疏通、畅达全身气机的功能。气机，即气的运动。肝的疏泄功能最根本的体现就是疏通气机，其主要表现在以下四个方面：①促进血液运行和津液代谢。②促进脾胃运化和胆汁分泌排泄。③调畅情志活动。④通调排精与排卵。

2. 主藏血　肝藏血，是指肝具有贮藏血液、调节血流量和防止出血的生理功能。其藏血的生理意义有涵养肝气、调节血量、濡养肝及筋目、化生和濡养魂、为经血之源及防止出血等六方面。

肝主疏泄，其用属阳，又主藏血，其体属阴，故有"肝体阴而用阳"之说。

考点8★★　　肝的生理特性

1. 肝为刚脏　指肝气主升主动，具有刚强躁急的生理特性而言。肝气具有木的冲和条达、伸展舒畅之性能，并主疏泄，性喜条达而恶抑郁，以及肝内寄相火，主升易动等，均反映了肝为刚脏的特性。

2. 肝主升发　指肝气的向上升动和向外发散以调畅气机的生理特性。

考点 9 ★★★　　肾的生理功能

1. 藏精　主生长发育、生殖与脏腑气化。

（1）藏精　指肾具有贮存、封藏精的生理功能。"肾者，主蛰，封藏之本，精之处也"。

（2）主生长发育和生殖　指肾精及其所化肾气的生理作用。

（3）推动和调节脏腑气化

2. 主水　肾主水，是指肾气具有主司和调节全身水液代谢的功能。主要体现在两方面：

（1）肾气对参与水液代谢的脏腑的促进作用。

（2）肾气的生尿和排尿作用。

3. 主纳气　肾主纳气，是指肾具有摄纳肺所吸入的自然界清气，保持吸气的深度，防止呼吸表浅的作用。故有"呼出心与肺，吸入肾与肝"，"肺为气之主，肾为气之根"等说法。

第二节　五脏之间的关系

考点 1 ★★　　心与肺的关系

主要表现在血液运行与呼吸吐纳之间的协调关系。积于胸中的宗气是连接心之搏动和肺之呼吸的中心环节。

考点 2 ★★　心与脾的关系

主要表现在血液的生成和运行方面。

考点 3 ★★　心与肝的关系

心与肝的联系在于行血与藏血以及精神调节两个方面。

考点 4 ★★★　心与肾的关系

主要表现为"心肾相交"的生理关系,主要从水火既济、精神互用和君相安位来阐发。

1. **水火既济**　心位居上,心火(阳)必须下降于肾而使肾水不寒;肾位居于下,肾水(阴)必须上济心阴,制约心阳,使心火不亢。心与肾之间的这种水火升降、互济互制,维持了两脏之间生理功能的协调平衡。

2. **精神互用**　心藏神,肾藏精。精能化气生神,为气、神之源;神能控精驭气,为精、气之主。故积精可以全神,神清可以控精。

3. **君相相安**　心为君火,肾为相火(命火)。命火秘藏,则心阳充足;心阳充盛,则相火亦旺。君相安位,则心肾上下交济,心阳、肾阳旺盛而正常。

考点 5★★★　肺与脾的关系

主要表现在气的生成和水液代谢方面。

考点 6★　肺与肝的关系

肺降而肝升,是全身气机调畅的重要环节。

考点 7★★★　肺与肾的关系

主要表现在水液代谢、呼吸运动及阴阳相互资生等方面。

考点 8★★★　脾与肝的关系

主要表现在饮食物消化过程中疏泄与运化的相互为用和血液运行中藏血与统血的相互协调方面。

考点 9★★★　肝与肾的关系

肝藏血,肾藏精,精血互生,故肝肾之间关系极为密切,有"肝肾同源""乙癸同源"之称,主要表现在精血同源、藏泄互用、阴阳互滋互制等方面。

精血同源:肝藏血,肾藏精。精和血都是有水谷之精化生和充养。

藏泄互用:肝主疏泄,肾主封藏,二者相互为用,相互制约。

阴阳互滋互制：肝肾阴阳之间存在相互滋养和制约的关系。

考点 10 ★★　脾与肾的关系

主要体现于先后天的互促互助和水液代谢方面。脾为后天之本，肾为先天之本。脾阳根于肾阳，脾肾两脏在生理上相互资助，相互促进。

第三节　五脏与五体、五官九窍、五志、五液和季节的关系

考点 ★★★　五脏与五体、五官九窍、五志、五液和五时的关系

五脏与五体、五官九窍、五志、五液和五时的关系

	肝	心	脾	肺	肾
五体	筋	脉	肉	皮	骨
五华	爪	面	唇	毛	发
五官九窍	目	舌	口	鼻	耳和二阴
五志	怒	喜	思	悲忧	恐
五液	泪	汗	涎	涕	唾
五时	春	夏	长夏	秋	冬

第七单元 六腑

第一节 六腑的生理功能

考点 1★★★ 胆的生理功能

胆既是六腑,又是奇恒之腑。胆的功能,贮藏和排泄胆汁及主决断。《灵枢·本输》称"胆者,中精之腑";胆为"中正之官"。

考点 2★★★ 胃的生理功能

胃的生理功能是受纳和腐熟水谷。"胃者,太仓也"。

考点 3★★ 小肠的生理功能

一是受盛和化物,二是泌别清浊。"小肠主液",为"受盛之官"。

考点 4★★ 大肠的生理功能

传化糟粕和主津等方面。大肠为"传导之官""大肠主津"。

考点 5 ★★　膀胱的生理功能

膀胱的生理功能是贮尿和排尿。"膀胱者,州都之官,津液藏焉,气化则能出矣"。

考点 6 ★★★　三焦的概念和生理功能

三焦总体生理功能是通行诸气和运行津液。

三焦是诸气上下运行的通路,也是水液输布和排泄的通道。三焦为"决渎之官"。

三焦作为人体上、中、下部位的划分,已超出了实体六腑的概念,有的医家称其为"孤府"。

三焦的划分及其生理特点:"上焦如雾";"中焦如沤";"下焦如渎"。

第二节　五脏与六腑之间的关系

考点 ★★　五脏与六腑的表里关系

心与小肠相表里,肺与大肠相表里,脾与胃相表里,肝与胆相表里,肾与膀胱相表里。

脾胃:运纳相成,升降相因,燥湿相济。

肝胆:同司疏泄,共主勇怯。

第八单元　奇恒之腑

考点1★★★　脑的生理功能

脑，位于颅腔之内，为髓聚之处。《灵枢·海论》说："脑为髓之海。"《素问·五脏生成》亦说："诸髓者，皆属于脑。"

生理功能：①主宰生命活动。②主司感觉运动。③主司精神活动。

考点2★★　女子胞与脏腑经脉的关系

女子胞与冲脉和任脉联系最紧密，"冲为血海""任主胞胎"。

五脏之中，女子胞与心、肝、脾、肾的关系尤为密切。

第九单元 精、气、血、津液、神

第一节 精

考点1★★　人体之精的概念

人体之精,是指禀受于父母的生命物质与后天水谷精微相融合而形成的一种精华物质,是人体生命的本原,是构成人体和维持人体生命活动的最基本物质。

考点2★　人体之精的功能

①繁衍生命。②濡养作用。③化血作用。④化气作用。⑤化神作用。

考点3★　人体之精的分类

人体之精从构成成分上,分为先天之精与后天之精。

根据功能的不同,人体之精滋润濡养脏腑的称为脏腑之精,与人类生殖繁衍有关的称生殖之精。

第二节 气

考点 1★　人体之气的概念

气是人体内活力很强、运行不息的极精微物质。气是构成人体和维持人体生命活动的基本物质之一。

考点 2★★★　人体之气的生成

人体的气来源于禀受父母的先天之精气、饮食物中的营养物质（即"谷气"）和存在于自然界的清气。通过肺、脾、肾等器官生理功能的综合作用，将三者结合起来而生成。故称"肾为生气之根""脾胃为生气之源""肺为生气之主"。

考点 3★★　人体之气的运动与气化

1. **气机**　气的运动，称作"气机"。气的运动形式可归纳为"升、降、出、入"四种形式。

2. **气化**　气的运动而产生的各种变化称为气化。

考点 4★★★　人体之气的功能

①推动与调控作用。②温煦与凉润作用。③防御作用。④固摄作用。⑤中介作用。

考点 5★　人体之气的分类

人体之气由于其生成过程、分布部位和功能特点的不同，分为：元气、宗气、营气、卫气。

考点 6★★　元气的概念及其生理功能

1. 元气的概念　又名"原气""真气"，是人体的原始之气。由于来源于先天，禀受于父母的肾中精气，所以又称其为先天之气。

2. 元气的生理功能

（1）推动和调节人体的生长发育和生殖机能。

（2）推动和调控各脏腑、经络、形体和官窍的生理活动。

考点 7★★★　宗气的概念及其生理功能

1. 宗气的概念　又名大气。宗气是人体后天的根本之气，积聚于胸中（心肺），故称胸中为"气海"，又名"膻中"。

宗气是由肺吸入的自然界清气和由脾吸收转输而来的水谷精气在胸中相结合而生成。因此，肺的呼吸功能与脾的运化功能正常与否，直接影响着宗气的盛衰。

2. 宗气的生理功能

（1）温养心脉，以维持其运行气血的功能。称为"贯心脉以行气血"。

（2）温养肺和呼吸道，以维持其呼吸和发声的功能。称为"出喉咙而司呼吸"。

考点8★★　营气的概念及其生理功能

1. 营气的概念　循行于脉内具有营养作用的气。

2. 营气的生理功能　化生血液，并营养周身。

考点9★★★　卫气的概念及其生理功能

1. 卫气的概念　循行于脉外具有保卫作用的气。

2. 卫气的生理功能　防御外邪、温养全身和调控腠理。所说"卫气者，所以温分肉，充皮肤，肥腠理，司开阖者也"，即是对卫气功能的概括。

第三节　血

考点1★　血的基本概念

血是循行于脉中而富有营养的红色液态物质，是构成人体和维持人体生命活动的基本物质之一，具有很高的营养和滋润作用。血在脉管中运行不息，流布于全身，脉管有"血府"之称。

考点 2★★★　血的生成

1. 血液化生之源　①水谷之精化血。②肾精化血。

2. 与血生成相关的脏腑　①脾胃。②心肺。③肾。

考点 3★★★　血的运行

血脉,又简称"脉",脉为"血府"。

1. 影响血液运行的因素　①气的推动与宁静作用、温煦与凉润作用平衡可以使血液运行不息,并保持一定的速度。②气的固摄作用:控摄血液按一定轨道运行。③脉道通畅无阻。④血液的清浊及黏稠状态。⑤血液的寒热。⑥病邪的影响。

2. 影响血液运行的相关脏腑功能　①心主血脉:心气推动血液在脉中运行。②肝主疏泄:调节血量,维持血液循环及流量的平衡。③肝藏血:防止血溢脉外。④脾主统血:控制血在脉中运行,防止血溢脉外。⑤肺朝百脉:肺气宣发肃降,调节气机。

考点 4★　血的功能

1. 濡养作用。
2. 化神作用。

第四节 津液

考点1★★★ 津液的基本概念

津液是机体一切正常水液的总称,包括各脏腑组织器官的内在体液及正常的分泌物。一般来说,性质较清稀,流动性较大,散布于体表皮肤、肌肉和孔窍,并能渗注于血脉起滋润作用的,称为津。性质较稠厚,流动性较小,灌注于骨节、脏腑、脑、髓等组织,起濡养作用的称为液。

考点2★★★ 津液的生成输布与排泄

津液的输布主要依靠脾、肺、肾、肝、三焦等脏腑生理机能的协调配合来完成:①脾气转输布散津液。②肺气宣降以行水。③肾气蒸腾气化水液。④肝气疏泄促水行。⑤三焦决渎利水道。

津液的排泄主要与肾、肺、脾的生理机能有关,其中肾在津液排泄中的地位最为重要。

考点3★ 津液的功能

1. 滋润濡养。
2. 充养血脉——"津血同源"之说。

第五节　神

考点1★　人体之神的基本概念

神是人体生命活动的主宰及其外在总体表现的统称。

考点2★　神和五脏的对应关系

中医学把神分为神、魂、魄、意、志,分别归属五脏,即"心藏神、肺藏魄、肝藏魂、脾藏意、肾藏志",并称为"五神脏"。"所以任物者谓之心,心有所忆谓之意,意之所存谓之志,因志而存变谓之思,因思而远慕谓之虑,因虑而处物谓之智"。

第六节　精、气、血、津液之间的关系

考点1★★★　气与血的关系

气与血的关系,通常概括为"气为血之帅、血为气之母"。

气为血之帅:①气能生血。②气能行血。③气能摄血。

血为气之母:①血能养气。②血能载气。

考点2★★★　气与津液的关系

①气能生津。②气能行津。③气能摄津。④津能生气,津液在其输布过程中,受到脏腑阳气的蒸腾温化,可以化生为气。⑤津能载气。

考点3★★★　精、血、津液之间的关系

1. 精血同源

2. 津血同源　①对于失血患者,不可采用汗法。《伤寒论》有"衄家不可发汗""亡血家不可发汗"。②对于大汗夺津或者津液大亏的患者,也不可轻易使用破血、逐血之峻剂。《灵枢·营卫生会》有"夺血者无汗,夺汗者无血"。

第十单元　经络

考点1★★　十二经脉的走向规律

十二经脉的走向规律:手之三阴,从脏走手;手之三阳,从手走头;足之三阳,从头走足;足之三阴,从足走腹。

考点 2 ★★★　十二经脉的交接规律

1. 相为表里的阴经与阳经在四肢的末端衔接。
2. 同名的手足阳经在头面部相接（头为诸阳之会）。
3. 异名的手足阴经在胸腹内脏交接。

考点 3 ★★★　十二经脉的分布规律

1. **四肢部位**　阴经分布在内侧面，阳经分布在外侧面。内侧分三阴，外侧分三阳，其前后顺序是太阴、阳明在前缘；少阴、太阳在后缘；厥阴、少阳在中线。
2. **头面部位**　阳明经行于面部、额部；太阳经行于面颊、头顶及后头部；少阳经行于头侧部。

考点 4 ★★　十二经脉的表里关系

手足太阳与少阴为表里、手足少阳与厥阴为表里、手足阳明与太阴为表里。

考点 5 ★★　十二经脉的流注次序

肺经→大肠经→胃经→脾经→心经→小肠经→膀胱经→肾经→心包经→三焦经→胆经→肝经

速记：肺大胃脾心小肠，膀肾包焦胆肝藏。

考点6★★　经筋的生理功能

约束骨骼、主司关节运动。

考点7★★★　督脉、任脉、冲脉、带脉、跷脉和维脉的基本功能

1. **督脉的基本功能**　"阳脉之海"。
2. **任脉的基本功能**　"阴脉之海""任主胞胎"。
3. **冲脉的基本功能**　"十二经脉之海""血海"。
4. **带脉的基本功能**　约束纵行诸经、固护胞胎、主司带下。
5. **跷脉的基本功能**　一是主司下肢运动,可使下肢运动灵活矫捷。二是司眼睑的开阖。阴阳跷脉交会于目内眦,并分主一身左右之阴阳,故有司眼睑开阖之功能。
6. **维脉的基本功能**　维系全身经脉。阳维能维系联络全身之阳经;阴维则维系联络全身之阴经。

第十一单元　体质

考点1★★　体质与脏腑、精气血津液的关系

1. **体质与脏腑经络的关系**　脏腑经络的盛衰偏颇决定体质的差异。个体体质的差异必然以脏腑为中心，反映出构成身体诸要素的某些或全部的素质特征。

2. **体质与精气血津液的关系**　精气血津液是决定体质特征的重要物质基础，其中精的多少优劣是体质差异的根本。

考点2★★　体质与用药宜忌

体质偏阳者，当慎用温热伤阴之剂，偏阴者，当慎用寒凉伤阳之药。

第十二单元　病因

第一节　六淫

考点1★★　六淫的概念

六淫即风、寒、暑、湿、燥、火（热）六种外感病邪的统称，又称六邪。

考点2★★★　六淫的共同致病特点

①外感性。②季节性。③地域性。④相兼性。

考点3★★★　风邪的致病特点

①风为阳邪，轻扬开泄，易袭阳位。②风性善行而数变。③风性主动。④风为百病之长。

考点4★★★　寒邪的致病特点

①寒为阴邪，易伤阳气。②寒性凝滞，故寒邪伤人多见疼痛。③寒性收引，"寒则气收"。

考点5 ★★★　　暑邪的致病特点

①暑为阳邪,其性炎热。②暑性升散,易扰心神,易伤津耗气。③暑多夹湿。

考点6 ★★★　　湿邪的致病特点

①湿为阴邪,易伤阳气。②湿性重浊。③湿性黏滞,易阻气机。④湿性趋下,易袭阴位。

考点7 ★★★　　燥邪的致病特点

①燥性干涩,易伤津液。②燥易伤肺。

考点8 ★★★　　火(热)邪的致病特点

①火为阳邪,其性燔灼趋上。②火热易扰心神。③火热易伤津耗气。④火热易生风动血。⑤火邪易致疮痈。

第二节　疠气

考点1 ★　疠气的概念

疠气是一类具有很强传染性的病邪。

考点2 ★★　疠气的致病特点

①发病急骤,病情危笃。②传染性强,易于

流行。③一气一病，症状相似。

第三节　七情内伤

考点1★　七情内伤的基本概念

七情即喜、怒、忧、思、悲、恐、惊七种情志变化，是人体对客观事物的不同反映。

考点2★★★　七情内伤的致病特点

1. **直接伤及内脏**　情志内伤，最易损伤心肝脾三脏。
2. **影响脏腑气机**　怒则气上；喜则气缓；悲则气消；恐则气下；惊则气乱；思则气结。
3. **多发为情志病**
4. **影响病情变化**

第四节　饮食失宜

考点★　饮食偏嗜

"味过于酸，肝气以津，脾气乃绝；味过于咸，大骨气劳，短肌，心气抑；味过于甘，心气喘满，色黑，肾气不衡；味过于苦，脾气不濡，胃气乃厚；味过于辛，筋脉沮弛，精神乃央"。

"多食咸，则脉凝泣而变色；多食苦，则皮槁而毛拔；多食辛，则筋急而爪枯；多食酸，则肉胝䐃而唇揭；多食甘，则骨痛而发落"。

第五节 劳逸失度

考点1★★★ 过度劳累

过度劳累包括三个方面：①劳力过度。②劳神过度。③房劳过度。"劳则气耗""久立伤骨，久行伤筋"。

考点2★★ 过度安逸

过度安逸："久卧伤气，久坐伤肉"。

第六节 痰饮

考点1★★ 痰饮的概念

痰和饮都是水液代谢障碍所形成的病理产物，较稠浊的称为痰，清稀的称为饮。痰不仅包括咯吐出的痰液，即"有形之痰"，而且包括瘰疬、痰核和停滞在脏腑经络等组织中未被排出的痰液，即"无形之痰"。饮即水液停留于人体局部者，因部位及症状不同分为"痰饮""悬饮""溢饮"

"支饮"。

考点2★ 痰饮的形成

多由外感六淫或饮食及七情内伤等，使肺、脾、肾及三焦等脏腑气化功能失常，水液代谢障碍而成。

考点3★★ 痰饮的致病特点

①阻滞气血运行。②影响水液代谢。③易于蒙蔽神明。④致病广泛，变幻多端。

第七节 瘀血

考点1★ 瘀血的概念

体内有血液停滞，包括离经之血积存体内，或血运行不畅，阻滞于经脉及脏腑内的血液均称之为瘀血。

考点2★ 瘀血的形成

1. **血行不畅致瘀** 气虚，气滞，血寒，血热等原因使血行不畅而凝滞。

2. **血出致瘀** 由于内外伤、气虚失摄或血热妄行等原因造成血离经脉，积存于体内而形成瘀血。

考点3★★　瘀血的致病特点

①易于阻滞气机,即"血瘀必气滞"。②影响血脉运行。③影响新血生成,故有"瘀血不去,新血不生"之说。④病位固定,病证繁多。

考点4★★　瘀血致病的症状特点

1. **疼痛**　多表现刺痛,固定不移,夜间尤甚,拒按。
2. **肿块**　体表的瘀血多表现为局部的淤青,而体内的瘀血多为癥块或积块。
3. **出血**　瘀血的出血为紫暗色,夹有血块。
4. **色紫暗**　皮肤、面色、口唇、指甲颜色紫暗发绀。
5. **可出现肌肤甲错,脉涩或脉结代等**

第十三单元　发病

考点1★　正气与邪气的概念

1. **正气**　是一身之气相对邪气时的称谓,是指人体内具有抗病、祛邪、调节、修复等作用的一类细微物质。

2. 邪气 泛指各种致病因素，包括六淫、疫疠邪气、七情内伤、劳逸损伤及各种病理产物（如痰饮、水湿、瘀血、结石等）。

考点 2★★　发病基本原理

1. 正气不足是疾病发生的内在因素　"正气存内，邪不可干""邪之所凑，其气必虚"。正气在发病中起主导作用。

2. 邪气是发病的重要条件　邪气与发病关系至为密切，其重要作用主要体现在邪气是导致发病的重要原因，无邪则一般不病；病邪影响病情和病位；在某些情况下，邪气在发病中亦能起主导作用。故说"虚邪贼风，避之有时"。

3. 邪正相搏的胜负，决定发病与不发病　一般来讲，正胜邪却则不发病，邪胜正负则发病，并能决定发病的证候类型。

考点 3★　影响发病的主要因素

环境（气候因素、地域因素、生活工作环境及社会环境）、体质、精神状态。

考点 4★★　发病类型

1. 感邪即发　感邪即发又称猝发、顿发，指感邪后立即发病。

2. 徐发　又称缓发，即感邪后缓慢发病。此与致病因素的种类、性质以及体质因素等密切相关。

3. 伏而后发　伏而后发多见于"伏气温病",如"夏伤于暑,秋为痎疟""冬伤于寒,春必病温"等。

4. 继发　指在原发疾病的基础上,继而发生新的疾病。

5. 合病　指外感病初起时两经同时受邪而发病。

6. 复发　引起病证复发的机理是余邪未尽,正气未复,同时更有诱因的作用。

复发的诱因:①外感致复。②食复。③劳复。④药复。⑤情志致复。⑥某些气候因素、地域因素也可成为复发的诱因。

第十四单元 病机

第一节 邪正盛衰

考点1★★★ 邪正盛衰与虚实变化

1. 虚实病机 《素问·通评虚实论》说："邪气盛则实,精气夺则虚。"

实,指以邪气亢盛为主,而正气未衰,正邪激烈相争,临床上出现一系列以太过、亢奋、有余为特征的一种病理状态。

虚,以正气虚损为主,而邪气已退或不明显,正邪难以激烈相争,出现一系列以虚弱、衰退和不足为特征的一种病理变化。

2. 虚实变化

(1) 虚实错杂

1) 虚中夹实 指病理变化以正气虚损为主,又兼夹实邪结滞,从而形成正虚邪实的虚实错杂病理状态。

2) 实中夹虚 指病理变化以邪实为主,又兼有正气虚损不足,从而形成邪实正虚的虚实错杂病理状态。

注:虚中夹实和实中夹虚反应的是以虚为主还是以实为主的问题,一般先提到的症状为主要的方面,后面提到的"兼见"的症状为次要方面。

(2)虚实真假

1)真实假虚:病机的本质为"实",但表现出"虚"的临床假象,又称为"大实有羸状"。

2)真虚假实:病机的本质为"虚",但表现出"实"的临床假象,又称为"至虚有盛候"。

考点2★★ 邪正盛衰与疾病转归

①正盛邪退。②邪去正虚。③邪盛正衰。④邪正相持。⑤正虚邪恋。

第二节 阴阳失调

考点1★ 阴阳偏盛

阴阴偏盛,是指人体阴阳双方中的某一方的病理性亢盛状态,属"邪气盛则实"的实证病机。

病机的主要特点:阴阳中的一方偏盛,而另一方不虚。阴阳具有相互制约的变化规律。即阳长则阴消,阴长则阳消。

阳偏盛必然会耗阴,导致阴不足,即"阳盛

则阴病"。

阴偏盛必然会损阳,导致阳气虚损,即"阴盛则阳病"。

考点 2 ★ 阴阳偏衰

阴阳偏衰,是指人体阴阳双方中的一方虚衰不足的病理状态,属"精气夺则虚"的虚证。

考点 3 ★ 阴阳互损

阴阳互损是指在阴或阳任何一方虚损的前提下,病变发展影响相对的一方,形成阴阳两虚的病理变化。

1. 阴损及阳　是指由于阴气亏损,累及阳气生化不足或无所依附而耗散,从而在阴虚的基础上又导致了阳虚,形成了以阴虚为主的阴阳两虚病理状态。

2. 阳损及阴　系指由于阳气虚损,无阳则阴无以生,从而在阳虚的基础上又导致了阴虚,形成以阳虚为主的阴阳两虚病理状态。

考点 4 ★★★ 阴阳格拒

1. 阴盛格阳　又称格阳。指阴气偏盛至极,壅闭于里,寒盛于内,逼迫阳气浮越于外的一种病理状态。由于格阳于外,可表现出某些假热之象,即为真寒假热证。

2. 阳盛格阴 又称格阴。指阳气偏盛至极,深伏于里,热盛于内,格阴于外的一种病理状态。由于格阴于外(实际是阳气不能外达),可表现出某些假寒之象,即为<u>真热假寒证</u>。

考点 5★ 阴阳亡失

阴阳亡失,是指机体阴液或阳气突然大量亡失,导致生命垂危的一种病理状态。包括亡阴和亡阳两类:

1. 亡阳 多见大汗淋漓(稀而凉)、肌肤手足逆冷、蜷卧、神疲、脉微欲绝等危重证候。

2. 亡阴 多见喘渴烦躁、手足虽温而汗多(热而黏)欲脱的危重证候。

第三节 精、气、血失常

考点 1★ 精的失常

1. 精虚 指肾精和水谷之精不足及其功能低下所产生的病理变化。

2. 精的施泄失常

(1) 失精 指生殖之精和水谷之精大量丢失的病理变化。精脱为失精之重证。

(2) 精瘀 指男子精滞精道,排精障碍而言。

考点 2 ★★★　气的失常

气的失常包括气虚、气机失调（即气滞、气逆、气陷、气闭、气脱等）。

1. **气虚**　指一身之气不足及其功能低下的病理变化。

2. **气滞**　即气机郁滞，指气的流通不畅，郁滞不通的病理状态。由于肝升肺降、脾升胃降，在调整全身气机中起着极其重要的作用，故脏腑气滞以肺、肝、脾胃为多见。

3. **气逆**　指气机升降失常，或气升之太过，或降之不及，脏腑之气上逆的病理状态。气逆多见于肺、肝、胃等脏腑。

4. **气陷**　指在气虚病变基础上发生的，以气的上升不足或下降太过，气的升举无力而下陷为特征的病理状态。多因脾气虚损所致。

5. **气闭**　指气机闭阻，失于外达，以致清窍闭塞，出现昏厥等的病理状态。

6. **气脱**　即气不内守，大量向外亡失，以致机能突然衰竭的病理状态。

考点 3 ★　血的失常

1. **血虚**　指血液亏少，濡养功能减退的病理变化。以心、肝两脏多见。

2. 血运失常

(1) 血瘀　血瘀病机的形成，多与气虚、气滞、痰浊、瘀血、血寒、血热、津亏等所致血行不畅有关。

(2) 出血　出血病机的形成多与血热、气虚、外伤及瘀血内阻等有关。

考点4★★★　精、气、血关系失调

1. **精与气血失调**　主要表现为精气两虚、精血不足、气滞精瘀和血瘀精阻等病理变化。

2. **气滞血瘀**　指因气的运行不畅，以致血液运行障碍，继而出现血瘀的病理状态。

3. **气虚血瘀**　指因气对血的推动无力而致血行不畅，甚至瘀阻不行的病理状态。

4. **气不摄血**　指因气虚不足，统摄血行的生理功能减弱，血不循经而逸出脉外，导致各种出血的病理状态。

5. **气随血脱**　指在大量出血的同时，气随血液的突然流失而急剧脱散，从而形成气血并脱的危重病理状态。

6. **气血两虚**　指气虚和血虚同时存在，组织器官失养，而致机能减退的病理状态。

第四节 津液代谢失常

考点1★ 津液不足

津液不足,是指津液亏损,脏腑组织失于濡养,表现一系列干燥枯涩特征的病理状态。

考点2★★ 津液与气血关系失调

1. **水停气阻** 指津液代谢障碍,水湿痰饮停留,导致气机阻滞的病理状态。
2. **气随津脱** 指津液大量丢失,气失其依附而随津液外泄,以致暴脱亡失的病理状态。
3. **津枯血燥** 指津液亏乏枯竭,导致血燥而虚热内生或血燥生风的病理状态。
4. **津亏血瘀** 指津液耗损,导致血行瘀滞不畅的病理状态。
5. **血瘀水停** 指因血脉瘀阻,血行不畅导致津液输布障碍,而致水液停聚的病理状态。

第五节 内生"五邪"

考点1★★★ 风气内动

1. **风气内动** 又称"内风",即肝风内动。

指在疾病过程中，或因阳盛，或因阴虚，或血虚，或热极伤及营血，以致阴虚不能制阳，阳升无制，或筋脉失其濡养，从而出现动风的病理状态。故说"内风乃身中阳气之变动"。

2. 内风形成及表现 ①肝阳化风。②热极生风。③阴虚风动。④血虚生风。⑤血燥生风。

考点2★★★ 寒从中生

寒从中生又称"内寒"。指机体阳气虚衰，温煦气化功能减退，虚寒内生，或阴寒之邪弥漫积滞的病理状态。内寒病机多见于心、脾、肾。

考点3★ 湿浊内生

湿浊内生又称"内湿"，指由于脾的运化功能和输布津液的功能障碍，从而引起水湿痰浊停滞的病理状态。其联系最密切的脏腑是脾、肾。

考点4★ 津伤化燥

津伤化燥又称"内燥"。指机体津液不足，人体各组织器官和孔窍失其濡润而出现干燥枯涩的病理状态。内燥以肺、胃及大肠为多见。

考点5★★★ 火热内生

1. 实火 ①阳气过盛化火的壮火。②外感六淫病邪，郁而从阳化火。③病理产物和食积、虫积等邪郁化火。④五志过极化火。

2. **虚火** 阴精亏虚,不能制阳,虚热内生。

第六节 疾病传变

考点1★★ 疾病传变的形式

1. **病位传变** 包括表里之间与内脏之间的传变。

2. **外感病传变** 包括六经传变、三焦传变、卫气营血传变。

3. **内伤病传变** 脏与脏传变、脏与腑传变、腑与腑传变、形脏内外传变。

考点2★★ 病性转化

1. **寒热转化** 由寒化热,由热转寒。
2. **虚实转化** 由实转虚,因虚致实。

第十五单元　防治原则

考点1★★　正治与反治的判断原则

正治与反治指所用药物性质的寒热、补泻效用与疾病本质和现象之间的逆从关系而言。故说"逆者正治，从者反治"。

考点2★　正治

正治指采用与其疾病证候性质相反的方药进行治疗的原则，又称"逆治"。包括寒者热之、热者寒之、虚则补之、实则泻之等原则。

考点3★★★　反治

反治指顺从病证的外在假象而治的原则，又称"从治"。但究其实质仍是在治病求本原则指导下针对疾病本质而进行的治疗。主要包括如下四种：

1. 热因热用　即以热治热，是指用热性药物来治疗具有假热征象的病证。适用于阴盛格阳的真寒假热证。

2. 寒因寒用　即以寒治寒，是指用寒性药物来治疗具有假寒征象的病证。适用于阳盛格阴的真热假寒证。

3. 塞因塞用 即以补开塞，指用补益方药来治疗具有闭塞不通症状的病证。适用于体质虚弱，脏腑精气功能减退而出现闭塞症状的真虚假实证。

4. 通因通用 即以通治通，指用通利之方药治疗具有实性通泄症状的病证。适用于因实邪内阻出现通泄症状的真实假虚证。

考点 4★★　治标与治本

1."本"和"标"的概念　本和标是一个相对的概念，有多种含义，主要是用以说明病变过程中各种矛盾的主次关系。如从邪正双方来说，则正气是本，邪气是标；从病因与症状来说，则病因是本，症状是标；从疾病先后来说，则旧疾、原发病是本，新病、继发病是标。

2. 缓则治本　指在病情缓和、病势迁延、暂无急重病状情况下，即应着眼于疾病本质的治疗。

3. 急则治标　指标病急重，其则影响本病的治疗，则当先治，故急治其标病。如病因明确的剧痛，应先止痛；如肝病基础上的鼓胀腹水，则肝血瘀阻为本，腹水为标，则当先治标病腹水；又如大出血而危及生命，不论何种原因所形成，均应紧急止血以治标，待血止再缓治其本。

4. 标本兼治 指标病本病并重，或标本均不太急时，则当标本兼顾，予以治疗。

考点5★ 扶正与祛邪的概念

1. 扶正 即扶助正气，增强体质，提高机体的抗邪及康复能力。扶正多用补虚方法，适用于各种虚证。

2. 祛邪 即祛除病邪，使邪去而正安。祛邪多用泻实的方法，适用于各种实证。

考点6★★★ 扶正祛邪的运用

1. 单纯扶正 适用于以正气虚为主要矛盾，而邪气亦不盛的虚性病证或真虚假实证。

2. 单纯祛邪 适用于以邪实为主要矛盾，而正气未衰的实性病证或真实假虚证。

3. 扶正与祛邪兼用 适用于正虚邪实，虚实夹杂病证。但在具体应用时，亦应分清是以正虚为主，还是以邪实为主，以便确定其治法是扶正为主而兼顾祛邪，还是祛邪为主而兼顾扶正。

4. 先祛邪后扶正 适用于虽然邪盛而正虚不甚，尚耐攻伐的病证，或邪盛为主，两者同时兼顾，则扶正反会助邪的病证，均应先祛邪而后扶正。

5. 先扶正后祛邪 即先补后攻，适用于正虚邪实，以正虚为主的病证。因正气过于虚弱，若同时兼以攻邪，则更伤正气，故应先扶正而后祛邪。

考点7★★★　调整阴阳

1. 损其有余　即"实则泻之"。适用于阴阳中任何一方偏盛有余的实证。"阳盛则热"的实热则"热者寒之"；"阴盛则寒"的实寒则"寒者热之"。

2. 补其不足　即"虚则补之"。适用于阴阳中任何一方虚损不足的虚证。

阴阳互制之调补阴阳：阴虚则热的虚热证，治宜滋阴以抑阳，即王冰所谓"壮水之主，以制阳光"，《内经》所谓"阳病治阴"。阳虚则寒的虚寒证，治宜扶阳以抑阴，即王冰所谓"益火之源，以消阴翳"，《内经》所谓"阴病治阳"。

阴阳互济之调补阴阳：对于虚热证与虚寒证，可用阴中求阳与阳中求阴的治法。此即阴阳互济的方法。阴中求阳：即补阳时适当佐以补阴药；阳中求阴：即补阴时适当佐以补阳药。

3. 阴阳并补（阴阳互损）　对阴阳两虚则可采用阴阳并补之法治疗。

考点8★★★　三因制宜

三因制宜，即指因时、因地、因人制宜，而制定其适宜的治法和方药。

1. **因时制宜** "用寒远寒，用凉远凉，用温远温，用热远热，食宜同法"。
2. **因地制宜** "西北之气，散而寒之；东南之气，收而温之。所谓同病异治也"。
3. **因人制宜**

第十六单元 养生与寿夭

考点★★★ 养生的原则

养生的原则包括：①顺应自然。②形神兼养。③调养脾肾。④因人而异。

中医诊断学

中医诊断学复习攻略

第一单元　望诊

考点1★★★　得神、失神、少神、假神的临床表现和意义

1. 得神

（1）意义　虽病而正气未伤，预后良好。

（2）表现　神志清楚，语言清晰，面色荣润含蓄，表情丰富自然；目光明亮，精彩内含；反应灵敏，动作灵活，体态自如；呼吸平稳，肌肉不削。

2. 失神

（1）意义　精气大伤，脏腑功能衰败，预后不良。

（2）表现　精神萎靡，言语不清，或神昏谵语，循衣摸床，撮空理线，或猝倒而目闭口开；面色晦暗，表情淡漠或呆板；目暗睛迷，神情呆滞；反应迟钝，动作失灵，强迫体位；呼吸气微或喘；周身大肉已脱。

3. 少神

（1）意义　精气轻度损伤，脏腑功能减弱，常见于虚证患者，或病后恢复期患者。

（2）表现　精神不振，两目乏神，面色少

华,肌肉松软,倦怠乏力,少气懒言,动作迟缓。

4. 假神

(1) 意义　假神是垂危病人出现精神暂时好转的假象。说明阴阳即将离决,属病危,多为临终表现。

(2) 表现　久病重病之人,本已失神,但突然精神转佳,目光转亮,言语不休,想见亲人;或病至语声低微断续,忽而声音响亮起来;或原来面色晦暗,突然颧赤如妆;或本来毫无食欲,忽然食欲增强。

考点2★★★　五色主病的临床表现及其意义

五色	常见病证	意义
青色	主寒证、气滞、血瘀、疼痛、惊风	①面色青黑或淡青为阴寒内盛。②面色青灰,口唇青紫,为心阳不振,血脉瘀阻。③面色青黄,见于肝郁脾虚,胁下有癥积。④小儿发热,眉间、鼻柱、唇周色青,为热极生风
白色	主虚证(血虚、气虚、阳虚)、寒证、失血证	①面色淡白无华主营血亏虚。②口唇面色白而无华,主失血证或血虚证。③白而虚浮多为阳气不足。④苍白为阴寒内盛之腹痛或阳气暴脱
黄色	主脾虚、湿证	①面色萎黄主脾虚生化不足而失养。②黄胖主脾虚湿困。③黄疸为湿蕴中焦,肝失疏泄,胆汁外溢肌肤
红色	主热证,戴阳证	①满面通红,为外感发热或脏腑阳盛。②午后颧红,多为阴虚内热。③面色苍白时有泛红如妆,为虚阳上越(戴阳)

续表

五色	常见病证	意义
黑色	主肾虚、水饮、血瘀	①黑而晦暗为肾阳虚。②黑而浅淡为肾虚水泛。③黑而焦干,为肾精亏耗。④黑而肌肤甲错为瘀血。⑤眼眶周围发黑为肾阳不足,水饮内停,或寒湿下注之带下病

考点3★★★　目部的脏腑分属

古人将目的不同部位分属于五脏,归纳为"五轮学说"。

1. 血络——血轮——心
2. 白珠——气轮——肺
3. 黑珠——风轮——肝
4. 瞳仁——水轮——肾
5. 眼胞——肉轮——脾

考点4★　望目色、目形、目态的主要内容及临床意义

1. 目形主病　①目窠微肿如蚕新卧起之状,为水肿病初起之征。②目睛下陷窠内,多属五脏六腑精气已衰,病重难治。③眼睛突起而喘是肺胀。④颈肿眼突是瘿肿。

2. 目态主病　①横目斜视,是肝风内动。②目睛微定,是痰热内闭。③胞睑下垂称睑废,多见于先天不足,脾肾亏虚。④昏睡露睛,多由于脾虚清阳之气不升。⑤瞳仁扩大多属肾精耗竭，为濒死危象，也可见于肝胆风火上扰的绿风内障。⑥瞳仁缩小多属肝胆火炽，或劳损肝肾，虚火上扰，或为中毒。

考点5★★ 望口之形色和口之动态的主要内容及临床意义

1. 口之形色

（1）口角流涎 小儿见之多属脾虚湿盛；成人见之多为中风口㖞不能收摄。

（2）口疮 唇内和口腔肌膜出现灰白色小溃疡，周围红晕，局部疼痛，多由心脾二经积热上熏所致。

（3）口糜 口腔肌膜糜烂成片，口气臭秽，多由湿热内郁，上蒸口腔而成。

（4）鹅口疮 小儿口腔、舌上出现片状白屑，状如鹅口者，多因感受邪毒，心脾积热，上熏口舌所致。

2. 口之动态

（1）口张 口开而不闭，属虚证。若状如鱼口，但出不入，则为肺气将绝。

（2）口噤 口闭而难开，牙关紧急，属实证，多因筋脉拘急所致，可见于中风、痫病、惊风、破伤风等。

（3）口撮 上下口唇紧聚，不能吸吮，可见于小儿脐风。

（4）口㖞　口角向一侧㖞斜，见于风邪中络，或中风病的中经络。

考点6★★★　望齿的主要内容及临床意义

1. 牙齿色泽　①牙齿干燥：热伤津液。②燥如石：胃热炽盛。③燥如枯骨：肾阴枯涸。

2. 牙齿动态　①牙关紧急：多属风痰阻络或热极动风。②咬牙啮齿：多为热盛动风。③睡中啮齿：多因胃热或虫积所致，亦可见于常人。

考点7★★　望龈的主要内容及临床意义

①牙龈淡白：血虚或失血。②牙龈红肿疼痛：胃火亢盛。

考点8★★　望咽喉的主要内容及临床意义

1. 咽部红肿　①咽部深红，肿痛明显：肺胃积热。②咽部鲜红娇嫩，疼痛不甚：阴虚火旺。③咽部淡红漫肿：痰湿凝聚所致。

2. 白喉　灰白色假膜，擦之不去，重擦则出血，白膜随即复生，常因外感火热疫毒所致。

3. 乳蛾　咽部两侧红肿突起，常因肺胃热盛所致。

4. 喉痈　咽喉部红肿高突，疼痛剧烈，吞咽困难，常因热毒客于咽喉所致。

考点 9 ★　望颈项的主要内容及临床意义

1. 外形

（1）瘿瘤　指颈部结喉处有肿块突起，或大或小，或单侧或双侧，可随吞咽而上下移动。多因肝郁气结痰凝所致，或因水土失调，痰气搏结所致。

（2）瘰疬　指颈侧颌下有肿块如豆，累累如串珠。多由肺肾阴虚，虚火内灼，炼液为痰，结于颈部，或因外感风火时毒，夹痰结于颈部所致。

2. 动态　颈脉怒张指颈部脉管明显胀大，平卧时更甚，多见于心血瘀阻，肺气壅滞，以及心肾阳衰、水气凌心的病人。

考点 10 ★★　望手足的主要内容及临床意义

1. 四肢抽搐　指四肢筋脉挛急与弛张间作，舒缩交替，动作有力。见于惊风，多因肝风内动，筋脉拘急所致。

2. 手足拘急　多因寒邪凝滞或气血亏虚，筋脉失养所致。

3. 手足颤动　指双手或下肢颤抖或振摇不定，不能自主，多由血虚筋脉失养或饮酒过度所致，亦可为动风之兆。

4. 手足蠕动　指手足时时掣动，动作迟缓无力，类似虫之蠕行，多为脾胃气虚，筋脉失养，或阴虚动风所致。

5. 循衣摸床，撮空理线 指重病神志不清，病人不自主地伸手抚摸衣被、床沿，或伸手向空，手指时分时合，为病重失神之象。

考点 11★　望斑疹的内容

斑	凡色深红或青紫，成片平铺于皮肤，抚之不碍手，压之不退色者，为斑
疹	凡色红，点小如粟米，高出皮肤，抚之碍手，压之退色者，为疹

考点 12★　望水疱的内容及临床意义

成簇或散在性小水疱	白㾦	白色小疱疹，晶莹如粟，高出皮肤，擦破流水，多发于颈胸部，四肢偶见，面部不发，常兼身热不扬、胸闷脘痞等	外感湿热郁于肌表，汗出不彻而发，属于湿温病
	水痘	粉红色斑丘疹，很快变成椭圆形小水疱，顶满无脐，晶莹明亮，浆液稀薄，皮薄易破，分批出现，大小不等，兼轻度恶寒发热	外感湿热之邪所致，属儿科常见传染病
	热气疱	口角、唇边、鼻旁出现成簇粟米大小水疱，灼热痒痛	因外感风热或肺胃蕴热上熏而发
	湿疹	周身或局部皮肤先现红斑，瘙痒，迅速形成丘疹、水疱，破后渗液，形成红赤湿润之糜烂面	因湿热蕴结，复感风邪，郁于肌肤而发

考点 13 ★★　　望疮疡的内容及临床意义

发于皮筋肉骨之间的化脓性外科疾患	痈	患部红肿高大，根盘紧束，灼热疼痛，易于成脓，属阳证，其特点是未脓易消，已脓易溃，脓液稠黏，疮口易敛	湿热火毒蕴结，气血郁滞而发
	疽	患部漫肿无头，皮色不变或晦暗，局部麻木，不热少痛，难于酿脓，属阴证，其特点是未脓难消，已脓难溃，脓汁稀薄，疮口难敛	气血亏虚，阴寒凝滞而发
	疔	患处顶白形小如粟，根硬而深，麻木痒痛，多发于颜面手足，其特点是邪毒深重，易于扩散	外感风邪火毒，毒邪蕴结而发
	疖	患部形小而圆，红肿热痛不甚，出脓即愈，其特点是病位浅表，症状轻微	外感热毒或湿热内蕴而发

考点 14 ★★★　　望痰的临床意义

①风痰：泡沫。②寒痰：稀白。③热痰：黄稠。④燥痰：少、黏。⑤湿痰：白、滑、多、易咯。⑥肺痈：咯吐脓血痰。

考点 15 ★★　　望涕的临床意义

①流清涕：外感风寒。②流浊涕：外感风热。③阵发性清涕量多如注，伴喷嚏频作：鼻鼽，是风寒束于肺卫所致。④久流浊涕，气腥臭：鼻渊，

属湿热蕴阻。

考点 16 ★★★　望呕吐物的临床意义

①清稀无酸臭味：胃阳虚或寒邪犯胃。②秽浊有酸臭味：邪热犯胃。③吐酸腐食物：伤食。④呕吐黄绿苦水：肝胆郁热或湿热。⑤吐血，色暗红：胃有积热，或肝火犯胃，或胃腑血瘀。

考点 17 ★★★　小儿指纹病理变化的临床意义

正常指纹　络脉色泽浅红兼紫，隐隐于风关之内，大多不浮露，甚至不明显，多是斜形、单枝、粗细适中。

1. 红紫辨寒热　色鲜红为外感风寒表证；色紫红为热证；色青为痛证、惊风；色紫黑为血络瘀闭，病情危重；色青紫为肝经风热、停食、停痰。

2. 淡滞定虚实　色淡为虚，晦暗为实。

3. 浮沉分表里　浮现明显为病邪在表，病轻易治；沉隐不显为病邪在里，病重难治。

4. 三关测轻重　风关以内，为邪在络；在气关，为邪在经；在命关，为邪入脏；透关射甲，即指纹一直延至指端爪甲，预后不良，病情凶险。

第二单元　望舌

考点 1★★★　舌色

1. 淡白舌　主气血两虚、阳虚。

①气血两虚：淡白而稍小。②阳虚寒证：淡白湿润或胖嫩。③脱血夺气：枯白舌。

2. 红舌　主热证。

①实热：兼黄厚苔。②虚热：少苔或无苔。③心火：舌尖红。④肝胆火：舌边红。

3. 绛舌　主里热亢盛、阴虚火旺。

①里热亢盛：舌绛有苔。②阴虚火旺：舌绛，少或无苔。

4. 紫舌　主血行不畅。

①热：绛紫而干枯少津。②寒：淡紫或青紫湿润。③血瘀：舌暗紫，有瘀点、瘀斑。

考点 2★★　舌形

1. 老嫩

（1）老舌　舌质纹理粗糙、形色坚敛苍老。主实证、热证。

（2）嫩舌　舌质纹理细腻、形色浮胖娇嫩。

主虚证、寒证。

2. 胖瘦 ①胖大：主水湿痰饮。②瘦薄：主气血两虚和阴虚火旺。③舌淡而瘦薄：气血两虚。④舌红绛而瘦薄：阴虚火旺。

3. 点刺 皆主热盛，芒刺越多，热邪越盛。

4. 裂纹舌 ①舌红绛而有裂纹，多属热盛伤津。②舌淡白而有裂纹，多为血虚不润。③舌淡白胖嫩有齿痕又兼见裂纹者，多属脾虚湿侵。

5. 齿痕舌 主脾虚、水湿内盛。

考点3★★★　　舌态

1. 强硬 主热、痰、风。

①热陷心包：舌红绛而强硬。②痰浊内阻：舌胖大，有厚腻苔而强硬。③中风：舌体㖞斜而强硬。

2. 痿软 主阴液亏损或气血两虚。

3. 颤动 主肝风内动。

4. 㖞斜 主中风或中风先兆。

5. 吐弄 均主心脾有热。

吐舌和弄舌的区别：吐舌为疫毒攻心或正气已绝。弄舌为动风先兆或小儿智能低下。

6. 短缩 病情危重的征象。

①寒：淡白或青紫，湿润而短缩。②热：色红绛而短缩。③痰：舌胖大，苔厚腻而短缩。④虚：舌淡白，胖嫩而短缩。

考点 4★★　舌下络脉

1. 舌下络脉短而细，舌色偏淡者，多属气血不足，脉络不充。

2. 舌下络脉粗胀，或呈青紫、绛、绛紫、紫黑色，或舌下络脉曲张如紫色珠子状，有大小不等的结节等，皆为血瘀的征象。

考点 5★★★　苔质

1. **厚薄**　主要反映邪正的盛衰和邪气之深浅。
（1）薄苔　主健康人，或病在表，病情轻。
（2）厚苔　主食浊、痰湿，或病在里，病情较重。

2. **润燥**　主要反映体内津液的盈亏和输布情况。
（1）滑苔　为水湿之邪内聚的表现，主痰饮，主湿。
（2）燥苔　提示体内津液已伤。
（3）糙苔　由燥苔进一步发展而成，为伤津之重证。

3. **腐腻**　主要测知阳气与湿浊的消长。
（1）腐苔　苔质疏松而厚，颗粒粗大，形如豆腐渣堆在舌面上，极易脱落。主食积、痰浊、内痈。
（2）腻苔　苔质致密，颗粒细腻，擦之不

去，刮之不脱。主湿浊、痰饮、食积。

4. 剥（落）苔 由于胃气、胃阴亏损。

（1）地图舌 舌苔剥落呈地图状，边缘凸起。

（2）镜面舌 舌苔全部剥落，舌面光洁如镜。

（3）类剥苔 剥落处可见新生颗粒。

5. 真、假苔

（1）真苔 舌苔坚敛着实，紧贴于舌面，不易脱落。表示有胃气，也称有根苔。

（2）假苔 舌苔不着实，似浮涂于舌面上，刮之即去。表示胃气已衰，也称无根苔。

考点6★★★　苔色

1. 白苔 主表证、寒证，特殊情况下主热证。
①表证：薄白苔。②寒证：舌苔白而湿润。③热证：积粉苔。

2. 黄苔 主热证、里证。苔色越黄，热邪越重。淡黄为热轻，深黄为热重，焦黄为热结。

黄腻苔主湿热或痰热内蕴，或食积化腐。

3. 灰黑苔 主热极，寒盛。无论寒热均属重证，黑色越深，病情越重。①热极津枯：苔灰黑而燥裂。②阳虚寒盛：苔灰黑而润滑。

第三单元　闻诊

考点1★★　音哑与失音

1. **新病属实证（金实不鸣）**　因外感风寒或风热，或痰浊壅滞。
2. **久病属虚证（金破不鸣）**　因精气内伤，肺肾阴虚，虚火灼肺，以致津枯肺损，声音难出。

考点2★★★　谵语、郑声、独语、错语的概念及临床意义

1. **谵语**　指神志不清，语无伦次，声高有力的症状，属实证。为热扰心神。
2. **郑声**　指神志不清，语言重复，时断时续，语声低弱模糊的症状。为心气大伤，精神散乱。见于多种疾病的晚期、危重阶段。
3. **独语**　指自言自语，喃喃不休，见人语止，首尾不续的症状。多因心气虚弱，神气不足，或气郁痰阻，蒙蔽心神所致，属阴证。常见于癫证、郁证。
4. **错语**　指病人神志清楚而语言时有错乱，语后自知言错的症状。虚证多与心气虚弱，神气

不足有关。实证多为痰浊、瘀血、气滞阻碍心窍所致。

考点3★★★　咳嗽的表现及临床意义

1. **咳声重浊或紧闷**　外感风寒湿（寒咳）。
2. **咳声清脆，少痰或无痰**　外感燥热（燥咳）。
3. **咳声不扬，痰稠色黄**　肺热（热咳）。
4. **咳有痰声，痰多易咯**　痰湿阻肺（湿咳）。
5. **百日咳**　咳声阵发，发则连声不绝，终止时有鹭鸶鸟叫声。此为风邪与伏痰搏结，郁而化热，阻遏气道。
6. **白喉**　咳声如犬吠，为感受疫毒所致。

考点4★★　胃肠异常声音

1. **呕吐**　①吐势徐缓，声音微弱：虚寒呕吐。②吐势较急，声音响亮：实热呕吐。③呕吐呈喷射状：热扰神明。④呕吐酸腐味的食糜：食滞胃脘。

2. **呃逆**　①呃声高亢、声响有力为实证、热证。②呃声低沉、气弱无力为虚证、寒证。③在急、慢性病之严重阶段出现呃逆，为病势转向危重，谓之"土败胃绝"。

3. **嗳气**　①食滞胃脘：嗳出酸腐气味。②肝气犯胃：嗳气随情志变化而增减。③脾胃虚弱：

嗳声低沉断续。

考点 5★★　病室气味异常的临床意义

1. 病室臭气触人，多为瘟疫类疾病。
2. 病室有血腥味，病者多患失血。
3. 病室散有腐臭气，病者多患溃腐疮疡。
4. 病室尸臭，多为脏腑衰败，病情重笃。
5. 病室有尿臊气（氨气味），见于肾衰。
6. 病室有烂苹果样气味（酮体气味），多见于消渴危重病证。
7. 病室有蒜臭气味，多见于有机磷中毒。

第四单元　问诊

考点 1★★　问寒热

1. 恶寒发热　①恶寒重发热轻：主风寒表证。②发热重恶寒轻：主风热表证。③发热轻而恶风：主伤风表证。

2. 但寒不热　①新病恶寒：主要见于里实寒证。②久病畏寒：主要见于里虚寒证。

3. 但热不寒

（1）壮热　高热持续不退，属里实热证。

（2）潮热　①日晡潮热：下午3～5时（即申时）热势较高，常见于阳明腑实证。②午后或夜间潮热：午后或夜间有低热，多属阴虚火旺所致。

4. 寒热往来

（1）寒热往来无定时　多见于少阳病，为半表半里证。

（2）寒热往来有定时　每日或二三日发作一次，发有定时的，常见于疟疾。

考点2★★　特殊汗出的表现和临床意义

1. 自汗　醒时经常汗出，活动尤甚。见于气虚或阳虚证。

2. 盗汗　睡则汗出，醒则汗止。见于阴虚证。

3. 绝汗　病情危重时大汗不止。见于亡阴或亡阳。

4. 战汗　病人先恶寒战栗而后汗出的症状，为正邪剧争所致。常见于温病或伤寒邪正剧烈斗争的阶段，是病变发展的转折点。

考点3★★★　问疼痛的性质及其临床意义

①胀痛：气滞。但头目胀痛，则多因肝火上炎或肝阳上亢所致。②刺痛：血瘀。③冷痛：寒证。④灼痛：热证。⑤重痛：湿邪留滞。⑥酸痛：风湿侵袭、气血虚所致。⑦绞痛：寒邪凝滞或有

形实邪阻闭气机。⑧空痛：气血亏虚所致。⑨隐痛：虚证。⑩走窜痛：肝气郁滞或风邪所致。

考点 4★★　问头痛的性质及其临床意义

①阳明经头痛：前额连眉棱骨痛。②少阳经头痛：头两侧痛。③太阳经头痛：后头部连项痛。④厥阴经头痛：颠顶痛。

考点 5★★★　问头晕的性质及其临床意义

1. 头晕胀痛，口苦，易怒，脉弦数者，多因肝火上炎、肝阳上亢所致。

2. 头晕面白，神疲乏力，舌淡脉弱者，多因气血亏虚所致。

3. 头晕而重，痰多苔腻者，多因痰湿内阻，清阳不升所致。

4. 头晕耳鸣，腰酸遗精者，多因肾虚精亏，髓海失养所致。

5. 外伤后头晕刺痛者，多因瘀血阻滞脑络所致。

考点 6★★★　耳鸣、耳聋的病机

1. **实证**　突发耳鸣，声大，按之尤甚，或耳暴聋。可因肝胆火扰、肝阳上亢，或痰火壅结、气血瘀阻、风邪上袭，或药毒伤耳所致。

2. **虚证**　渐起耳鸣，声小，按之可减或耳渐聋。可因肾精、脾气或肝阴血不足，耳窍失养所致。

考点7★★　目昏、雀盲的特点及临床意义

1. 目昏　视物昏暗，模糊不清。
2. 雀盲　每至黄昏以后视力减退，视物不清。
3. 目昏和雀盲皆为肝肾精血不足所致

考点8★★★　问饮食与口味

1. 口渴与饮水
（1）口不渴　多见于寒证，或没有明显的热邪。
（2）口渴多饮　指口渴明显，饮水量多。①若口渴喜冷饮，为里实热证。②若口渴多饮，伴有食多、尿多、消瘦，为消渴病，属肾阴虚。③若剧烈汗、吐、下后出现口渴多饮，为津伤欲引水自救。
（3）渴不多饮　多见于四种情况：①痰饮水湿内停。②湿热内困。③热入营血。④瘀血（口干，但欲漱水不欲咽）。

2. 食欲与食量
（1）消谷善饥　消谷善饥，兼大便溏泄者，属胃强脾弱。
（2）饥不欲食　多属胃阴虚证。

3. 口味
（1）口淡　多见于脾胃虚弱、寒湿中阻及寒邪犯胃。

（2）口甜　多因湿热蕴脾。口甜而少食、神疲乏力者，多属脾气亏虚。

（3）口黏腻　常见于痰热内盛、湿热中阻及寒湿困脾。

（4）口酸　多见于伤食、肝胃郁热等。

（5）口苦　多见于心火上炎或肝胆火热之证。

（6）口涩　多与舌燥同时出现。为燥热伤津，或脏腑热盛，气火上逆所致。

（7）口咸　多认为是肾病及寒水上泛之故。

考点9★　大便异常的表现和临床意义

1. 便质异常

（1）完谷不化　多见于脾虚和肾虚。新起者多为食滞胃肠。

（2）溏结不调　时干时稀：肝郁脾虚；先干后稀：脾胃气虚。

（3）下利脓血　痢疾或肠癌。

（4）便血　若便黑如柏油是远血，血来自胃脘；若便血鲜红是近血，血来自肛门附近。

2. 排便感异常

（1）肛门灼热　见于大肠湿热。

（2）里急后重　即腹痛窘迫、时时欲泻、肛门重坠、便出不爽，见于痢疾，为大肠湿热。

（3）排便不爽　泻下如黄糜而黏滞不爽者为

大肠湿热；排出不爽伴抑郁易怒为肝郁脾虚；腹泻不爽伴大便酸腐臭秽为食积化腐。

考点 10 ★　小便异常的表现和临床意义

1. 尿次异常

（1）尿频数　频数量少色赤而急迫：下焦湿热；频数量多色清而长：肾阳虚或肾气不固。

（2）癃闭　点滴而出为癃；点滴不出为闭。实：湿热、瘀血、砂石；虚：肾阳虚、肾阴虚。

2. 排尿感异常

（1）尿道涩痛　湿热内蕴、热灼津伤、结石或瘀血阻塞、肝郁气滞、阴虚火旺、中气下陷等所致。

（2）余溺不尽（即排尿后小便点滴不禁）　肾阳亏虚，肾气不固。

（3）小便失禁　多因肾气亏虚，下元不固，或脾虚气陷，或膀胱虚寒。

（4）遗尿　肾气不固。

考点 11 ★　带下异常的临床表现及意义

1. **白带**　色白，量多，质稀，多属脾肾阳虚。
2. **黄带**　色黄，质稠，臭秽，多属湿热下注。

第五单元　脉诊

考点★★　常见病脉归类

脉纲	共同特点	相类脉		
		脉名	脉象	主病
浮脉类	轻取即得	浮	举之有余，按之不足	表证，亦见于虚阳浮越证
		洪	脉体阔大，充实有力，来盛去衰	热盛
		濡	浮细无力而软	虚证，湿困
		散	浮取散漫而无根，伴至数或脉力不匀	元气离散，脏气将绝
		芤	浮大中空，如按葱管	失血，伤阴
		革	浮而搏指，中空边坚	亡血，失精，半产，崩漏
沉脉类	重按始得	沉	轻取不应，重按始得	里证
		伏	重按推至筋骨始得	邪闭，厥病，痛极
		弱	沉细无力而软	阳气虚衰，气血俱虚
		牢	沉按实大弦长	阴寒内积，疝气，癥积

续表

脉纲	共同特点	相类脉		
		脉名	脉象	主病
迟脉类	一息不足四至	迟	一息不足四至	寒证,亦见于邪热结聚
		缓	一息四至,脉来怠缓	湿病,脾胃虚弱,亦见于平人
		涩	往来艰涩,迟滞不畅	精伤,血少,气滞,血瘀,痰食内停
		结	迟而时一止,止无定数	阴盛气结,寒痰瘀血,气血虚衰
数脉类	一息五至以上	数	一息五至以上,不足七至	热证,亦主里虚证
		疾	脉来急疾,一息七八至	阳极阴竭,元气将脱
		促	数而时一止,止无定数	阳热亢盛,瘀滞,痰食停积,脏气衰败
		动	脉短如豆,滑数有力	疼痛,惊恐
虚脉类	应指无力	虚	举按无力,应指松软	气血两虚
		细	脉细如线,应指明显	气血俱虚,湿证
		微	极细极软,似有似无	气血大虚,阳气暴脱
		代	迟而中止,止有定数	脏气衰微,疼痛,惊恐,跌仆损伤
		短	首尾俱短,不及本部	有力主气郁,无力主气损

续表

脉纲	共同特点	相类脉		
		脉名	脉象	主病
实脉类	应指有力	实	举按充实而有力	实证，平人
		滑	往来流利，应指圆滑	痰湿，食积，实热，青壮年，孕妇
		弦	端直以长，如按琴弦	肝胆病，疼痛，痰饮等，老年健康者
		紧	绷急弹指，状如转索	实寒证，疼痛，宿食
		长	首尾端直，超过本位	阳气有余，阳证，热证，实证，平人
		大	脉体宽大，无汹涌之势	健康人，病进

第六单元　八纲辨证

考点1★　八纲辨证的概念

　　八纲，指表、里、寒、热、虚、实、阴、阳八个纲领。根据病情资料，运用八纲进行分析综合，从而辨别疾病现阶段病变部位的浅深、病情性质的寒热、邪正斗争的盛衰和病证类别的阴阳，以作为辨证纲领的方法，称为八纲辨证。

考点2★★★ 表证和里证的鉴别

1. 表证

（1）特点 见于外感病初期，起病急，病程短，病位浅，病情轻。

（2）临床表现 恶寒发热，头身疼痛，打喷嚏，鼻塞，流涕，咽喉痒痛，或咳嗽、气喘，舌淡红，苔薄，脉浮。

2. 里证

（1）特点 病位深，临床表现复杂，非表即里。

（2）临床表现 无新起恶寒发热并见，以脏腑症状为主要表现。

3. 表里证鉴别要点

（1）病程 新病、病程短：表证；久病、病程长：里证。

（2）症状 发热恶寒同时并见：表证；但发热或但恶寒：里证。

（3）舌脉 舌苔常无变化，脉浮：表证；舌质、舌苔常有变化，脉不浮或沉：里证。

考点 3 ★　寒热证鉴别要点

鉴别特点	寒证	热证
寒热喜恶	恶寒喜温	恶热喜凉
口渴情况	不渴	渴喜冷饮
面色	白	红
四肢	冷	热
大便	稀溏	秘结
小便	清长	短赤
舌象	舌淡，苔白润	舌红，苔黄
脉象	迟或紧	数

考点 4 ★★　虚证、实证的鉴别

鉴别要点	虚证	实证
病程	长（久病）	短（新病）
体质	多虚弱	多壮实
精神	萎靡	兴奋
声息	声低息微	声高气粗
疼痛情况	喜按	拒按
胸腹胀满情况	按之不痛，胀满时减	按之疼痛，胀满不减
发热情况	五心烦热，午后微热	蒸蒸壮热
恶寒情况	畏寒，得衣近火则减	恶寒，添衣加被不减
舌象	质嫩，苔少或无苔	质老，苔厚腻
脉象	无力	有力

考点5★★　阴虚证与阳虚证的临床表现

1. 阳虚证　病久体弱，以畏寒肢冷、小便清长、面色㿠白、舌淡胖为主。

2. 阴虚证　两颧潮红，五心烦热，潮热，盗汗，舌红少津或少苔，脉细数。

考点6★★★　亡阴证与亡阳证的鉴别要点

鉴别要点	亡阳证	亡阴证
汗液	稀冷如水、味淡	黏热如油、味咸
寒热	身冷畏寒	身热恶热
四肢	厥逆	温和
面色	苍白	面赤颧红
气息	微弱	息粗
口渴	不渴或欲饮热	口渴饮冷
唇舌象	唇舌淡白、苔白润	唇舌干红
脉象	脉微欲绝	细数、疾而无力

考点7★★★　寒热真假

1. 真热假寒

（1）真热　身热恶热，烦渴喜冷饮，咽干，小便短赤，大便燥结，舌红，苔黄而干。

（2）假寒　四肢厥冷，却不欲近衣被。

2. 真寒假热

（1）真寒　精神萎靡，形体倦怠，形寒肢

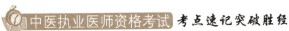

冷,小便清长,大便稀溏。

(2) 假热 面红、口渴、身热、脉大。

面红但如妆;口虽渴但喜热饮,饮量不多;身虽热,但喜近衣取暖;脉虽大,但无力。

第七单元 病因辨证

考点★★ 六淫辨证

1. **风淫证** 恶风寒,微发热,汗出,苔薄白,脉浮缓(风邪袭表证);或有鼻塞、流清涕、喷嚏,或伴咽喉痒痛、咳嗽(风邪犯肺证);或为突发皮肤瘙痒、丘疹(风客肌肤证);或肢体肌肤麻木、强直、痉挛,四肢抽搐,口眼㖞斜,角弓反张(风邪中络证);或新起面睑、肢体浮肿(风水相搏证)。

2. **寒淫证** 恶寒重,或伴发热,无汗,头身痛,鼻塞,或流清涕,苔薄白,脉浮紧;或见咳嗽哮喘,咯痰稀白,或为脘腹疼痛,呕吐,肠鸣泄泻;或手足拘急,四肢厥冷,脉微欲绝,口不渴,小便清长,面色白或青,舌苔白,脉弦紧或伏等。

3. **暑淫证** 分为伤暑和中暑两类。

(1) 伤暑 恶热,汗出,口渴,疲乏,尿黄，舌红，苔白或黄，脉虚数。

（2）中暑　发热，猝然昏倒，大汗淋漓，口渴，气急，甚或神昏惊厥，舌绛干燥，脉濡数。

4. 湿淫证

（1）伤湿　头胀痛，胸闷，口不渴，身重而痛，发热体倦，小便清长，舌苔白滑，脉濡或缓。

（2）冒湿　首如裹，遍体不舒，四肢懈怠，脉来濡弱。

5. 燥淫证　皮肤干燥，甚则皲裂、脱屑，口唇、鼻孔、咽喉干燥，口渴饮水，舌苔干燥，大便干燥，小便短黄（燥性干涩，易伤津液），或见干咳少痰，痰黏难咯（燥易伤肺），脉象偏浮。燥有凉燥与温燥之分。

（1）凉燥　临床表现为头微痛，恶寒，无汗，咳嗽，喉痒，鼻塞，舌白而干，脉浮。

（2）温燥　临床表现为身热有汗，口渴，咽干，咳逆胸痛，甚者痰中带血，咳嗽鼻干，舌干苔黄，脉浮数。

6. 火热证

（1）一般热象　发热恶热，烦躁，口渴喜饮，汗多，大便秘结，小便短黄，面色赤，舌红或绛，苔黄，干燥或灰黑，脉数有力。

（2）特殊热象　神昏、谵语（热扰心神）；惊厥、抽搐（热炽筋挛）；吐血、衄血（血热妄行）；痈肿疮疡（热盛肉腐）。

第八单元　气血津液辨证

考点1★★★　气病辨证的要点

1. **气虚证**　神疲、乏力、气短、脉虚。
2. **气陷证**　气虚证+下陷症状（脘腹坠胀、内脏下垂）。
3. **气不固证**　气虚证+自汗，或大便、小便、经血、精液、胎元等不固。
4. **气脱证**　病势危重，见气息微弱、汗出不止、脉微。
5. **气滞证**　可见胸胁脘腹或损伤部位的胀闷、疼痛，疼痛的性质为胀痛、窜痛、攻痛。
6. **气逆证**　以咳、喘、呕、呃、眩、厥为特征。
7. **气闭证**　突发昏厥或绞痛、二便闭塞、息粗、脉实。

考点2★★★　血病辨证的要点

1. **血虚证**　面、睑、唇、舌色白，脉细。
2. **血脱证**　有血液严重损失的病史，以面色苍白、心悸、脉微或芤为主要表现。

3. 血瘀证 固定刺痛、肿块、出血、瘀血色脉征（舌有紫色斑点、舌下络脉曲张）。

4. 血热证 出血（如咳、吐、尿、便血，月经提前、量多）+热象（舌红绛，脉弦数）。

5. 血寒证 寒象（手足或少腹冷痛，喜暖畏寒，苔白）+瘀血（肤色紫暗，痛经，经色紫暗，夹有血块，舌紫暗）。

考点3★★★　气血同病类证辨证

1. **气虚血瘀证** 气虚证+血瘀证。
2. **气滞血瘀证** 气滞证+血瘀证。
3. **气血两虚** 气虚证+血虚证。
4. **气不摄血证** 气虚症状+慢性出血。
5. **气随血脱证** 大出血+亡阳证。

考点4★★　津液类证辨证

1. 痰证 ①咳喘，咯痰，胸闷（肺）。②脘痞不舒，纳呆恶心，呕吐痰涎，头晕目眩（胃）。③神昏癫狂，喉中痰鸣（心）。④肢体麻木，半身不遂，瘰疬气瘿，痰核乳癖，喉中异物感（皮肤经络）。

辨证要点：舌苔白腻或黄腻，脉滑。

2. 饮证

（1）**饮停胃肠** 脘痞腹胀，泛吐清水，水走肠间，沥沥有声，食欲减退。

(2) 饮停胸胁　胸胁胀满，咳喘引痛，气短息促。

(3) 饮停肌肤　肢体疼痛沉重而肿，小便不利。

(4) 饮停于肺　咳逆喘息，胸闷短气，甚则倚息不能平卧，面部可见浮肿，喉中痰鸣，痰液清稀，色白量多，呈泡沫状，心悸，舌淡，苔白滑，脉弦。

3. **水停证**　水肿或腹水。

4. **津液亏虚证**　肌肤、口、唇、舌、咽干燥，尿少便干。

第九单元　脏腑辨证

考点1★★★　心病辨证

1. **心气虚证**　心悸怔忡，胸闷+气虚表现。

2. **心阳虚证**　心悸怔忡，胸闷或心痛+阳虚表现。

3. **心阳虚脱证**　心阳虚证表现+亡阳表现。

4. **心血虚证**　心悸，失眠多梦+血虚表现。

5. **心阴虚证**　心悸，失眠多梦+阴虚表现。

心血虚与心阴虚虽均可见心悸、失眠、多梦

等症状，但血虚以"色白"为特征而无热象，阴虚以"色赤"为特征而有明显热象。

6. 心脉痹阻证 心悸怔忡，胸闷，心痛。

（1）瘀血 以刺痛为特点，伴见瘀血征象。

（2）痰浊 以闷痛为特点，伴见痰盛征象。

（3）寒凝 以痛剧、突发、得温痛减为特点，伴寒象。

（4）气滞 以胀痛为特点，发作与情志有关。

7. 痰蒙心神证 神志异常（神志抑郁，错乱，痴呆，昏迷）+痰浊内盛（苔白腻，脉滑）。

8. 痰火扰神证 神志异常（神志狂躁，神昏谵语）+痰火内盛（苔黄腻，脉滑数）。

比较：痰蒙心神为抑郁；痰火扰神为狂躁。

9. 心火亢盛证 心的特异性热象+一般火热表现。

（1）心的特异性热象 ①神志：烦、失眠、狂、昏、谵。②舌：舌尖红、舌生疮。③小便：赤、涩、灼、痛。

（2）一般火热表现 面赤口渴，溲黄便干，脉数有力。

10. 瘀阻脑络证 头痛、头晕+瘀血表现（舌紫）。

11. 小肠实热证 小便赤涩灼痛+心火炽盛表现。

考点 2 ★★★　肺病辨证

1. **肺气虚证**　咳喘无力，痰清稀 + 气虚表现。
2. **肺阴虚证**　干咳无痰或痰少而黏 + 阴虚表现。
3. **风寒犯肺证**　咳嗽，痰稀白 + 风寒表现（脉浮紧）。
4. **风热犯肺证**　咳嗽，痰少色黄 + 风热表证表现（脉浮数）。
5. **燥邪犯肺证**　干咳无痰或痰少而黏 + 干燥症状。
6. **寒痰阻肺证**　咳喘，痰白量多易咳 + 实寒表现。
7. **肺热炽盛证**　咳喘气粗，鼻翼扇动 + 实热表现。
8. **痰热壅肺证**　咳喘，痰多黄稠，苔黄腻 + 实热表现。
9. **饮停胸胁证**　胸廓饱满，胸胁部胀闷或痛。
10. **风水相搏证**　突起头面浮肿 + 表证（脉浮）。
11. **肠道湿热证**　痢疾或泄泻 + 湿热表现（苔黄腻，脉滑数）。
12. **肠热腑实证**　大便秘结 + 里实热表现。
13. **肠燥津亏证**　大便干燥 + 津亏表现。

考点 3 ★★★　脾病辨证

1. **脾气虚证**　食少，腹胀，便溏 + 气虚表现。
2. **脾虚气陷证**　脾气虚 + 下陷症状（脘腹坠胀，便意频数，肛门重坠，内脏下垂）。
3. **脾阳虚证**　食少，腹胀，便溏 + 虚寒表现。
4. **脾不统血证**　脾气虚表现 + 慢性出血。
5. **寒湿困脾证**　腹胀，纳呆，呕恶 + 舌苔白滑或白腻。
6. **湿热蕴脾证**　腹胀，纳呆，呕恶 + 舌质红，苔黄腻。

考点 4 ★★★　胃病辨证

1. **胃气虚证**　胃脘痞满，隐痛 + 气虚表现。
2. **胃阳虚证**　胃脘冷痛 + 阳虚表现。
3. **胃阴虚证**　胃脘嘈杂，饥不欲食 + 津伤表现。
4. **胃热炽盛证**　胃脘灼痛 + 一般热证表现。
5. **寒饮停胃证**　脘腹痞胀，胃中有振水声，呕吐清水痰涎 + 一般寒证表现。
6. **寒滞胃肠证**　胃脘、腹部冷痛，痛势急剧。
7. **食滞胃肠证**　脘腹痞胀疼痛，呕泻酸馊腐臭食物。
8. **胃肠气滞证**　脘腹胀痛走窜，嗳气，肠鸣，矢气。

考点5★★★　肝病辨证

1. 肝血虚证　眩晕、视力减退、肢体麻木、爪甲不荣、经少＋血虚表现。

2. 肝阴虚证　头晕、目涩、胁痛＋阴虚表现。

比较：肝血虚与肝阴虚均属肝的虚证，均有头晕等表现。但前者为血虚，无热象，后者为阴虚，虚热表现明显。

3. 肝郁气滞证　情志抑郁、胸胁或少腹胀痛。

4. 肝火炽盛证　肝经实火炽盛特异性症状（头晕胀痛，面红目赤，急躁易怒）＋一般火热症状。

5. 肝阳上亢证　头晕胀痛、头重脚轻、腰膝酸软。

特点：上盛下虚，本虚标实（肝阳亢于上，肾阴亏于下）。

比较：肝火炽盛证属火热过盛的实证，多由火热之邪侵扰或气郁化火所致，以发热、口渴、便干、尿黄、舌红、脉数等热证为主要表现。肝阳上亢证为用阳太过，阳亢耗阴，上盛下虚的虚实夹杂证，以眩晕、面赤、烦躁、头重脚轻、腰膝酸软等为主要表现。

6. 肝风内动证

（1）**肝阳化风**　眩晕欲仆，头摇肢颤，言语謇涩或舌强不语。

（2）**热极生风** 高热+抽搐（手足抽搐，颈项强直，两目上视，角弓反张，牙关紧闭）。

（3）**阴虚动风** 肝阴虚+手足蠕动。

（4）**血虚生风** 肝血虚+手足震颤。

7. 寒滞肝脉证 少腹、阴部或颠顶部位冷痛+实寒症状。

8. 肝胆湿热证 胁肋胀痛，身目发黄，阴部瘙痒+湿热症状（苔黄腻，脉弦滑数）。

9. 胆郁痰扰证 胆怯易惊，惊悸不宁，失眠，眩晕，苔腻或滑。

考点6★★★　肾病辨证

1. 肾阳虚证 腰膝酸冷、性欲减退、夜尿多+阳虚症状。

2. 肾虚水泛证 水肿下肢为甚+肾阳虚症状。

3. 肾阴虚证 腰酸耳鸣+阴虚症状。

4. 肾精不足证 生长发育迟缓，早衰，生育机能低下，无明显寒象和热象。

5. 肾气不固证 腰膝酸软，小便、精液、经带、胎元不固+气虚症状。

6. 膀胱湿热证 尿频尿急，排尿灼痛+湿热症状（苔黄腻）。

考点7★★★　　脏腑兼证辨证

1. 心肾不交证　心烦失眠，惊悸，腰膝酸软，梦遗＋阴虚症状。

2. 心肾阳虚证　心悸，水肿＋阳虚症状。

3. 心肺气虚证　咳喘，心悸＋气虚症状。

4. 心脾气血虚证　心悸失眠，食少，腹胀，便溏＋气血两虚症状。

5. 心肝血虚证　心悸，多梦，视物模糊，眩晕，肢麻＋血虚之象。

6. 脾肺气虚证　食少，腹胀，便溏，咳喘气短＋气虚症状。

7. 肺肾气虚证　久病咳喘，呼多吸少，动则尤甚，腰膝酸软＋气虚症状。

8. 肺肾阴虚证　干咳少痰，腰膝酸软，遗精＋阴虚症状。

9. 肝火犯肺证　咳嗽痰黄或咳血，胸胁灼痛，急躁易怒＋实热症状。

10. 肝胃不和证　肝郁，胁肋胀满疼痛，情绪抑郁＋胃失和降症状（嗳气吞酸）。

11. 肝脾不调证　肝郁（胸胁作痛，情志抑郁）＋脾虚（腹胀便溏）。

12. 肝肾阴虚证　腰酸，胁痛，耳鸣，遗精，眩晕＋阴虚症状。

13. 脾肾阳虚证　久泻久痢，水肿，腰腹冷痛+阳虚症状。

第十单元　六经辨证

考点1★★　太阳病证

1. **太阳病提纲**　太阳之为病，脉浮，头项强痛而恶寒。

2. **太阳病本证**

(1) **太阳中风证**　①辨证要点：恶风，汗出，脉浮缓。②治法：调和营卫，祛风解肌。③代表方剂：桂枝汤。

(2) **太阳伤寒证**　①辨证要点：恶寒，无汗，头身痛，脉浮紧。②治法：发汗解表，宣肺平喘。③代表方剂：麻黄汤。

3. **太阳病变证**　栀子豉汤证、麻黄杏仁甘草石膏汤证、葛根黄芩黄连汤证、真武汤证。

考点2★★　阳明病证

1. **阳明病提纲**　阳明之为病，胃家实是也。

2. **阳明病热证**　①辨证要点：大热、大汗、大渴、脉洪大。②治法：辛寒清热。③代表方剂：白虎汤、白虎加人参汤。

3. 阳明病实证 ①辨证要点：潮热汗出、腹满痛、便秘、脉沉实。②治法：攻下实热，荡涤燥结。③代表方剂：调胃承气汤、小承气汤、大承气汤。

考点 3 ★ 少阳病证（半表半里）

1. 少阳病提纲 少阳之为病，口苦，咽干，目眩也。

2. 少阳病本证 ①辨证要点：寒热往来，胸胁苦满。②治法：和解少阳。③代表方剂：小柴胡汤。

3. 少阳病兼变证 大柴胡汤证、柴胡加龙骨牡蛎汤证。

考点 4 ★★ 太阴病证（脾阳虚 + 寒湿）

1. 太阴病提纲 太阴之为病，腹满而吐，食不下，自利益甚，时腹自痛。

2. 太阴病本证 ①辨证要点：腹满时痛，腹泻。②治法：温中健脾，散寒燥湿。③代表方剂：四逆汤或理中汤。

考点 5 ★★ 少阴病证

1. 少阴病提纲 少阴之为病，脉微细，但欲寐也。

2. 少阴寒化证 四逆汤证、真武汤证、附子汤证。

3. 少阴热化证 黄连阿胶汤证（心肾阴虚）。

考点6★★ 厥阴病证

1. 厥阴病提纲 厥阴之为病，消渴，气上撞心，心中疼热，饥而不欲食。

2. 厥阴病寒热错杂证 ①辨证要点：消渴，气上撞心，心中疼热，饥而不欲食，食则吐蛔。②治法：清上温下，安蛔止痛。③代表方剂：乌梅丸。

3. 厥阴病寒证 ①辨证要点：手足厥寒，脉细欲绝。②治法：温经散寒，养血通脉。③代表方剂：当归四逆汤。

考点7★ 六经病证的传变

1. 传经 病邪自外侵入，逐渐向里发展，由某一经病证转变为另一经病证，称为"传经"。其中若按伤寒六经的顺序相传，即太阳病证→阳明病证→少阳病证→太阴病证→少阴病证→厥阴病证，称为"循经传"；若是隔一经或两经以上相传，称为"越经传"；若相互表里的两经相传，称为"表里传"，如太阳病证传变为少阴病证等。

2. 直中 伤寒初起不从阳经传入，而病邪直入于三阴者，称为"直中"。

3. 合病 伤寒不经过传变，两经或三经同时出现病证，称为"合病"。

4. 并病 伤寒凡一经病证未罢，又见他经病证者，称为"并病"。

第十一单元　卫气营血辨证

考点1★　卫分证（风热表证）

1. **风热犯卫证** ①辨证要点：发热，微恶风寒，舌边尖红，脉浮数。②治法：辛凉解表，宣肺泄热。③代表方剂：银翘散。

2. **燥热犯卫证** ①辨证要点：发热恶寒，咳嗽少痰，咽干鼻燥。②治法：辛凉甘润，轻透肺卫。③代表方剂：桑杏汤。

考点2★　气分证

1. **辨证要点** 发热不恶寒、舌红苔黄、脉数有力。

2. **邪热壅肺证** ①辨证要点：身热而不恶寒，咳喘，舌红苔黄，脉数。②治法：清热宣肺平喘。③代表方剂：麻杏石甘汤。

3. **热扰胸膈证** ①辨证要点：心烦懊侬、坐卧不安。②治法：清宣郁热。③代表方剂：栀子豉汤。

4. 热结肠道证 ①辨证要点：身热、大便不通、小便不畅。②治法：通大肠之秘，泄小肠之热。③代表方剂：导赤承气汤。

考点3★ 营分证

1. 辨证要点 身热夜甚、心烦不寐、舌绛、脉细数。

2. 热灼营阴证 ①辨证要点：身热夜甚、心烦躁扰、斑疹隐隐。②治法：清营泄热。兼表者，佐以透表。③代表方剂：清营汤。

3. 热陷心包证 ①辨证要点：身灼热、神昏谵语。②治法：清心开窍。③代表方剂：清宫汤送服安宫牛黄丸，或紫雪丹、至宝丹。

考点4★ 血分证

1. 辨证要点 身热夜甚，昏狂谵妄，斑疹紫暗，出血动风，舌深绛，脉细数。

2. 热盛动血证 ①辨证要点：身体灼热，躁扰不安，斑色紫黑。②治法：凉血散血，清热解毒。③代表方剂：犀角地黄汤。

3. 热盛动风证 ①辨证要点：身热壮盛，甚则狂乱、神昏。②治法：凉肝息风。③代表方剂：羚角钩藤汤。

4. 热盛伤阴证 ①辨证要点：持续低热、暮热早凉、五心烦热。②治法：育阴清热。③代表方剂：黄连阿胶汤。

鉴别："身热夜甚"是营分证、血分证区别于气分证的特点。血分证、营分证常难分别，但血分证多有出血。

第十二单元　三焦辨证

考点1★　上焦病证

指温热之邪侵袭手太阴肺经和手厥阴心包经，以发热汗出、咳嗽气喘，或谵语神昏等为主要表现的证候。

考点2★　中焦病证

指温热之邪侵袭中焦脾胃，邪从燥化或邪从湿化，以发热口渴、腹满便秘，或身热不扬、呕恶脘痞、便溏等为主要表现的证候。

考点3★　下焦病证

温热之邪犯及下焦，劫夺肝肾之阴，以身热颧红、手足蠕动或瘛疭、舌绛苔少等为主要表现的证候。

中药学

中药学复习攻略

第一单元　总论

考点 1 ★★　中药的性能

中药的性能又称药性,包括四气、五味、升降浮沉、归经、毒性。

考点 2 ★★★　五味的作用及适应证

1. **辛味**　能行——行气、活血;能散——发散。
2. **甘味**　能补——补益;能和——和中、调和药性;能缓——缓急止痛。
3. **淡味**　能渗、能利——有渗利水湿的作用(附于甘味)。
4. **酸味**　能收——收敛;能涩——固涩。
5. **涩味**　与酸味药的作用相似,有收敛固涩的作用(附于酸味)。
6. **苦味**　能泄、能燥、能坚。

(1) **苦泄**　①通泄大便:治疗便秘。②降泄气逆:治疗咳喘、呕吐等。③清泄火热:治疗火热证。

(2) 苦燥 燥湿作用,治疗湿证。

(3) 苦坚 坚阴,又称存阴,即泻火存阴,通过泻火消除了灼伤阴液的火热之邪,使得阴液得以保存,用于火热亢盛、灼伤阴液者。

7. 咸味 能下——泻下;能软——软坚散结。

考点3★ 升降浮沉

升降浮沉是指药物对人体作用的不同趋向性。一般而言,发表、透疹、升阳、涌吐、开窍等药具有升浮作用,收敛固涩、泻下、利水、潜阳、镇惊安神、止咳平喘、止呕等药具有沉降作用。

考点4★★ 归经

归经是以脏腑经络理论为基础,以所治疗的病证为依据,经过长期临床实践总结出来的。

考点5★★★ "七情"配伍的意义

1. 单行 单用一味药物治疗某种病情单一的疾病。

2. 相须 两种功效相似的药物配合应用,可以增强原有药物的疗效。

3. 相使 以一种药物为主,另一种药物为辅,两种药物合用,辅药可以提高主药的功效。

4. 相畏 一种药物的毒副作用能被另一种药物所抑制。

5. 相杀 一种药物能够减轻或消除另一种药物的毒副作用。生姜杀半夏，半夏畏生姜。

6. 相恶 两药合用，一种药物能破坏另一种药物的功效。

7. 相反 两种药物同用能产生或增强毒性或副作用。

考点6★★★ 配伍禁忌

1. 十八反 甘草反甘遂、大戟、海藻、芫花；乌头反贝母、瓜蒌、半夏、白蔹、白及；藜芦反人参、沙参、丹参、玄参、细辛、芍药（本草明言十八反，半蒌贝蔹及攻乌，藻戟芫遂俱战草，诸参辛芍叛藜芦）。

2. 十九畏 硫黄畏朴硝，水银畏砒霜，狼毒畏密陀僧，巴豆畏牵牛，丁香畏郁金，川乌、草乌畏犀角，牙硝畏三棱，官桂畏赤石脂，人参畏五灵脂。

第二单元 解表药

考点1★★★ 发散风寒药的功效和常考要点

药名	相似功效	不同功效	常考要点
麻黄	发汗解表	宣肺平喘,利水消肿	肺气壅遏所致喘咳的要药
桂枝	发汗解肌	温通经脉,助阳化气	
紫苏	解表散寒	行气宽中	解鱼蟹毒
生姜	解表散寒	温中止呕,温肺止咳	呕家圣药,解鱼蟹毒
香薷	发汗解表	化湿和中,利水消肿	夏月麻黄
荆芥	祛风解表	透疹消疮,止血	既可散风寒又能散风热
防风	祛风解表	胜湿止痛,止痉	既可散风寒又能散风热
羌活	解表散寒	祛风胜湿,止痛	上半身风湿痹痛,太阳头痛
白芷	解表散寒	祛风止痛,通鼻窍,燥湿止带,消肿排脓	阳明头痛
细辛	解表散寒	祛风止痛,通窍,温肺化饮	治寒饮伏肺之要药
藁本	祛风散寒	除湿止痛	颠顶头痛

续表

药名	相似功效	不同功效	常考要点
苍耳子	发散风寒	通鼻窍，祛风湿，止痛	
辛夷	发散风寒	通鼻窍	鼻渊要药，应包煎

考点2★★★ 发散风热药的功效和常考要点

药名	相似功效	不同功效	常考要点
薄荷	疏散风热	清利头目，利咽透疹，疏肝行气	后下
牛蒡子	疏散风热	宣肺祛痰，利咽透疹，解毒散肿	
蝉蜕	疏散风热	利咽开音，透疹，明目退翳，息风止痉	
桑叶	疏散风热	平抑肝阳，清肝明目，清肺润燥	
菊花	疏散风热	平抑肝阳，清肝明目，清热解毒	
蔓荆子	疏散风热	清利头目	
柴胡	解表退热	疏肝解郁，升举阳气	治少阳证之要药
葛根	解肌退热	透疹，生津止渴，升阳止泻	治项背强痛之要药
升麻	解表	透疹，清热解毒，升举阳气	升阳举陷的要药
淡豆豉	解表	除烦，宣发郁热	

中药学

第三单元 清热药

考点1★★★ 清热泻火药的功效和常考要点

药名	相似功效	不同功效	常考要点
石膏	清热泻火	生用：清热泻火，除烦止渴；煅用：敛疮生肌，收湿，止血	清泻肺胃气分实热之要药
知母	清热泻火	生津润燥	
栀子	清热泻火	除烦，利湿，凉血解毒	
夏枯草	清热泻火	明目，散结消肿	善清泄肝胆火热
芦根	清热泻火	生津止渴，除烦，止呕，利尿	
天花粉	清热泻火	生津止渴，消肿排脓	
淡竹叶	清热泻火	除烦，利尿	
决明子	清热	明目，润肠通便	

考点2★★★　清热燥湿药的功效和常考要点

药名	相似功效	不同功效	常考要点
黄芩	清热燥湿	泻火解毒，止血，安胎	
黄连	清热燥湿	泻火解毒	治泻痢之要药
黄柏	清热燥湿	泻火解毒，除骨蒸	
龙胆草	清热燥湿	泻肝胆火	治肝经湿热、实火之要药
苦参	清热燥湿	杀虫，利尿	
秦皮	清热燥湿	收涩止痢，止带，明目	
白鲜皮	清热燥湿	祛风解毒	

考点3★★★　清热解毒药的功效和常考要点

药名	相似功效	不同功效	常考要点
金银花	清热解毒	疏散风热	治疗一切内外痈之要药
连翘	清热解毒	消肿散结，疏散风热	疮家圣药
大青叶	清热解毒	凉血消斑	
蒲公英	清热解毒	消肿散结，利湿通淋	治乳痈之要药
鱼腥草	清热解毒	消痈排脓，利尿通淋	治肺痈之要药
射干	清热解毒	消痰，利咽	
白头翁	清热解毒	凉血止痢	治热毒血痢之良药

续表

药名	相似功效	不同功效	常考要点
板蓝根	清热解毒	凉血，利咽	
青黛	清热解毒	凉血消斑，清肝泻火，定惊	
贯众	清热解毒	凉血止血，杀虫	
土茯苓	解毒	除湿，通利关节	治疗梅毒的要药
山豆根	清热解毒	利咽消肿	
白花蛇舌草	清热解毒	利湿通淋	
穿心莲	清热解毒	凉血，消肿，燥湿	
紫花地丁	清热解毒	凉血消肿	
大血藤	清热解毒	活血，祛风，止痛	
败酱草	清热解毒	消痈排脓，祛瘀止痛	治疗肠痈之要药
马勃	清热解毒	利咽，止血	
马齿苋	清热解毒	凉血止血，止痢	
鸦胆子	清热解毒	止痢，截疟，腐蚀赘疣	
熊胆	清热解毒	息风止痉，清肝明目	
山慈菇	清热解毒	消痈散结	
漏芦	清热解毒	消痈散结，通经下乳，舒筋通脉	
野菊花	清热解毒		

考点4★★★　清热凉血药的功效和常考要点

药名	相似功效	不同功效	常考要点
生地黄	清热凉血	养阴生津	清热、凉血、止血之要药
玄参	清热凉血	泻火解毒，滋阴	
牡丹皮	清热凉血	活血祛瘀	治无汗骨蒸之要药
赤芍	清热凉血	散瘀止痛	
紫草	清热凉血	活血，解毒透疹	
水牛角	清热凉血	解毒，定惊	

考点5★★★　清虚热药的功效和常考要点

药名	相似功效	不同功效	常考要点
青蒿	清透虚热	凉血除蒸，解暑，截疟	
地骨皮	清肺降火	凉血除蒸，生津止渴	除有汗之骨蒸
白薇	清热	凉血，利尿通淋，解毒疗疮	善治阴虚外感
银柴胡	退虚热	清疳热	
胡黄连	退虚热	除疳热，清湿热	

中药学

第四单元　泻下药

考点1★★★　攻下药的功效和常考要点

药名	相似功效	不同功效	常考要点
大黄	泻下攻积	清热泻火，凉血解毒，逐瘀通经	治疗积滞便秘之要药
芒硝	泻下攻积	润燥软坚，清热消肿	
番泻叶	泻下通便		
芦荟	泻下通便	清肝，杀虫	入丸散服

考点2★★　润下药的功效和常考要点

药名	相似功效	不同功效	常考要点
火麻仁	润肠通便		
郁李仁	润肠通便	利水消肿	既能通大便又能通小便
松子仁	润肠通便	润肺止咳	

考点3★★★　峻下逐水药的功效和常考要点

药名	相似功效	不同功效	常考要点
甘遂	泻下逐水	消肿散结	
牵牛子	泻下逐水	去积杀虫	
巴豆	峻下冷积	逐水退肿，祛痰利咽，外用蚀疮	治疗寒积便秘之要药

续表

药名	相似功效	不同功效	常考要点
大戟	泻下逐饮	消肿散结	
芫花	泻下逐饮	祛痰止咳,杀虫疗疮	

第五单元 祛风湿药

考点1★★★ 祛风寒湿药的功效和常考要点

药名	相似功效	不同功效	常考要点
独活	祛风湿	止痛,解表	善治下半身风湿痹痛
威灵仙	祛风湿	通络止痛,消骨鲠	善治诸骨鲠喉及行痹
蕲蛇	祛风,通络	止痉	
木瓜	舒筋活络	和胃化湿	为治风湿痹痛、筋脉拘急之要药,善治着痹
川乌	祛风湿	温经止痛	善治痛痹
乌梢蛇	祛风,通络	止痉	
青风藤	祛风湿,通经络	利小便	

考点 2 ★★　祛风湿热药的功效和常考要点

药名	相似功效	不同功效	常考要点
秦艽	祛风湿	通络止痛,退虚热,清湿热	风药中之润剂
防己	祛风湿	止痛,利水消肿	
豨莶草	祛风湿	利关节,解毒	
络石藤	祛风通络	凉血消肿	
桑枝	祛风湿	利关节	

考点 3 ★★★　祛风湿强筋骨药的功效和常考要点

药名	相似功效	不同功效	常考要点
桑寄生	祛风湿,补肝肾,强筋骨	安胎	肾虚胎动不安
五加皮	祛风湿,补肝肾,强筋骨	利水	
狗脊	祛风湿,补肝肾,强腰膝		

第六单元　化湿药

考点 ★★★　化湿药的功效和常考要点

药名	相似功效	不同功效	常考要点
藿香	化湿	止呕,解暑	芳香化湿浊的要药
苍术	燥湿	健脾,祛风散寒	治湿阻中焦之要药

续表

药名	相似功效	不同功效	常考要点
厚朴	燥湿	消痰，下气除满	为消除胀满之要药
砂仁	化湿	行气，温中止泻，安胎	后下
白豆蔻	化湿	行气，温中止呕	后下
佩兰	化湿	解暑	
草果	燥湿	温中，除痰截疟	

第七单元　利水渗湿药

考点1★★★　利水消肿药的功效和常考要点

药名	相似功效	不同功效	常考要点
茯苓	利水渗湿	健脾，宁心	寒热虚实水肿均可
薏苡仁	利水渗湿	健脾，除痹，清热排脓	
泽泻	利水渗湿	泄热	
猪苓	利水渗湿		
香加皮	利水消肿	祛风湿，强筋骨	
冬瓜皮	利水消肿	清热解暑	

考点2★★★　利尿通淋药的功效和常考要点

药名	相似功效	不同功效	常考要点
车前子	利尿通淋	渗湿止泻,明目,祛痰	包煎
滑石	利水通淋	清热解暑,收湿敛疮	包煎
石韦	利尿通淋	清肺止咳,凉血止血	
木通	利尿通淋	通经下乳,清心火	
通草	利尿通淋	通气下乳	
瞿麦	利尿通淋	破血通经	
地肤子	利尿通淋	清热利湿,止痒	
海金沙	利尿通淋	止痛	诸淋涩痛之要药,包煎
萆薢	利湿祛浊	祛风除痹	治疗膏淋之要药
萹蓄	利尿通淋	杀虫止痒	

考点3★★★　利湿退黄药的功效和常考要点

药名	相似功效	不同功效	常考要点
茵陈	清利湿热,利胆退黄		治黄疸之要药
金钱草	利湿退黄	利尿通淋,解毒消肿	治砂淋、石淋之要药
虎杖	利湿退黄	清热解毒,散瘀止痛,化痰止咳,泻热通便	

第八单元 温里药

考点★★★ 温里药的功效和常考要点

药名	相似功效	不同功效	常考要点
附子	散寒止痛	回阳救逆，补火助阳	回阳救逆第一品药
干姜	温中散寒	回阳通脉，温肺化饮	温暖中焦之主药
肉桂	散寒止痛	补火助阳，温通经脉，引火归原	为治命门火衰之要药
吴茱萸	散寒止痛	降逆止呕，助阳止泻	治肝寒气滞诸痛之主药
小茴香	散寒止痛	理气和胃	
丁香	散寒止痛	温中降逆，温肾助阳	
花椒	温中止痛	杀虫止痒	
高良姜	温中止痛	止呕	

第九单元 理气药

考点★★★ 理气药的功效和常考要点

药名	相似功效	不同功效	常考要点
陈皮	理气健脾	燥湿化痰	治痰的要药
枳实	破气消积	化痰除痞	
木香	行气止痛	健脾消食	治湿热泻痢里急后重之要药

续表

药名	相似功效	不同功效	常考要点
香附	理气调中	疏肝解郁，调经止痛	气病之总司，女科之主帅
青皮	疏肝破气	消积化滞	
沉香	行气止痛	温中止呕，纳气平喘	
川楝子	行气止痛	杀虫	
乌药	行气止痛	温肾散寒	寒疝腹痛
薤白	行气导滞	通阳散结	治胸痹之要药
檀香	行气止痛	散寒调中	
荔枝核	行气散结	散寒止痛	寒疝腹痛
佛手	理气和中	疏肝解郁，燥湿化痰	
大腹皮	行气宽中	利水消肿	

第十单元 消食药

考点★★★ 消食药的功效和常考要点

药名	相似功效	不同功效	常考要点
山楂	消食化积	行气散瘀	治油腻肉积之要药
莱菔子	消食除胀	降气化痰	食积兼气滞用之最宜
鸡内金	消食健胃	涩精止遗	
神曲	消食和胃		善治食积兼表证，善消金石积滞
麦芽	消食健胃	回乳消胀，疏肝解郁	善治米面薯蓣滞证
稻芽	消食和中	健脾开胃	

第十一单元　驱虫药

考点★★　驱虫药的功效和常考要点

药名	相似功效	不同功效	常考要点
槟榔	杀虫消积	行气，利水，截疟	善治绦虫
使君子	杀虫消积		治小儿蛔虫的要药
苦楝皮	杀虫	疗癣	
雷丸	杀虫消积		
榧子	杀虫消积	润肠通便，润肺止咳	

第十二单元　止血药

考点1★★★　凉血止血药的功效和常考要点

药名	相似功效	不同功效	常考要点
小蓟	凉血止血	散瘀解毒消痈	善治尿血和血淋
大蓟	凉血止血	散瘀解毒消痈	
地榆	凉血止血	解毒敛疮	治水火烫伤之要药

续表

药名	相似功效	不同功效	常考要点
槐花	凉血止血	清肝泻火	
侧柏叶	凉血止血	化痰止咳,生发乌发	外治脱发
白茅根	凉血止血	清热利尿,清肺胃热	

考点 2★★★　化瘀止血药的功效和常考要点

药名	相似功效	不同功效	常考要点
三七	化瘀止血	活血定痛	伤科之要药
茜草	化瘀止血	凉血,通经	
蒲黄	化瘀止血	利尿	善治尿血和血淋
降香	化瘀止血	理气止痛	

考点 3★★★　收敛止血药的功效和常考要点

药名	相似功效	不同功效	常考要点
白及	收敛止血	消肿生肌	收敛止血之要药
仙鹤草	收敛止血	止痢,截疟,补虚	
棕榈炭	收敛止血	止泻止带	
血余炭	收敛止血	化瘀利尿	

考点 4★★　温经止血药的功效和常考要点

药名	相似功效	不同功效	常考要点
艾叶	温经止血	散寒调经,安胎	温经止血之要药
炮姜	温经止血	温中止痛	

第十三单元　活血化瘀药

考点1★★★　活血止痛药的功效和常考要点

药名	相似功效	不同功效	常考要点
川芎	活血止痛	行气，祛风	血中之气药，头痛不离川芎
延胡索	活血止痛	行气	能行血中气滞，气中血滞，故专治一身上下诸痛
郁金	活血止痛	行气解郁，清心凉血，利胆退黄	
姜黄	活血止痛	行气，通经	善治肢臂疼痛
乳香	活血止痛	行气，消肿生肌	
没药	活血止痛	消肿生肌	
五灵脂	活血止痛	化瘀止血	

考点2★★★　活血调经药的功效和常考要点

药名	相似功效	不同功效	常考要点
丹参	活血调经	祛瘀止痛，凉血消痈，除烦安神	一味丹参散，功同四物汤
红花	活血通经	祛瘀止痛	

中药学

续表

药名	相似功效	不同功效	常考要点
桃仁	活血祛瘀	润肠通便,止咳平喘	
益母草	活血调经	利尿消肿,清热解毒	
牛膝	活血通经	补肝肾,强筋骨,利水通淋,引火(血)下行	
鸡血藤	行血调经	补血,舒筋活络	补血兼行血
王不留行	活血通经	下乳消痈,利尿通淋	
泽兰	活血调经	利水消肿	

考点3★ 活血疗伤药的功效和常考要点

药名	相似功效	不同功效	常考要点
土鳖虫	破血逐瘀	续筋接骨	有小毒
苏木	活血疗伤	祛瘀通经	
自然铜	散瘀疗伤	止痛,接骨	
骨碎补	破血续伤	补肾强骨	
血竭	活血定痛	化瘀止血,敛疮生肌	

考点4★ 破血消癥药的功效和常考要点

药名	相似功效	不同功效	常考要点
莪术	破血行气	消积止痛	莪术和三棱功效相同
三棱	破血行气	消积止痛	
水蛭	破血消癥	逐瘀通经	
穿山甲	活血消癥	通经,下乳,消肿排脓	

第十四单元　化痰止咳平喘药

考点1★★★　温化寒痰药的功效和常考要点

药名	相似功效	不同功效	常考要点
半夏	燥湿化痰	降逆止呕,消痞散结,外用消肿止痛	治湿痰、寒痰之要药
天南星	燥湿化痰	祛风解痉,外用散结消肿	善治经络风痰证
旋覆花	化痰	降气,降逆止呕	包煎
白芥子	温肺化痰	利气散结,通络止痛	除皮里膜外之痰
白前	化痰	降气	

考点2★★★　清化热痰药的功效和常考要点

药名	相似功效	不同功效	常考要点
川贝母	清热化痰	润肺止咳,散结消肿	
浙贝母	清热化痰	散结消痈	
瓜蒌	清热化痰	宽胸散结,润肠通便	
桔梗	祛痰	宣肺,利咽,排脓	
竹茹	清热化痰	除烦止呕,凉血止血	
竹沥	清热豁痰	定惊利窍	冲服
天竺黄	清热化痰	清心定惊	
前胡	化痰	降气,疏散风热	
海藻	消痰	软坚,利水消肿	
昆布	消痰	软坚,利水消肿	
海蛤壳	清肺化痰	软坚散结	

中药学

考点3★★★　止咳平喘药的功效和常考要点

药名	相似功效	不同功效	常考要点
苦杏仁	止咳平喘	润肠通便	有小毒
百部	润肺止咳	杀虫灭虱	外用治头虱、体虱之佳品
紫苏子	止咳平喘	降气化痰，润肠通便	
桑白皮	泻肺平喘	利水消肿	
葶苈子	泻肺平喘	利水消肿	
紫菀	润肺止咳	化痰	
款冬花	润肺止咳	下气，化痰	
枇杷叶	清肺止咳	降逆止呕	
白果	敛肺化痰定喘	止带缩尿	

第十五单元　安神药

考点1★★★　重镇安神药的功效和常考要点

药名	相似功效	不同功效	常考要点
朱砂	镇惊安神	清心，解毒	有毒，不入煎剂
磁石	镇惊安神	平肝潜阳，聪耳明目，纳气平喘	
龙骨	镇惊安神	平肝潜阳，收敛固涩	治滑脱诸证
琥珀	镇惊安神	活血散瘀，利尿通淋	冲服

考点2★★★　养心安神药的功效和常考要点

药名	相似功效	不同功效	常考要点
酸枣仁	养心安神	益肝，敛汗，生津	
柏子仁	养心安神	润肠通便	
远志	宁心安神	祛痰开窍，消散痈肿	
首乌藤	养血安神	祛风通络	
合欢皮	安神	解郁，活血消肿	解郁安神之要药

第十六单元　平肝息风药

考点1★★★　平抑肝阳药的功效和常考要点

药名	相似功效	不同功效	常考要点
石决明	平肝潜阳	清肝明目	打碎先煎
牡蛎	平肝潜阳	重镇安神，软坚散结，收敛固涩	治滑脱诸证，打碎先煎
代赭石	平肝潜阳	重镇降逆，凉血止血	打碎先煎
珍珠母	平肝潜阳	清肝明目，镇惊安神	打碎先煎
刺蒺藜	平肝	疏肝，祛风明目	
罗布麻	平抑肝阳	清热利尿	

考点 2 ★★★　息风止痉药的功效和常考要点

药名	相似功效	不同功效	常考要点
羚羊角	平肝息风	清肝明目,清热解毒	
牛黄	凉肝息风	化痰开窍,清热解毒	入丸散,0.15~0.35g
钩藤	息风定惊	清热平肝	后下
天麻	息风止痉	平抑肝阳,祛风通络	治疗眩晕头痛之要药
地龙	息风	清热,通络,平喘,利尿	
全蝎	息风镇痉	攻毒散结,通络止痛	
蜈蚣	息风镇痉	攻毒散结,通络止痛	
僵蚕	息风止痉	祛风止痉,化痰散结	
珍珠	定惊	安神,明目消翳,解毒生肌	

第十七单元　开窍药

考点 ★★　开窍药的功效和常考要点

药名	相似功效	不同功效	常考要点
麝香	开窍醒神	活血通经,消肿止痛,催生下胎	为醒神回苏之要药,入丸散,0.03~0.1g
石菖蒲	开窍醒神	化湿和胃,宁神益志	
冰片	开窍醒神	清热止痛	
苏合香	开窍醒神	辟秽,止痛	

第十八单元　补虚药

考点1★★★　补气药的功效和常考要点

药名	相似功效	不同功效	常考要点
人参	大补元气,补脾益肺	生津,安神增智	拯危救脱的要药
党参	补脾肺气	补血,生津	
黄芪	补气健脾	升阳举陷,益卫固表,利尿消肿,托毒生肌	
白术	健脾益气	燥湿利尿,止汗,安胎	补气健脾第一要药
甘草	补脾益气	祛痰止咳,缓急止痛,清热解毒,调和诸药	
西洋参	补气养阴	清热生津	
太子参	补气健脾	生津润肺	
山药	益气养阴,补脾肺肾	固精止带	补益肺脾肾三脏的气阴
白扁豆	补脾和中	化湿	
大枣	补中益气	养血安神	
蜂蜜	补中	润燥,止痛,解毒	

考点 2★★★　补阳药的功效和常考要点

药名	相似功效	不同功效	常考要点
鹿茸	补肾阳	益精血，强筋骨，调冲任，托疮毒	
淫羊藿	补肾壮阳	祛风除湿	
巴戟天	补肾助阳	祛风除湿	
仙茅	温肾壮阳	祛寒除湿	
杜仲	补肝肾	强筋骨，安胎	治腰痛之要药
续断	补益肝肾	强筋健骨，止血安胎，疗伤续折	
菟丝子	补肾益精	养肝明目，止泻，安胎	
紫河车	补肾益精	养血益气	
补骨脂	补肾壮阳	固精缩尿，温脾止泻，纳气平喘	
冬虫夏草	补肾益肺	止血化痰	
肉苁蓉	补肾助阳	润肠通便	
锁阳	补肾助阳	润肠通便	
益智仁	暖肾温脾	暖肾—固精缩尿，温脾—开胃摄唾	
沙苑子	补肾固精	养肝明目	
蛤蚧	补肺益肾	纳气平喘，助阳益精	

考点3 ★★★　补血药的功效和常考要点

药名	相似功效	不同功效	常考要点
当归	补血调经	活血止痛，润肠通便	补血之圣药
熟地黄	补血养阴	填精益髓	补血之要药，补肾阴之要药
白芍	养血敛阴	柔肝止痛，平抑肝阳	
阿胶	补血，滋阴	润肺，止血	
何首乌	制用补益精血	制用固肾乌须；生用解毒，截疟，润肠通便	
龙眼肉	养血	补益心脾，安神	

考点4 ★★　补阴药的功效和常考要点

药名	相似功效	不同功效	常考要点
北沙参	养阴清肺	益胃生津	
南沙参	养阴清肺	益胃生津，补气，化痰	
麦冬	养阴润肺	益胃生津，清心除烦	
天冬	养阴润燥	清肺生津	
百合	养阴润肺	清心安神	
石斛	滋阴清热	益胃生津	
玉竹	养阴润燥	生津止渴	治阴虚外感
枸杞子	滋补肝肾	益精明目	
女贞子	滋补肝肾	乌须明目	
龟甲	滋阴潜阳	益肾健骨，养血补心	先煎
鳖甲	滋阴潜阳	退热除蒸，软坚散结	先煎

续表

药名	相似功效	不同功效	常考要点
黄精	补气养阴	健脾，润肺，益肾	平补气阴之佳品
墨旱莲	滋补肝肾	凉血止血	
楮实子	滋肾	清肝，明目，利尿	

第十九单元　收涩药

考点1★　固表止汗药的功效

药名	相似功效	不同功效
麻黄根	固表止汗	
浮小麦	固表止汗	益气，除热

考点2★★★　敛肺涩肠药的功效和常考要点

药名	相似功效	不同功效	常考要点
五味子	收敛固涩	益气生津，补肾宁心	
乌梅	敛肺涩肠	止咳，止泻，安蛔止痛，生津止渴	
五倍子	敛肺涩肠	降火，止咳止汗，止泻，固精止遗，收敛止血，收湿敛疮	
诃子	敛肺涩肠	止泻，止咳，利咽开音	治疗失音之要药
肉豆蔻	涩肠止泻	温中行气	
赤石脂	涩肠止泻	收敛止血，敛疮生肌	

考点 3 ★★★ 固精缩尿止带药的功效和常考要点

药名	相似功效	不同功效	常考要点
山茱萸	收敛固涩	补益肝肾	平补阴阳，固精止遗之要药
桑螵蛸	固精缩尿	补肾助阳	
金樱子	固精缩尿止带	涩肠止泻	
海螵蛸	固精止带	收敛止血，制酸止痛，收湿敛疮	
莲子	益肾固精，止带	补脾止泻，养心安神	
芡实	益肾固精，止带	健脾止泻，除湿	
椿皮	收敛止带	清热燥湿，止泻，止血	

第二十单元　攻毒杀虫止痒药

考点 ★ 攻毒杀虫止痒药的功效和常考要点

药名	相似功效	不同功效	常考要点
雄黄	解毒，杀虫	祛痰截疟	
硫黄	外用解毒杀虫止痒	内服补火助阳通便	治疥疮之要药
白矾	外用解毒杀虫止痒	外用燥湿，内服止血，止泻，化痰	

中药学

续表

药名	相似功效	不同功效	常考要点
蛇床子	杀虫止痒	燥湿祛风，温肾壮阳	
蟾酥	解毒，止痛	开窍醒神	内服 0.015～0.03g
蜂房	攻毒杀虫	祛风止痛	

第二十一单元　拔毒化腐生肌药

考点★　拔毒化腐生肌药的功效和常考要点

药名	相似功效	不同功效	常考要点
升药	拔毒，去腐		多配煅石膏外用
砒石	外用攻毒，去腐	外用杀虫，蚀疮；内服祛痰平喘，截疟	内服 0.002～0.004g
炉甘石	解毒	明目退翳，收湿止痒敛疮	
硼砂	外用解毒	外用清热，内服清肺化痰	

方 剂 学

方剂学复习攻略

第一单元　总论

考点1★★　常用治法

八法：汗、和、下、消、吐、清、温、补。

考点2★★★　方剂的组成原则

1. 君药　针对主病或主证起主要治疗作用的药物。

2. 臣药

（1）辅助君药加强对主病或主证的治疗作用的药物。

（2）针对重要兼病或兼证起主要治疗作用的药物。

3. 佐药

（1）佐助药　配合君、臣药以加强治疗作用，或直接治疗次要兼证的药物。

（2）佐制药　用以消除或减弱君、臣药的毒性，或制约君、臣药峻烈之性的药物。

（3）反佐药　病重邪甚时，为防止拒药，配用的与君药性味相反而又能在治疗中起相反相成作用的药物。

4. 使药

（1）引经药　用以引领方中诸药至病所或特定部位的药物。

（2）调和药　用以调和方中诸药的药物。

考点 3★★　常用剂型及其特点

1. 汤剂其特点　吸收快，发挥药效迅速，加减变化灵活，能较全面、灵活地照顾每一个患者和各种病证及其不同发展阶段的特殊性。

2. 散剂的特点　吸收较快，且制作简便，节约药材，便于使用和携带。

3. 丸剂的特点　吸收缓慢，药力持久。且体积小，服用、携带、贮存都比较方便。

第二单元　解表剂

第一节　辛温解表

考点 1★★★　麻黄汤的组成、功用及主治

【组成】麻黄　桂枝　杏仁　炙甘草

【功用】发汗解表，宣肺平喘。

【主治】外感风寒表实证。症见恶寒发热，头痛身疼，无汗而喘，舌苔薄白，脉浮紧。

【方歌】麻黄汤中用桂枝，杏仁甘草四般施，发热恶寒头项痛，喘而无汗服之宜。

【速记法】干妈贵姓。（甘麻桂杏）

考点2★★★ 桂枝汤的组成、功用及主治

【组成】桂枝 芍药 生姜 大枣 炙甘草

【功用】解肌发表，调和营卫。

【主治】外感风寒表虚证。头痛发热，汗出恶风，鼻鸣干呕，苔白不渴，脉浮缓或浮弱。

【方歌】桂枝汤治太阳风，芍药甘草姜枣同，解肌发表调营卫，表虚有汗此为功。

【速记法】桂芝要炒姜枣。（桂枝药草姜枣）

考点3★★ 九味羌活汤的组成、功用及主治

【组成】羌活 防风 苍术 细辛 川芎 白芷 生地黄 黄芩 甘草

【功用】发汗祛湿，兼清里热。

【主治】外感风寒湿邪，内有蕴热证。恶寒发热，肌表无汗，头痛项强，肢体酸楚疼痛，口苦微渴，舌苔白或微黄，脉浮。

【方歌】九味羌活用防风，细辛苍芷与川芎，黄芩生地同甘草，分经论治宜变通。

【速记法】强风百草细，秦川有苍生。（羌风白草细，芩川*苍生）（注："*"代表无药名意义的

虚字,下同)

考点4★★ 止嗽散的组成、功用及主治

【组成】桔梗　荆芥　紫菀　百部　白前　甘草　陈皮

【功用】宣肺利气,疏风止咳。

【主治】风邪犯肺证。①咳嗽咽痒,咯痰不爽,或微有恶寒发热,舌苔薄白,脉浮缓。②外感风寒经服宣肺药后,而咳仍不止者,亦颇适宜。

【方歌】止嗽散内用桔梗,紫菀荆芥百部陈,白前甘草共为末,姜汤调服止嗽频。

【速记法】陈庚借钱去百草园。(陈梗芥前*百草园)

考点5★★ 小青龙汤的组成、功用及主治

【组成】麻黄　芍药　细辛　干姜　炙甘草　桂枝　半夏　五味子

【功用】解表散寒,温肺化饮。

【主治】外寒里饮证。恶寒发热,无汗,喘咳,痰多而稀,或痰饮咳喘,不得平卧,或身体疼重,头面四肢浮肿,舌苔白滑,脉浮。

【方歌】小青龙汤最有功,风寒束表饮停胸,辛夏甘草和五味,姜桂麻黄芍药同。

【速记法】少将为嘛甘心下跪。(芍姜味麻甘辛夏桂)

考点6★　大青龙汤的组成、功用及主治

【组成】麻黄　桂枝　炙甘草　杏仁　石膏　生姜　大枣

【功用】发汗解表，兼清里热。

【主治】外感风寒，兼有郁热证。恶寒发热，头身疼痛，无汗，烦躁，口渴，脉浮紧。

【方歌】大青龙汤桂麻黄，杏草石膏姜枣藏，太阳无汗兼烦躁，风寒两解此为良。

【速记法】石大姜干妈姓桂。（石大姜甘麻杏桂）

第二节　辛凉解表

考点1★★★　银翘散的组成、功用及主治

【组成】连翘　银花　桔梗　薄荷　竹叶　生甘草　荆芥穗　淡豆豉　牛蒡子　鲜苇根

【功用】辛凉透表，清热解毒。

【主治】温病初起。发热无汗，或有汗不畅，微恶风寒，头痛口渴，咳嗽咽痛，舌尖红，苔薄白或薄黄，脉浮数。

【方歌】银翘散主上焦疴，竹叶荆牛豉薄荷，甘桔芦根凉解法，清疏风热煮无过。

【速记法】荷梗连根叶似伞，豆花接穗秆如牛。（荷梗连根叶＊＊，豆花芥穗甘＊牛）

考点2★★★　桑菊饮的组成、功用及主治

【组成】桑叶　菊花　杏仁　连翘　薄荷　桔梗　生甘草　苇根

【功用】疏风清热，宣肺止咳。

【主治】风温初起，表热轻证。但咳，身热不甚，口微渴，脉浮数。

【方歌】桑菊饮中桔杏翘，芦根甘草薄荷饶，清疏肺卫轻宣剂，风温咳嗽服之消。

【速记法】荷花根，巧接杏，桑果。（荷花根，翘桔杏，桑国）

考点3★★　麻黄杏仁甘草石膏汤的组成、功用及主治

【组成】麻黄　杏仁　炙甘草　石膏

【功用】辛凉疏表，清肺平喘。

【主治】外感风邪，邪热壅肺证。身热不解，喘咳气急，甚则鼻扇，口渴，有汗或无汗，舌苔薄白或黄，脉浮而数。

考点4★　柴葛解肌汤的组成、功用及主治

【组成】柴胡　葛根　黄芩　羌活　白芷　芍药　桔梗　甘草（大枣　生姜　石膏）

【功用】解肌清热。

【主治】外感风寒，郁而化热证。恶寒渐轻，身

热增盛，无汗头痛，目痛鼻干，心烦不眠，咽干耳聋，眼眶痛，舌苔薄黄，脉浮微洪。

【方歌】陶氏柴葛解肌汤，邪在三阳热势张，芩芍桔甘羌活芷，石膏大枣与生姜。

【速记法】姜大哥拾柴草，秦姐抢白芍。（姜大葛石柴草，芩桔羌白芍）

第三节 扶正解表

考点1★★ 败毒散的组成、功用及主治

【组成】柴胡 前胡 川芎 枳壳 羌活 独活 茯苓 桔梗 人参 甘草 （生姜 薄荷）

【功用】散寒祛湿，益气解表。

【主治】气虚，外感风寒湿表证。憎寒壮热，头项强痛，肢体酸痛，无汗，鼻塞声重，咳嗽有痰，胸膈痞满，舌淡苔白，脉浮而按之无力。

【方歌】人参败毒茯苓草，枳桔柴前羌独芎，薄荷少许姜三片，时行感冒有奇功。

【速记法】活熊身伏草埂，二虎只可强攻。（活芎参茯草梗，二胡枳壳羌★）

考点2★★ 参苏饮的组成、功用及主治

【组成】人参 紫苏叶 干葛 半夏 姜汁 前胡 茯苓 桔梗 枳壳 木香 陈皮 炙甘草

(生姜　枣)

【功用】益气解表，理气化痰。

【主治】气虚外感风寒，内有痰湿证。恶寒发热，无汗头痛鼻塞，咳嗽痰白，胸脘满闷，倦怠无力，气短懒言，苔白脉弱。

【方歌】参苏饮内用陈皮，枳壳前胡半夏齐，干葛木香甘桔苓，气虚外感最相宜。

【速记法】二陈姐跟参叔只撬钱箱。（二陈桔梗参苏枳壳前香）

第三单元　泻下剂

第一节　寒下

考点1★★★　大承气汤的组成、功用及主治

【组成】大黄　厚朴　枳实　芒硝

【功用】峻下热结。

【主治】

（1）阳明腑实证。大便不通，频转矢气，脘腹痞满，腹痛拒按，按之硬，甚至潮热谵语，手足濈然汗出，舌苔黄燥起刺，或焦黑燥裂，脉沉实。

(2) 热结旁流证。下利清水,色纯青,其气臭秽,脐腹疼痛,按之坚硬有块,口舌干燥,脉滑实。

(3) 里热实证之热厥、痉病或发狂等。

【方歌】大承气汤用硝黄,配伍枳朴泻力强,痞满燥实四症见,峻下热结宜此方。

【速记法】皇后只是笑。(黄厚枳实硝)

考点2★★ 大黄牡丹汤的组成、功用及主治

【组成】大黄 牡丹皮 桃仁 冬瓜子 芒硝
【功用】泻热破瘀,散结消肿。
【主治】肠痈初起,湿热瘀滞证。右少腹疼痛拒按,按之其痛如淋,甚则局部肿痞,或喜屈右足,牵引则痛剧,小便自调,或时时发热,自汗恶寒,舌苔薄腻而黄,脉滑数。
【方歌】金匮大黄牡丹汤,桃仁瓜子芒硝襄,肠痈初起腹按痛,苔黄脉数服之康。
【速记法】黄涛担冬瓜忙。(黄桃丹冬瓜芒)

考点3★ 大陷胸汤的组成、功用及主治

【组成】甘遂 大黄 芒硝
【功用】泻热逐水。
【主治】水热互结之结胸证。心下痛,按之石硬,或从心下至少腹硬满痛,拒按,大便秘结,日晡

小有潮热，或短气躁烦，舌上燥而渴，苔黄腻，脉沉紧或沉迟有力。

【方歌】大陷胸汤用硝黄，甘遂为末共成方，专治热实结胸证，泻热逐水效非常。

【速记法】谁大笑。（遂大硝）

第二节 温下

考点★★★ 温脾汤的组成、功用及主治

【组成】大黄 芒硝 附子 干姜 当归 人参 甘草

【功用】攻下冷积，温补脾阳。

【主治】阳虚寒积证。腹痛便秘，脐下绞结，绕脐不止，手足不温，苔白不渴，脉沉弦而迟。

【方歌】温脾参附与干姜，甘草当归硝大黄，寒热并行治寒积，脐腹绞结痛非常。

【速记法】为姜大人父子干杯忙。（*姜大人附子甘归芒）

第三节 润下

考点1★★★ 麻子仁丸的组成、功用及主治

【组成】麻子仁 芍药 杏仁 枳实 厚朴

大黄　蜂蜜

【功用】润肠泄热，行气通便。

【主治】肠胃燥热，脾约便秘证。大便干结，小便频数。

【方歌】麻子仁丸治脾约，大黄枳朴杏仁芍，胃热津枯便难解，润肠通便功效高。

【速记法】二人密要小承气。（二仁蜜药小承气）

考点2★★★　济川煎的组成、功用及主治

【组成】当归　牛膝　肉苁蓉　泽泻　升麻　枳壳

【功用】温肾益精，润肠通便。

【主治】肾阳虚弱，精津不足证（肾虚便秘）。大便秘结，小便清长，头目眩晕，腰膝酸软，舌淡苔白，脉沉迟。

【方歌】济川归膝肉苁蓉，泽泻升麻枳壳从，肾虚津亏肠中燥，寓通于补法堪宗。

【速记法】止泻当用生牛肉。（枳泻当*升牛肉）

第四节　逐水

考点★　十枣汤的组成、功用及主治

【组成】芫花　甘遂　大戟　大枣

【功用】攻逐水饮。

方剂学

【主治】

(1) 悬饮　咳唾胸胁引痛，心下痞硬，干呕短气，头痛目眩，或胸背掣痛不得息，舌苔滑，脉沉弦。

(2) 实水　水肿，一身悉肿，尤以身半以下为重，腹胀喘满，二便不利。

【方歌】十枣逐水效甚夸，大戟甘遂与芫花，悬饮内停胸胁痛，大腹肿满用无差。

【速记法】达吉愿找谁。（大戟芫枣遂）

第五节　攻补兼施

考点★　黄龙汤的组成、功用及主治

【组成】大黄　芒硝　枳实　厚朴　人参　当归　甘草　桔梗　（生姜　大枣）

【功用】攻下通便，补气养血。

【主治】阳明腑实，气血不足证。自利清水，色纯青，或大便秘结，脘腹胀满，腹痛拒按，身热口渴，神疲少气，谵语，甚或循衣摸床，撮空理线，神昏肢厥，舌苔焦黄或焦黑，脉虚。

【方歌】黄龙汤枳朴硝黄，参归甘桔枣生姜，阳明腑实气血弱，攻补兼施效力强。

【速记法】大承气 + 当草人。

第四单元　和解剂

第一节　和解少阳

考点1★★★　小柴胡汤的组成、功用及主治

【组成】柴胡　黄芩　半夏　人参　炙甘草　生姜　大枣

【功用】和解少阳。

【主治】

（1）伤寒少阳证。往来寒热，胸胁苦满，嘿嘿不欲饮食，心烦喜呕，口苦，咽干，目眩，苔薄白，脉弦。

（2）热入血室证。妇人中风，经水适断，寒热发作有时。

（3）黄疸、疟疾，以及内伤杂病而见少阳证者。

【方歌】小柴胡汤和解功，半夏人参甘草从，更用黄芩加姜枣，少阳百病此为宗。

【速记法】生芹菜炒大虾仁。（生芩柴草大夏人）

考点2★★　蒿芩清胆汤的组成、功用及主治

【组成】青蒿　竹茹　半夏　茯苓　黄芩　枳壳　陈皮　碧玉散（滑石、青黛、甘草）

【功用】清胆利湿，和胃化痰。

【主治】少阳湿热证。寒热如疟，寒轻热重，口苦胸闷，吐酸苦水，或呕黄涎而黏，甚则干呕呃逆，胸胁胀痛，小便黄少，舌红苔白腻，间现杂色，脉数而右滑左弦。

【方歌】蒿芩清胆碧玉需，陈夏茯苓枳竹茹，热重寒轻痰夹湿，胸痞呕恶总能除。

【速记法】青竹如碧玉，黄羚下子沉。（青竹茹碧玉，黄芩夏枳陈）

第二节　调和肝脾

考点1★★★　逍遥散的组成、功用及主治

【组成】柴胡　当归　白芍　白术　茯苓　炙甘草　（烧生姜　薄荷）

【功用】疏肝解郁，养血健脾。

【主治】肝郁血虚脾弱证。两胁作痛，头痛目眩，口燥咽干，神疲食少，月经不调，乳房胀痛，脉弦而虚。

【方歌】逍遥散用归芍柴，苓术甘草姜薄偕，疏

肝养血兼理脾，丹栀加入热能排。

【速记法】小姚嘱咐魏生将薄荷当柴草烧。（逍遥术茯煨生姜薄荷当柴草芍）

考点2★★★　四逆散的组成、功用及主治

【组成】炙甘草　枳实　柴胡　芍药

【功用】透邪解郁，疏肝理脾。

【主治】

（1）阳郁厥逆证。手足不温，或腹痛，或泄利下重，脉弦。

（2）肝脾气郁证。胁肋胀闷，脘腹疼痛，脉弦。

【方歌】四逆散里用柴胡，芍药枳实甘草须，此是阳郁成厥逆，疏肝理脾奏效奇。

【速记法】四逆只烧柴草。（四逆枳芍柴草）

考点3★　痛泻要方的组成、功用及主治

【组成】白术　白芍　陈皮　防风

【功用】补脾柔肝，祛湿止泻。

【主治】脾虚肝旺之痛泻。肠鸣腹痛，大便泄泻，泻必腹痛，泻后痛缓，舌苔薄白，脉两关不调，左弦而右缓。

【方歌】痛泻要方用陈皮，术芍防风共成剂，肠鸣泄泻腹又痛，治在泻肝与实脾。

【速记法】臣，痛泻烧住房。（陈痛泻芍术防）

方剂学

第三节　调和肠胃

考点★★★　半夏泻心汤的组成、功用及主治

【组成】半夏　干姜　黄芩　黄连　人参　炙甘草　大枣

【功用】寒热平调，消痞散结。

【主治】寒热错杂之痞证。心下痞，但满而不痛，呕吐，或肠鸣下利，舌苔薄腻而微黄。

【方歌】半夏泻心黄连芩，干姜甘草与人参，大枣合之治虚痞，法在降阳而和阴。

【速记法】秦莲姊炒枣拌姜。（芩连参草枣半姜）

第五单元　清热剂

第一节　清气分热

考点1★★★　白虎汤的组成、功用及主治

【组成】石膏　知母　炙甘草　粳米

【功用】清热生津。

【主治】气分热盛证。壮热面赤,烦渴引饮,汗出恶热,脉洪大有力。

【方歌】白虎膏知甘草粳,气分大热此方清,热渴汗出脉洪大,加入人参气津生。

【速记法】白虎精食母肝。(白虎粳石母甘)

考点2★★ 竹叶石膏汤的组成、功用及主治

【组成】竹叶　石膏　半夏　麦冬　人参　炙甘草　粳米

【功用】清热生津,益气和胃。

【主治】伤寒、温热、暑病,余热未清,气津两伤证。身热多汗,心胸烦闷,气逆欲呕,口干喜饮,气短神疲,或虚烦不寐,舌红苔少,脉虚数。

【方歌】竹叶石膏汤人参,麦冬半夏甘草临,再加粳米同煎服,清热益气养阴津。

【速记法】厦门人煮食干净米。(夏门人竹石甘粳米)

第二节　清营凉血

考点1★★★ 清营汤的组成、功用及主治

【组成】犀角(用水牛角代)　生地黄　元参　竹叶心　黄连　银花　连翘　麦冬　丹参

【功用】清营解毒,透热养阴。

【主治】热入营分证。身热夜甚,神烦少寐,时有谵语,目常喜开或喜闭,口渴或不渴,或斑疹隐隐,脉细数,舌绛而干。

【方歌】清营汤是鞠通方,热入心包营血伤,角地银翘玄连竹,丹麦清热佐之良。

【速记法】乔连花选升丹麦主席。(翘连花玄生丹麦竹犀)

考点2★★ 犀角地黄汤的组成、功用及主治

【组成】犀角(用水牛角代) 生地黄 芍药 牡丹皮

【功用】清热解毒,凉血散瘀。

【主治】热入血分证。

(1) 热扰心神,身热谵语,舌绛起刺,脉细数。

(2) 热伤血络,斑色紫黑,吐血、衄血、便血、尿血,舌红绛,脉数等。

(3) 蓄血瘀热,善忘如狂,漱水不欲咽,大便色黑易解。

【方歌】犀角地黄芍药丹,血热妄行吐衄斑,蓄血发狂舌质绛,凉血散瘀病可痊。

【速记法】岳母牺牲。(药牡犀生)

第三节 清热解毒

考点1★★★ 普济消毒饮的组成、功用及主治

【组成】黄芩 黄连 陈皮 生甘草 玄参 柴胡 桔梗 连翘 板蓝根 马勃 牛蒡子 薄荷 僵蚕 升麻

【功用】清热解毒,疏风散邪。

【主治】大头瘟。恶寒发热,头面红肿焮痛,目不能开,咽喉不利,舌燥口渴,舌红,苔白兼黄,脉数有力者。

【方歌】普济消毒芩连蒡,玄参甘桔蓝根侣,升柴马勃连翘陈,薄荷僵蚕为末咀。

【速记法】陈胜巧拦截牛马,才将秦国老凯旋。(陈升翘拦截牛马,柴僵芩国老＊玄)

考点2★★★ 黄连解毒汤的组成、功用及主治

【组成】黄连 黄芩 黄柏 栀子

【功用】泻火解毒。

【主治】三焦火毒证。大热烦躁,口燥咽干,错语不眠;或热病吐血、衄血;或热甚发斑,或身热下利,或湿热黄疸;或外科痈疡疔毒,小便黄赤,舌红苔黄,脉数有力。

【方歌】黄连解毒汤四味,黄芩黄柏栀子备,躁

狂大热呕不眠，吐衄斑黄均可为。

【速记法】秦连山黄柏解毒。（芩连山黄柏解毒）

考点3★★　凉膈散的组成、功用及主治

【组成】川大黄　芒硝　炙甘草　山栀子仁　薄荷　黄芩　连翘　竹叶　蜜

【功用】泻火通便，清上泄下。

【主治】上中二焦邪郁生热证。烦躁口渴，面赤唇焦，胸膈烦热，口舌生疮，或咽痛吐衄，便秘溲赤，睡卧不宁，谵语狂妄，或大便不畅，舌红苔黄，脉滑数。

【方歌】凉膈硝黄栀子翘，黄芩甘草薄荷饶，竹叶蜜煎疗膈上，中焦燥实服之消。

【速记法】黄老将军巧捉萧何子。（黄老将军翘竹硝荷栀）

考点4★★　仙方活命饮的组成、功用及主治

【组成】白芷　贝母　防风　赤芍　当归尾　甘草　皂角刺　穿山甲　天花粉　乳香　没药　金银花　陈皮　酒

【功用】清热解毒，消肿溃坚，活血止痛。

【主治】阳证痈疡肿毒初起。红肿焮痛，或身热凛寒，苔薄白或黄，脉数有力。

【方歌】仙方活命金银花，防芷归陈草芍加，贝母花粉兼乳没，穿山角刺酒煎佳，一切痈毒能溃

散,溃后忌服用勿差。

【速记法】北国风光佳天下,赤芍没想金银花。当用陈皮造白纸,解毒活血溃坚夸。(贝国风＊甲天＊,赤芍没香金银花,当＊陈皮皂白芷,解毒活血溃坚夸)

第四节　清脏腑热

考点1★★★　龙胆泻肝汤的组成、功用及主治

【组成】龙胆草　黄芩　栀子　泽泻　木通　车前子　当归　生地黄　柴胡　生甘草

【功用】清泻肝胆实火,清利肝经湿热。

【主治】

（1）肝胆实火上炎证。头痛目赤,胁痛口苦,耳聋、耳肿,舌红苔黄,脉弦数有力。

（2）肝经湿热下注证。阴肿阴痒,筋痿阴汗,小便淋浊,妇女带下黄臭等,舌红苔黄腻,脉弦数有力。

【方歌】龙胆泻肝栀芩柴,生地车前泽泻偕,木通甘草当归合,肝经湿热力能排。

【速记法】龙车通黄山,当地卸柴草。(龙车通黄山,当地泻柴草)

考点 2 ★★　　清胃散的组成、功用及主治

【组成】生地黄　当归身　牡丹皮　黄连　升麻
【功用】清胃凉血。
【主治】胃火牙痛。牙痛牵引头痛，面颊发热，其齿恶热喜冷，或牙龈红肿溃烂，或牙宣出血，或唇舌颊腮肿痛，或口气热臭，口干舌燥，舌红苔黄，脉滑数。
【方歌】清胃散用升麻连，当归生地牡丹全，或加石膏清胃热，口疮吐衄与牙宣。
【速记法】生母当黄帝。（升母当黄地）

考点 3 ★★　　玉女煎的组成、功用及主治

【组成】石膏　熟地　麦冬　知母　牛膝
【功用】清胃热，滋肾阴。
【主治】胃热阴虚证。

（1）头痛，牙痛，齿松牙衄，烦热干渴，舌红苔黄且干。

（2）治消渴，消谷善饥等。

【方歌】玉女煎用熟地黄，膏知牛膝麦冬襄，胃火阴虚相因病，牙痛齿枯宜煎尝。
【速记法】十亩麦地一头牛，胃热阴虚玉女愁。（石母麦地＊＊牛，胃热阴虚玉女愁）

考点4★★★　芍药汤的组成、功用及主治

【组成】芍药　当归　黄连　槟榔　木香　甘草　大黄　黄芩　官桂

【功用】清热燥湿，调气和血。

【主治】湿热痢疾。腹痛，便脓血，赤白相兼，里急后重，肛门灼热，小便短赤，舌苔黄腻，脉弦数。

【方歌】芍药汤中用大黄，芩连归桂槟草香，清热燥湿调气血，里急腹痛自安康。

【速记法】秦香莲当兵，将军要炒肉。（芩香连当槟，将军药草肉）

考点5★★　泻白散的组成、功用及主治

【组成】地骨皮　桑白皮　炙甘草　粳米

【功用】清泻肺热，止咳平喘。

【主治】肺热喘咳证。咳嗽，甚则气急欲喘，皮肤蒸热，日晡尤甚，舌红苔黄，脉细数。

【方歌】泻白桑皮地骨皮，甘草粳米四般宜，参茯知芩皆可入，肺热喘嗽此方施。

【速记法】白骨精是草包。（白骨粳＊草＊）

考点6★★　白头翁汤的组成、功用及主治

【组成】白头翁　黄柏　黄连　秦皮

【功用】清热解毒，凉血止痢。

方剂学

【主治】热毒痢疾。腹痛,里急后重,肛门灼热,下痢脓血,赤多白少,渴欲饮水,舌红苔黄,脉弦数者。

【方歌】白头翁汤治热痢,黄连黄柏与秦皮,味苦性寒能凉血,解毒坚阴功效奇。

【速记法】秦莲喊拜拜。(秦连*白柏)

考点7★ 左金丸的组成、功用及主治

【组成】黄连 吴茱萸

【功用】清肝泻火,降逆止呕。

【主治】肝火犯胃证。胁肋疼痛,嘈杂吞酸,呕吐口苦,舌红苔黄,脉弦数。

【方歌】左金连茱六一丸,肝火犯胃吐吞酸,再加芍药名戊己,热泻热痢服之安。

【速记法】昨进黄鱼。(黄连与吴茱萸用量比为6:1)

考点8★ 导赤散的组成、功用及主治

【组成】生地黄 木通 生甘草梢 竹叶

【功用】清心利水养阴。

【主治】心经火热证。症见心胸烦热,口渴面赤,意欲饮冷,或口舌生疮,或溲赤涩痛,心热移于小肠,舌红,脉数。

【方歌】导赤生地与木通,草梢竹叶四般攻,口糜淋痛小肠火,引热同归小便中。

【速记法】竹竿通地。（竹甘通地）

考点9★　苇茎汤的组成、功用及主治

【组成】苇茎　薏苡仁　冬瓜子　桃仁
【功用】清肺化痰，逐瘀排脓。
【主治】肺痈，热毒壅滞，痰瘀互结证。咳嗽痰多，身有微热，甚则咳吐腥臭脓血，胸中隐隐作痛，舌红苔黄腻，脉滑数。
【方歌】苇茎汤方出千金，桃仁薏苡冬瓜仁，肺痈痰热兼瘀血，化浊排脓病自宁。
【速记法】冬桃已萎。（冬桃苡苇）

第五节　清虚热

考点1★　青蒿鳖甲汤的组成、功用及主治

【组成】青蒿　鳖甲　生地　知母　丹皮
【功用】养阴透热。
【主治】温病后期，邪伏阴分证。夜热早凉，热退无汗，舌红苔少，脉细数。
【方歌】青蒿鳖甲地知丹，热自阴来仔细辨，夜热早凉无汗出，养阴透热服之安。
【速记法】母鳖好生蛋。（母鳖蒿生丹）

考点2★　当归六黄汤的组成、功用及主治

【组成】当归　生地黄　熟地黄　黄芩　黄柏　黄连　黄芪

【功用】滋阴泻火,固表止汗。

【主治】阴虚火旺之盗汗。发热盗汗,面赤心烦,口干唇燥,大便干结,小便黄赤,舌红苔黄脉数。

【方歌】当归六黄二地黄,芩连芪柏共煎尝,滋阴泻火兼顾表,阴虚火旺盗汗良。

【速记法】弟弟骑白龟练琴。(地地芪柏归连芩)

第六单元　祛暑剂

第一节　祛暑解表

考点★★　香薷散的组成、功用及主治

【组成】香薷　白扁豆　厚朴　酒

【功用】祛暑解表,化湿和中。

【主治】阴暑。恶寒发热,头重身痛,无汗,腹痛吐泻,胸脘痞闷,舌苔白腻,脉浮。

【方歌】三物香薷豆朴先,散寒化湿功效兼,若

益银翘豆易花,新加香薷祛暑煎。

【速记法】猴想炒扁豆。(厚香炒扁豆)

第二节　祛暑利湿

考点★　六一散的组成、功用及主治

【组成】滑石　甘草

【功用】清暑利湿。

【主治】暑湿证。身热烦渴,小便不利或泄泻。

【方歌】六一散用滑石草,清暑利湿有功效,益元碧玉与鸡苏,砂黛薄荷加之好。

【速记法】六一拾草。(滑石与甘草用量比为6∶1)

第三节　祛暑益气

考点★　清暑益气汤的组成、功用及主治

【组成】西洋参　石斛　麦冬　黄连　竹叶　荷梗　知母　甘草　粳米　西瓜翠衣

【功用】清暑益气,养阴生津。

【主治】暑热气津两伤证。身热汗多,口渴心烦,小便短赤,体倦少气,精神不振,脉虚数。

【方歌】王氏清暑益气汤,善治中暑气阴伤,洋参冬斛荷瓜翠,连竹知母甘粳囊。

【速记法】师母深夜卖黄瓜和糙米。(石母参叶麦黄瓜荷草米)

第七单元 温里剂

第一节 温中祛寒

考点1★★★ 理中丸的组成、功用及主治

【组成】人参 干姜 白术 炙甘草
【功用】温中祛寒,补气健脾。
【主治】

(1) 脾胃虚寒证。脘腹绵绵作痛,喜温喜按,呕吐,大便稀溏,脘痞食少,畏寒肢冷,口不渴,舌淡苔白润,脉沉细或沉迟无力。

(2) 阳虚失血证。便血、吐血、衄血或崩漏等,血色暗淡,质清稀。

(3) 脾胃虚寒所致的胸痹;或病后多涎唾;或小儿慢惊等。

【方歌】理中丸主理中乡,甘草人参术干姜,呕利腹痛阴寒盛,或加附子总扶阳。

【速记法】草人赶猪。(草人干术)

考点2★★★　小建中汤的组成、功用及主治

【组成】芍药　桂枝　炙甘草　生姜　大枣　饴糖

【功用】温中补虚，和里缓急。

【主治】中焦虚寒，肝脾不和证。腹中拘急疼痛，喜温喜按，神疲乏力，虚怯少气；或心中悸动，虚烦不宁，面色无华；或伴四肢酸楚，手足烦热，咽干口燥。舌淡苔白，脉细弦。

【方歌】小建中汤芍药多，桂姜甘草大枣和，更加饴糖补中脏，虚劳腹冷服之瘥。

【速记法】姜姨要草枣汁。（姜饴药草枣桂）

考点3★★★　吴茱萸汤的组成、功用及主治

【组成】吴茱萸　人参　大枣　生姜

【功用】温中补虚，降逆止呕。

【主治】肝胃虚寒，浊阴上逆证。食后泛泛欲呕，或呕吐酸水，或干呕，或吐清涎冷沫，胸满脘痛，巅顶头痛，畏寒肢凉，甚则伴手足逆冷，大便泄泻，烦躁不宁，舌淡苔白滑，脉沉弦或迟。

【方歌】吴茱萸汤人参枣，重用生姜温胃好，阳明寒呕少阴利，厥阴头痛皆能保。

【速记法】乌江找人。（吴姜枣人）

考点 4 ★　大建中汤的组成、功用及主治

【组成】蜀椒　干姜　人参　胶饴
【功用】温中补虚,降逆止痛。
【主治】中阳衰弱,阴寒内盛之脘腹剧痛证。腹痛连及胸脘,痛势剧烈,其痛上下走窜无定处,或腹部时见块状物上下攻撑作痛,呕吐剧烈,不能饮食,手足厥冷,舌质淡,苔白滑,脉沉伏而迟。
【方歌】大建中汤建中阳,蜀椒干姜参饴糖,阴盛阳虚腹冷痛,温补中焦止痛强。
【速记法】姜姨任教。(姜饴人椒)

第二节　回阳救逆

考点 ★★★　四逆汤的组成、功用及主治

【组成】生附子　干姜　炙甘草
【功用】回阳救逆。
【主治】心肾阳衰寒厥证。四肢厥逆,恶寒蜷卧,神衰欲寐,面色苍白,呕吐不渴,腹痛下利,舌苔白滑,脉象微细。
【方歌】四逆汤中附草姜,四肢厥冷急煎尝,腹痛吐泻脉微细,急投此方可回阳。
【速记法】蒋干父子。(姜甘附子)

第三节 温经散寒

考点1★★★ 阳和汤的组成、功用及主治

【组成】熟地 肉桂 麻黄 鹿角胶 白芥子 炮姜炭 生甘草

【功用】温阳补血,散寒通滞。

【主治】阴疽。贴骨疽、脱疽及流注、痰核、鹤膝风等,患处漫肿无头,酸痛无热,皮色不变,口中不渴,舌苔淡白,脉沉细或迟细。

【方歌】阳和汤法解寒凝,贴骨流注鹤膝风,熟地鹿胶姜炭桂,麻黄白芥甘草从。

【速记法】皇帝将生贵娇子。(麻地姜生桂胶子)

考点2★★ 当归四逆汤的组成、功用及主治

【组成】当归 桂枝 芍药 细辛 炙甘草 通草 大枣

【功用】温经散寒,养血通脉。

【主治】血虚寒厥证。手足厥寒,或腰、股、腿、足、肩臂疼痛,口不渴,舌淡苔白,脉沉细或细而欲绝。

【方歌】当归四逆桂芍枣,细辛甘草与通草,血虚肝寒手足冷,煎服此方乐陶陶。

【速记法】肝大的同志要当心。(甘大*通枝药当辛)

第八单元　表里双解剂

第一节　解表清里

考点★★★　葛根黄芩黄连汤的组成、功用及主治

【组成】葛根　炙甘草　黄芩　黄连
【功用】解表清里。
【主治】协热下利。身热下利,胸脘烦热,口干作渴,喘而汗出,舌红苔黄,脉促或数。

第二节　解表攻里

考点1★★★　大柴胡汤的组成、功用及主治

【组成】柴胡　黄芩　芍药　半夏　枳实　大黄　生姜　大枣
【功用】和解少阳,内泻热结。
【主治】少阳阳明合病。往来寒热,胸胁苦满,呕不止,郁郁微烦,心下满痛或心下痞硬,大便不解或协热下利,舌苔黄,脉弦数有力。

【方歌】大柴胡汤用大黄,枳实芩夏白芍将,煎加姜枣表兼里,妙法内攻并外攘。

【速记法】胡琴伴姜嫂,找将军只是打豺虎。(胡芩半姜芍,枣将军枳实大柴胡)

考点2★★ 防风通圣散的组成、功用及主治

【组成】防风 荆芥 连翘 麻黄 薄荷 川芎 当归 白芍 白术 山栀 大黄 芒硝 石膏 黄芩 桔梗 甘草 滑石 生姜

【功用】疏风解表,泻热通便。

【主治】风热壅盛,表里俱实。憎寒壮热,头目昏眩,目赤睛痛,口苦口干,咽喉不利,胸膈痞闷,咳呕喘满,涕唾黏稠,大便秘结,小便赤涩,舌苔黄腻,脉数有力,亦用治疮疡肿毒,肠风痔漏,丹斑瘾疹等。

【方歌】防风通圣大黄硝,荆芥麻黄栀子翘,甘桔芎归膏滑石,薄荷芩竹力偏饶。表里交攻阳热盛,外疡创毒总能消。

【速记法】黄妈石河值勤住草房,忙借船摆渡归金石桥。(黄麻石荷栀芩术甘防,芒桔川白*归荆石翘)

方剂学

第九单元　补益剂

第一节　补气

考点1★★★　参苓白术散的组成、功用及主治

【组成】莲子肉　薏苡仁　砂仁　桔梗　扁豆　茯苓　人参　甘草　白术　山药　大枣

【功用】益气健脾,渗湿止泻。

【主治】脾虚湿盛证。饮食不化,胸脘痞闷,肠鸣泄泻,四肢乏力,形体消瘦,面色萎黄,舌淡苔白腻,脉虚缓。

【方歌】参苓白术扁豆陈,山药甘莲砂薏仁,桔梗上浮兼保肺,枣汤调服益脾神。

【速记法】沙夫人一早要接编百草帘。(砂茯人薏枣药桔扁白草莲)

考点2★★★　补中益气汤的组成、功用及主治

【组成】黄芪(量最大)　炙甘草　人参　当归　橘皮　升麻　柴胡　白术

【功用】补中益气,升阳举陷。

【主治】中气不足证。

（1）脾虚气陷证。饮食减少，体倦肢软，少气懒言，面色萎黄，大便稀溏，舌淡，脉虚；以及脱肛、子宫脱垂、久泻、久痢、崩漏等。

（2）气虚发热证。身热自汗，渴喜热饮，气短乏力，舌淡，脉虚大无力。

【方歌】补中益气芪术参，炙草升柴归陈助，清阳下陷能升举，气虚发热甘温除。

【速记法】麻人赶猪，虎皮当旗。（麻人甘术，胡皮当芪）

考点3★★ 生脉散的组成、功用及主治

【组成】人参　麦冬　五味子
【功用】益气生津，敛阴止汗。
【主治】气阴两虚证。

（1）暑热、温热，耗气伤阴证。汗多神疲，体倦乏力，气短懒言，咽干口渴，舌干红少苔，脉虚数。

（2）久咳伤肺，气阴两虚证。干咳少痰，短气自汗，口干舌燥，脉虚细。

【方歌】生脉麦味与人参，保肺生津又提神，气少汗多兼口渴，病危脉绝急煎斟。

【速记法】生脉散救"无脉人"。（五麦人）

考点4★★　玉屏风散的组成、功用及主治

【组成】炙黄芪　防风　白术（大枣）

【功用】益气固表止汗。

【主治】表虚自汗。

（1）汗出恶风，面色㿠白，舌淡苔薄白，脉浮虚。

（2）治虚人腠理不固，易感风邪者。

【方歌】玉屏组合少而精，芪术防风鼎足行，表虚汗多易感冒，固卫敛汗效特灵。

【速记法】房主弃屏风。（防术芪屏风）

考点5★　四君子汤的组成、功用及主治

【组成】人参　白术　茯苓　炙甘草

【功用】益气健脾。

【主治】脾胃气虚证。面色萎白，语声低微，气短乏力，食少或便溏，舌淡苔白，脉虚弱。

【方歌】四君子汤中和义，参术茯苓甘草比，益以夏陈名六君，祛痰补益气虚饵，除却半夏名异功，或加香砂气滞使。

【速记法】夫人赶猪。（茯人甘术）

第二节 补血

考点1★★★ 归脾汤的组成、功用及主治

【组成】白术 人参 黄芪 龙眼肉 茯苓 酸枣仁 木香 炙甘草 当归 远志 生姜 大枣

【功用】益气补血，健脾养心。

【主治】

（1）心脾气血两虚证。心悸怔忡，健忘失眠，盗汗，食少体倦，面色萎黄，舌质淡，苔薄白，脉细弱。

（2）脾不统血证。便血，皮下紫癜，妇女崩漏，月经超前，量多色淡，或淋沥不止，舌质淡，脉细弱。

【方歌】归脾汤用术参芪，归草茯神远志随，酸枣木香龙眼肉，煎加姜枣益心脾，怔忡健忘俱可却，便血崩漏总能医。

【速记法】四君归期早，远知龙眼香。（四君归芪枣，远志龙眼香）

考点2★★ 当归补血汤的组成、功用及主治

【组成】黄芪 当归

【功用】补气生血。

【主治】血虚阳浮发热证。

（1）肌热面赤，烦渴欲饮，脉洪大而虚，重按无力。

（2）亦治妇人经行、产后血虚发热，头痛；或疮疡溃后，久不愈合者。

【方歌】当归补血东垣方，黄芪一两归二钱，血虚发热口烦渴，脉大而虚宜此煎。

【速记法】骑龟。（芪归）

考点3★★　四物汤的组成、功用及主治

【组成】当归　川芎　白芍　熟地黄

【功用】补血调血。

【主治】营血虚滞证。头晕目眩，心悸失眠，面色无华，妇人月经不调，量少或经闭不行，脐腹作痛，甚或瘕块硬结，舌淡，口唇、爪甲色淡，脉细弦或细涩。

【方歌】四物地芍与归芎，血家百病此方通，经带胎产俱可治，加减运用在胸中。

【速记法】弟摆船归。（地白川归）

第三节　气血双补

考点1★★★　炙甘草汤的组成、功用及主治

【组成】炙甘草　生姜　人参　生地黄　桂枝　阿胶　麦冬　麻仁　大枣　清酒

【功用】益气滋阴,通阳复脉。

【主治】

(1) 阴血阳气虚弱,心脉失养证。脉结代,心动悸,虚羸少气,舌光少苔,或质干而瘦小者。

(2) 虚劳肺痿。干咳无痰,或咳吐涎沫,量少,形瘦短气,虚烦不眠,自汗盗汗,咽干舌燥,大便干结,脉虚数。

【方歌】炙甘草汤参姜桂,麦冬生地大麻仁,大枣阿胶加酒服,虚劳肺痿效如神。

【速记法】阿妈卖地,贵大人干生气。(阿麻麦地,桂大人甘生*)

考点2★ 八珍汤的组成、功用及主治

【组成】人参　白术　茯苓　当归　川芎　白芍　熟地黄　炙甘草　生姜　大枣

【功用】益气补血。

【主治】气血两虚证。面色苍白或萎黄,头晕眼花,四肢倦怠,气短懒言,心悸怔忡,食欲减退,舌质淡,苔薄白,脉细弱或虚大无力。

【方歌】双补气血八珍汤,四君四物合成方,煎加姜枣调营卫,气血亏虚服之康。

【速记法】四君子汤+四物汤。

第四节 补阴

考点1★★★ 一贯煎的组成、功用及主治

【组成】北沙参 麦冬 当归身 生地黄 枸杞子 川楝子

【功用】滋阴疏肝。

【主治】肝肾阴虚,肝气郁滞证。

(1) 胸脘胁痛,吞酸吐苦,咽干口燥,舌红少津,脉细弱或虚弦。

(2) 治疝气瘕聚。

【方歌】一贯煎中用地黄,沙参杞子麦冬襄,当归川楝水煎服,阴虚肝郁是妙方。

【速记法】麦地练狗当杀。(麦地楝枸当沙)

考点2★★★ 六味地黄丸的组成、功用及主治

【组成】熟地黄 山茱萸 山药 泽泻 茯苓 丹皮

【功用】滋补肝肾。

【主治】肝肾阴虚证。腰膝酸软,头晕目眩,耳鸣耳聋,盗汗,遗精,消渴,骨蒸潮热,手足心热,口燥咽干,牙齿动摇,足跟作痛,小便淋沥,以及小儿囟门不合,舌红少苔,脉沉细数。

【方歌】六味地黄益肾肝,茱薯丹泽地苓专,更

加知柏成八味，阴虚火旺自可煎。养阴明目加杞菊，滋阴都气五味先，肺肾两调金水生，麦冬加入长寿丸。

【速记法】渔夫单要熟蟹。（萸茯丹药熟泻）

考点3★★　左归丸的组成、功用及主治

【组成】熟地黄　山药　枸杞　山茱萸　牛膝　菟丝子　鹿角胶　龟甲胶

【功用】滋阴补肾，填精益髓。

【主治】真阴不足证。头目眩晕，腰酸腿软，遗精滑泄，自汗盗汗，口燥舌干，光舌红少苔，脉细。

【方歌】左归丸内山药地，萸肉枸杞与牛膝，菟丝龟鹿二胶合，壮水之主方第一。

【速记法】愚弟要牛狗兔鹿龟。（萸地药牛枸菟鹿龟）

考点4★★　百合固金汤的组成、功用及主治

【组成】生地黄　熟地黄　麦冬　百合　白芍　当归　贝母　甘草　玄参　桔梗

【功用】滋养肺肾，止咳化痰。

【主治】肺肾阴亏，虚火上炎证。咳嗽气喘，痰中带血，咽喉燥痛，头晕目眩，午后潮热，舌红少苔，脉细数。

【方歌】百合固金二地黄，玄参贝母桔草藏，麦

冬芍药当归配,喘咳痰血肺家伤。

【速记法】弟弟卖草药,百元皆归母。(地地麦草药,百元桔归母)

考点 5 ★ 大补阴丸的组成、功用及主治

【组成】熟地黄 龟甲 黄柏 知母 猪脊髓 蜂蜜

【功用】滋阴降火。

【主治】阴虚火旺证。骨蒸潮热,盗汗遗精,咳嗽咯血,心烦易怒,足膝疼热,舌红少苔,尺脉数而有力。

【方歌】大补阴丸知柏黄,龟甲脊髓蜜成方,咳嗽咯血骨蒸热,阴虚火旺制亢阳。

【速记法】风致白龟驻地。(蜂知柏龟猪地)

第五节 补阳

考点 1 ★★★ 肾气丸的组成、功用及主治

【组成】干地黄 山药 山茱萸 泽泻 茯苓 丹皮 桂枝 炮附子

【功用】补肾助阳。

【主治】肾阳不足证。腰痛脚软,身半以下常有冷感,少腹拘急,小便不利,或小便反多,入夜尤甚,阳痿早泄,舌淡而胖,脉虚弱,尺部沉细;

以及痰饮，水肿，消渴，脚气，转胞等。

【方歌】金匮肾气治肾虚，熟地淮药及山萸，丹皮苓泽加桂附，水中生火在温煦。

【速记法】贵子腹泻单要黄鱼。（桂子茯泻丹药黄萸）

考点2★ 右归丸的组成、功用及主治

【组成】熟地黄　山药　山茱萸　枸杞子　菟丝子　鹿角胶　杜仲　肉桂　当归　制附子

【功用】温补肾阳，填精益髓。

【主治】肾阳不足，命门火衰证。年老或久病，气衰神疲，畏寒肢冷，或阳痿遗精，或阳衰无子，或饮食减少，大便不实，或小便自遗，或腰膝软弱，舌淡苔白，脉沉迟。

【方歌】右归丸中地附桂，山药茱萸菟丝归，杜仲鹿胶枸杞子，益火之源此方魁。

【速记法】独育狗鹿兔，当地要富贵。（杜萸枸鹿菟，当地药附桂）

第六节　阴阳双补

考点★ 地黄饮子的组成、功用及主治

【组成】熟干地黄　巴戟天　山茱萸　石斛　肉苁蓉　炮附子　五味子　官桂　茯苓　麦冬　菖

蒲　远志　生姜　大枣

【功用】滋肾阴，补肾阳，开窍化痰。

【主治】下元虚衰，痰浊上泛之喑痱证。舌强不能言，足废不能用，口干不欲饮，足冷面赤，脉沉细弱。

【方歌】地黄饮子山茱斛，麦味菖蒲远志茯，苁蓉桂附巴戟天，薄荷姜枣为末服。

【速记法】贵妇从远东赴沪地，将尝大巴鱼何味。（桂附苁远冬茯斛地，姜菖大巴萸＊味）

第十单元　固涩剂

第一节　固表止汗

考点★★　牡蛎散的组成、功用及主治

【组成】黄芪　麻黄根　煅牡蛎　小麦

【功用】敛阴止汗，益气固表。

【主治】体虚自汗、盗汗证。身常汗出，夜卧尤甚，心悸惊惕，短气烦倦，舌淡红，脉细弱。

【方歌】牡蛎散内用黄芪，小麦麻根合用宜，卫虚自汗或盗汗，固表收敛见效奇。

【速记法】骑马卖牡蛎。(芪麻麦牡蛎)

第二节　敛肺止咳

考点★　九仙散的组成、功用及主治

【组成】人参　款冬花　桑白皮　桔梗　五味子　阿胶　乌梅　贝母　罂粟壳

【功用】敛肺止咳,益气养阴。

【主治】久咳肺虚证。久咳不已,咳甚则气喘自汗,痰少而黏,脉虚数。

【方歌】九仙散中罂粟君,五味乌梅共为臣,参胶款桑贝桔梗,敛肺止咳益气阴。

【速记法】乌梅丧母无人管,速叫九仙去借款。(乌梅桑母五人＊,粟胶九仙＊桔款)

第三节　涩肠固脱

考点1★★　四神丸的组成、功用及主治

【组成】肉豆蔻　补骨脂　五味子　吴茱萸　生姜　大枣

【功用】温肾暖脾,固肠止泻。

【主治】脾肾阳虚之肾泄证。五更泄泻,不思饮食,食不消化,或久泻不愈,腹痛喜温,腰酸肢

冷，神疲乏力，舌淡，苔薄白，脉沉迟无力。

【方歌】四神故纸与吴萸，肉蔻五味四般须，大枣生姜为丸服，五更肾泄最相宜。

【速记法】枣将骨肉喂鱼。（枣姜骨肉味萸）

考点2★　真人养脏汤的组成、功用及主治

【组成】人参　当归　白术　肉豆蔻　肉桂　炙甘草　白芍　木香　诃子　罂粟壳

【功用】涩肠固脱，温补脾肾。

【主治】久泻久痢，脾肾虚寒证。泻利无度，滑脱不禁，甚至脱肛坠下，脐腹疼痛，喜温喜按，倦怠食少，舌淡苔白，脉迟细。

【方歌】真人养脏诃粟壳，肉蔻当归桂木香，术芍参甘为涩剂，脱肛久痢早煎尝。

【速记法】穆桂英挡住草蔻要何人。（木桂罂当术草蔻药诃人）

第四节　涩精止遗

考点★　桑螵蛸散的组成、功用及主治

【组成】桑螵蛸　远志　菖蒲　龙骨　人参　茯神　当归　龟甲（人参汤调下）

【功用】调补心肾，涩精止遗。

【主治】心肾两虚证。小便频数，或尿如米泔色，

或遗尿，或遗精，心神恍惚，健忘，舌淡苔白，脉细弱。

【方歌】桑螵蛸散治便数，参苓龙骨同龟壳，菖蒲远志当归入，补肾宁心健忘却。

【速记法】自家人常孤身飘荡。（志甲人菖骨神螵当）

第五节　固崩止带

考点1★★　固冲汤的组成、功用及主治

【组成】白术　生黄芪　煅龙骨　煅牡蛎　山萸肉　生杭芍　海螵蛸　茜草　棕边炭　五倍子

【功用】固冲摄血，益气健脾。

【主治】脾肾亏虚，冲脉不固证。猝然血崩或月经过多，或漏下不止，色淡质稀，头晕肢冷，心悸气短，神疲乏力，腰膝酸软，舌淡，脉微弱。

【方歌】固冲汤中用术芪，龙牡五倍棕榈施，海螵茜草芍山萸，崩中漏下总能医。

【速记法】探骑母龙背，潜航筑山海。（炭芪牡龙倍，茜杭术山海）

考点2★　易黄汤的组成、功用及主治

【组成】炒山药　炒芡实　盐黄柏　车前子　白果

【功用】固肾止带,清热祛湿。

【主治】肾虚湿热带下证。带下黏稠量多,色如浓茶汁,其气腥秽,舌质红,苔黄腻。

【方歌】易黄白果与芡实,车前黄柏加薯蓣,能消带下黏稠秽,补肾清热又祛湿。

【速记法】要十车黄果。(药实车黄果)

考点3★ 固经丸的组成、功用及主治

【组成】黄芩　白芍　龟甲　黄柏　椿树根皮　香附

【功用】滋阴清热,固经止血。

【主治】阴虚血热之崩漏。月经过多,或崩中漏下,血色深红或紫黑稠黏,手足心热,腰膝酸软,舌红,脉弦数。

【方歌】固经丸用龟甲君,黄柏椿皮香附芩,更加芍药糊丸服,漏下崩中均可宁。

【速记法】黄芩伯夹香椿。(黄芩伯甲香椿)

第十一单元　安神剂

第一节　重镇安神

考点★★★　朱砂安神丸的组成、功用及主治

【组成】朱砂　黄连　炙甘草　生地黄　当归
【功用】镇心安神，清热养血。
【主治】心火亢盛，阴血不足证。心烦神乱、失眠多梦、惊悸怔忡，甚则胸中懊憹，舌尖红，脉细数。
【方歌】朱砂安神东垣方，归连甘草合地黄，怔忡不寐心烦乱，清热养阴可复康。
【速记法】朱砂敢当皇帝。（朱砂甘当黄地）

第二节　滋养安神

考点1★★★　天王补心丹的组成、功用及主治

【组成】生地黄　人参　丹参　元参　茯苓　五味子　远志　桔梗　当归　天冬　麦冬　柏子仁

酸枣仁　朱砂　竹叶

【功用】滋阴清热,养血安神。

【主治】阴虚血少,神志不安证。心悸怔忡,虚烦失眠,神疲健忘,或梦遗,手足心热,口舌生疮,大便干结,舌红少苔,脉细数。

【方歌】补心丹用柏枣仁,二冬生地当归身,三参桔梗朱砂味,远志茯苓共养神。

【速记法】三婶早搏两冬无,当地接令住五院。(三参枣柏两冬*,当地桔苓朱五远)

考点2★★★　酸枣仁汤的组成、功用及主治

【组成】酸枣仁　知母　茯苓　川芎　甘草

【功用】养血安神,清热除烦。

【主治】肝血不足,虚热内扰证。虚烦失眠,心悸不安,头目眩晕,咽干口燥,舌红,脉弦细。

【方歌】酸枣二升先煮汤,茯知二两用之良,芎二甘一相调剂,服后安然入梦乡。

【速记法】令母熊找草。(苓母芎枣草)

第十二单元　开窍剂

第一节　凉开

考点1★★★　安宫牛黄丸的功用及主治

【功用】清热解毒，开窍醒神。
【主治】邪热内陷心包证。高热烦躁，神昏谵语，舌謇肢厥，舌红或绛，脉数有力，亦治中风昏迷，小儿惊厥属邪热内闭者。

考点2★　紫雪的功用及主治

【功用】清热开窍，息风止痉。
【主治】温热病，热闭心包及热盛动风证。高热烦躁，神昏谵语，痉厥，口渴唇焦，尿赤便秘，舌质红绛，苔黄燥，脉数有力或弦数；以及小儿热盛惊厥。

考点3★　至宝丹的功用及主治

【功用】化浊开窍，清热解毒。
【主治】痰热内闭心包证。

方剂学

（1）神昏谵语，身热烦躁，痰盛气粗，舌绛苔黄垢腻，脉滑数。

（2）亦治中风、中暑及小儿惊厥属于痰热内闭者。

第二节　温开

考点★★　苏合香丸的功用及主治

【功用】芳香开窍，行气止痛。
【主治】寒闭证。①突然昏倒，牙关紧闭，不省人事，苔白，脉迟。②亦治寒凝气滞，心腹猝痛，甚则昏厥等。

第十三单元　理气剂

第一节　行气

考点1★★★　半夏厚朴汤的组成、功用及主治

【组成】半夏　厚朴　茯苓　生姜　苏叶
【功用】行气散结，降逆化痰。

【主治】梅核气。咽中如有物阻,咯吐不出,吞咽不下,胸膈满闷,或咳或呕,舌苔白润或白滑,脉弦缓或弦滑。

【方歌】半夏厚朴痰气疏,茯苓生姜共紫苏,加枣同煎名四七,痰凝气滞皆能除。

【速记法】夏侯将复苏。(夏厚姜茯苏)

考点2★★ 天台乌药散的组成、功用及主治

【组成】乌药 木香 小茴香 青皮 高良姜 槟榔 川楝子 巴豆(炒川楝子后去巴豆) 酒

【功用】行气疏肝,散寒止痛。

【主治】肝经气滞寒凝证。小肠疝气,少腹控引睾丸而痛,阴囊偏坠肿胀,或少腹疼痛,苔白脉弦。

【方歌】天台乌药木茴香,巴豆制楝青槟姜,行气疏肝止疼痛,寒疝腹痛是良方。

【速记法】天台五妖想练兵,回想把良将请。(天台乌药香楝槟,茴香巴良姜青)

考点3★★★ 越鞠丸的组成、功用及主治

【组成】苍术 川芎 神曲 香附 栀子

【功用】行气解郁。

【主治】六郁证(气、血、痰、火、湿、食)。胸膈痞闷,脘腹胀痛,嗳腐吞酸,恶心呕吐,饮食不消。

【方歌】越鞠丸治六般郁,气血痰火食湿因,芎

苍香附兼枳曲,气畅郁舒痛闷伸。
【速记法】父子唱川曲。(附子苍川曲)

考点4★★ 厚朴温中汤的组成、功用及主治

【组成】厚朴　陈皮　炙甘草　草豆蔻仁　茯苓　木香　干姜　生姜
【功用】行气除满,温中燥湿。
【主治】脾胃寒湿气滞证。脘腹胀满或疼痛,不思饮食,四肢倦怠,舌苔白腻,脉沉弦。
【方歌】厚朴温中陈草苓,干姜草蔻木香停,煎服加姜治腹痛,寒湿胀满用皆灵。
【速记法】幕后炒酱豆腐皮。(木厚草姜豆茯皮)

考点5★ 瓜蒌薤白白酒汤的组成、功用及主治

【组成】瓜蒌　薤白　白酒
【功用】通阳散结,行气祛痰。
【主治】胸阳不振,痰气互结之胸痹轻证。胸部满痛,甚至胸痛彻背,喘息咳唾,短气,舌苔白腻,脉沉弦或紧。

考点6★ 暖肝煎的组成、功用及主治

【组成】当归　枸杞子　小茴香　肉桂　乌药　沉香(木香亦可)　茯苓(生姜)
【功用】温补肝肾,行气止痛。
【主治】肝肾不足,寒滞肝脉证。睾丸冷痛或小

腹疼痛,或疝气作痛,畏寒喜温,舌淡苔白,脉沉迟。

【方歌】暖肝煎中杞茯归,茴沉乌药合肉桂,下焦虚寒疝气痛,温补肝肾此方推。

【速记法】小狗无肉,铃铛响。(小枸乌肉,苓当香)

考点 7★ 柴胡疏肝散的组成、功用及主治

【组成】柴胡 陈皮 川芎 香附 芍药 枳壳 炙甘草

【功用】疏肝行气,活血止痛。

【主治】肝气郁滞证。胁肋疼痛,胸闷喜太息,情志抑郁易怒,或嗳气,脘腹胀满,脉弦。

【方歌】柴胡疏肝芍川芎,陈皮枳壳草香附,疏肝解郁兼理血,胁肋脘腹疼痛除。

【速记法】陈香川要四逆散(陈香川*枳芍柴草)

第二节 降气

考点 1★★★ 旋覆代赭汤的组成、功用及主治

【组成】旋覆花 人参 生姜 代赭石 炙甘草 半夏 大枣

【功用】降逆化痰,益气和胃。

【主治】胃虚痰阻气逆证。胃脘痞闷或胀满,按

之不痛，频频嗳气；或见纳差、呃逆、恶心，甚或呕吐，舌苔白腻，脉缓或滑。

【方歌】旋覆代赭用人参，半夏姜甘大枣临，重以镇逆咸软痞，痞硬噫气力能禁。

【速记法】将干瞎找戴花人。（姜甘夏枣代花人）

考点2★★ 苏子降气汤的组成、功用及主治

【组成】苏子 半夏 当归 炙甘草 前胡 厚朴 肉桂 生姜 大枣 苏叶

【功用】降气平喘，祛痰止咳。

【主治】上实下虚之喘咳证。痰涎壅盛，胸膈满闷，喘咳短气，呼多吸少，或腰痛脚弱，肢体倦怠，或肢体浮肿，舌苔白滑或白腻，脉弦滑。

【方歌】苏子降气半夏归，前胡桂朴草姜随，上实下虚痰嗽喘，或加沉香去肉桂。

【速记法】苏子叶找肉脯盛夏归草湖。（苏子叶枣肉朴生夏归草胡）

考点3★★ 定喘汤的组成、功用及主治

【组成】白果 麻黄 苏子 甘草 款冬花 杏仁 桑白皮 炒黄芩 法半夏

【功用】宣肺降气，清热祛痰。

【主治】风寒外束，痰热内蕴证。咳喘痰多气急，质稠色黄，或微恶风寒，舌苔黄腻，脉滑数。

【方歌】定喘白果与麻黄，款冬半夏白皮桑，苏

杏黄芩兼甘草，外寒痰热喘哮尝。

【速记法】桑叔炒白果黄杏拌麻花。（桑苏草白果黄杏半麻花）

第十四单元　理血剂

第一节　活血祛瘀

考点1★★　补阳还五汤的组成、功用及主治

【组成】生黄芪　当归尾　赤芍　地龙　川芎　红花　桃仁

【功用】补气，活血，通络。

【主治】中风之气虚血瘀证。半身不遂，口眼㖞斜，语言謇涩，口角流涎，小便频数或遗尿不禁，舌暗淡，苔白，脉缓无力。

【方歌】补阳还五用四物，再用桃红去生地，地龙一味来通络，黄芪益气祛瘀滞。

【速记法】当地凶人持红旗。（当地芎仁赤红芪）

考点2★★★　生化汤的组成、功用及主治

【组成】全当归　川芎　桃仁　炮干姜　炙甘草

黄酒　童便

【功用】养血祛瘀，温经止痛。

【主治】血虚寒凝，瘀血阻滞证。产后恶露不行，小腹冷痛者。

【方歌】生化汤是产后方，归芎桃草酒炮姜，消瘀活血功偏擅，止痛温经效亦彰。

【速记法】将干逃归川。（姜甘桃归川）

考点3★★★　血府逐瘀汤的组成、功用及主治

【组成】桃仁　红花　当归　生地黄　川芎　赤芍　牛膝　桔梗　柴胡　枳壳　甘草

【功用】活血化瘀，行气止痛。

【主治】胸中血瘀证。胸痛，头痛，日久不愈，痛如针刺而有定处，或呃逆日久不止，或饮水即呛，干呕，或内热瞀闷，或心悸怔忡，失眠多梦，急躁易怒，入暮潮热，唇暗或两目暗黑，舌质暗红，或舌有瘀斑或瘀点，脉涩或弦紧。

【方歌】血府当归生地桃，红花甘草壳赤芍，柴胡芎桔牛膝等，血化下行不作劳。

【速记法】俏桃红穿柴草要当牛耕地。（壳桃红川柴草药当牛桔地）

考点4★★★　温经汤的组成、功用及主治

【组成】吴茱萸　当归　芍药　川芎　人参　桂枝　阿胶　牡丹皮　生姜　甘草　半夏　麦冬

【功用】温经散寒,养血祛瘀。
【主治】冲任虚寒,瘀血阻滞证。漏下不止,或血色暗而有块,淋沥不畅,或月经超前或延后,或逾期不止,或一月再行,或经停不至,而见少腹里急,腹满,傍晚发热,手心烦热,唇口干燥。舌质暗红,脉细而涩。亦治妇人宫冷,久不受孕。
【方歌】温经汤用吴萸芎,归芍丹桂姜夏冬,参草益脾胶养血,调经重在暖胞宫。
【速记法】熊皮贵,无人要,冬将夏,草当浇。(芎皮桂,吴人药,冬姜夏,草当胶)

考点5★★ 复元活血汤的组成、功用及主治

【组成】柴胡 瓜蒌根 当归 红花 甘草 穿山甲 酒大黄 酒桃仁
【功用】活血祛瘀,疏肝通络。
【主治】跌打损伤,瘀血阻滞证。胁肋瘀肿,痛不可忍。
【方歌】复元活血汤柴胡,花粉当归山甲俱,桃仁红花大黄草,损伤瘀血酒煎去。
【速记法】柴贵人山楼打花草。(柴归仁山蒌大花草)

考点6★★ 桃核承气汤的组成、功用及主治

【组成】桃仁 大黄 桂枝 炙甘草 芒硝
【功用】逐瘀泻热。

【主治】下焦蓄血证。少腹急结，小便自利，甚则烦躁谵语，神志如狂，至夜发热；以及血瘀经闭，痛经，脉沉实而涩者。

【方歌】桃核承气五般施，甘草硝黄并桂枝，瘀热互结小腹胀，如狂蓄血功最奇。

【速记法】将军忙逃贵国。（将军芒桃桂国）

考点7★★　失笑散的组成、功用及主治

【组成】五灵脂　炒蒲黄

【功用】活血祛瘀，散结止痛。

【主治】瘀血停滞证。心腹刺痛，或产后恶露不行，或月经不调，少腹急痛。

【方歌】失笑灵脂共蒲黄，等分作散醋煎尝，血瘀少腹时作痛，祛瘀止痛效非常。

【速记法】黄磷失效。（黄灵失笑）

考点8★★　桂枝茯苓丸的组成、功用及主治

【组成】桂枝　茯苓　桃仁　牡丹皮　芍药　白蜜

【功用】活血化瘀，缓消癥块。

【主治】瘀阻胞宫证。妇人素有癥块，妊娠漏下不止，胎动不安，血色紫黑晦暗，腹痛拒按，或经闭腹痛，或产后恶露不尽而腹痛拒按，舌质紫暗或有瘀点，脉沉涩。

【方歌】金匮桂枝茯苓丸，桃仁芍药和牡丹，等

分为末蜜丸服,缓消癥块胎可安。
【速记法】贵人服丹药。(桂仁茯丹药)

第二节 止血

考点1★★★ 咳血方的组成、功用及主治

【组成】青黛 瓜蒌仁 海粉 炒山栀子 诃子(蜜 姜汁)
【功用】清肝宁肺,凉血止血。
【主治】肝火犯肺之咳血证。咳嗽痰稠带血,咯吐不爽,或心烦易怒,胸胁作痛,咽干口苦,颊赤,便秘,舌红苔黄,脉弦数。
【方歌】咳血方中诃子收,瓜蒌海粉山栀投,青黛蜜丸口嚼化,咳嗽痰血服之瘳。
【速记法】海带和瓜子。(海黛诃瓜子)

考点2★★★ 小蓟饮子的组成、功用及主治

【组成】生地黄 小蓟 滑石 木通 蒲黄 藕节 淡竹叶 当归 山栀子 甘草
【功用】凉血止血,利水通淋。
【主治】热结下焦之血淋或尿血。小便频数,赤涩热痛,尿中带血,舌红脉数。
【方歌】小蓟饮子藕蒲黄,木通滑石生地襄,归草黑栀淡竹叶,血淋热结服之良。

【速记法】拾草节，侄子归，竹地扑通捉小鸡。（石草节，栀子归，竹地蒲通＊小蓟）

考点3★★★　槐花散的组成、功用及主治

【组成】炒槐花　侧柏叶　荆芥穗　炒枳壳
【功用】清肠止血，疏风行气。
【主治】风热湿毒，壅遏肠道，损伤血络证。

（1）肠风脏毒，或便前出血，血色鲜红；或便后出血，血色晦暗；或粪中带血，舌红苔黄，脉数。

（2）亦可用治痔疮出血。

【方歌】槐花散用治肠风，侧柏荆芥枳壳充，为末等分米饮下，宽肠凉血逐风功。
【速记法】百岁之槐。（柏穗枳槐）

考点4★★　十灰散的组成、功用及主治

【组成】大蓟炭　小蓟炭　荷叶炭　侧柏炭　茅根炭　茜根炭　山栀炭　大黄炭　丹皮炭　棕榈皮炭（白藕汁　萝卜汁　京墨）
【功用】凉血止血。
【主治】血热妄行之上部出血证。呕血，吐血，咯血，嗽血或衄血，血色鲜红，来势急暴，舌红脉数。
【方歌】十灰散用十般灰，柏茅茜荷丹棕煨，二蓟栀黄各炒黑，上部出血势能摧。
【速记法】大鸡蛋黄和小鸡毛，总值百钱。（大蓟

丹黄荷小蓟茅根，棕栀柏茜）

考点5★★　黄土汤的组成、功用及主治

【组成】甘草　干地黄　白术　炮附子　阿胶　黄芩　灶心黄土

【功用】温阳健脾，养血止血。

【主治】脾阳不足，脾不统血证。大便下血，先便后血，以及吐血、衄血、妇人崩漏，血色暗淡，四肢不温，面色萎黄，舌淡苔白，脉沉细无力。

【方歌】黄土汤用芩地黄，术附阿胶甘草尝，温阳健脾能摄血，便血崩漏服之康。

【速记法】嘱咐勤浇黄土草地。（术附芩胶黄土草地）

第十五单元　治风剂

第一节　疏散外风

考点1★★★　川芎茶调散的组成、功用及主治

【组成】川芎　荆芥　白芷　羌活　炙甘草　细辛　防风　薄荷　清茶

【功用】疏风止痛。

【主治】外感风邪头痛。偏正头痛或颠顶作痛，目眩鼻塞，或恶风发热，舌苔薄白，脉浮。

【方歌】川芎茶调散荆防，辛芷薄荷甘草羌，目昏鼻塞风攻上，正偏头痛悉能康。

【速记法】草熊戴新戒指，呛风喝茶。（草芎*辛荆芷，羌风荷茶）

考点2★★　消风散的组成、功用及主治

【组成】当归　生地　防风　蝉蜕　知母　苦参　胡麻　荆芥　苍术　牛蒡子　石膏　甘草　木通

【功用】疏风除湿，清热养血。

【主治】风疹、湿疹。皮肤瘙痒，疹出色红，或遍身云片斑点，抓破后渗出津水，苔白或黄，脉浮数。

【方歌】消风散内有荆防，蝉蜕胡麻苦参苍，知膏蒡通归地草，风疹湿疹服之康。

【速记法】谨防馋牛通仓库，十亩草地归胡妈。（荆防蝉牛通苍苦，石母草地归胡麻）

考点3★★　大秦艽汤的组成、功用及主治

【组成】秦艽　甘草　川芎　当归　白芍药　细辛　川羌活　防风　黄芩　石膏　吴白芷　白术　生地黄　熟地黄　白茯苓　川独活

【功用】疏风清热，养血活血。

【主治】风邪初中经络证。口眼㖞斜，舌强不能言语，手足不能运动，或恶寒发热，苔白或黄，脉浮数或弦细。

【方歌】大秦艽汤羌独防，芎芷辛芩二地黄，石膏归芍苓甘术，风邪散见可通尝。

【速记法】秦皇拎枪逐二弟独归川药房制席草膏。（秦黄芩羌术生熟地独归川药防芷细草膏）

考点4★　牵正散的组成、功用及主治

【组成】白附子　白僵蚕　全蝎　热酒

【功用】祛风化痰，通络止痉。

【主治】风中头面经络。口眼㖞斜，或面肌抽动者，舌淡红，苔白。

【方歌】牵正散是杨家方，全蝎僵蚕白附襄，服用少量热酒下，口眼㖞斜疗效彰。

【速记法】蚕服全蝎。（蚕附全蝎）

考点5★　小活络丹的组成、功用及主治

【组成】炮川乌　炮草乌　地龙　炮天南星　乳香　没药（冷酒或荆芥汤送服）

【功用】祛风除湿，化痰通络，活血止痛。

【主治】风寒湿痹。肢体筋脉疼痛，麻木拘挛，关节屈伸不利，疼痛游走不定，舌淡紫，苔白，脉沉弦或涩。亦治中风手足不仁，日久不愈，经络中有湿痰瘀血，而见腰腿沉重或腿臂间作痛。

【方歌】小活络丹天南星，二乌乳没与地龙，寒湿瘀血成痹痛，搜风活血经络通。

【速记法】二乌龙没乳难。(川乌草乌龙没乳南)

第二节　平息内风

考点1★★★　羚角钩藤汤的组成、功用及主治

【组成】羚羊角　霜桑叶　京川贝　鲜生地　双钩藤　滁菊花　茯神木　生白芍　生甘草　淡竹茹

【功用】凉肝息风，增液舒筋。

【主治】肝热生风证。

（1）高热不退，烦闷躁扰，手足抽搐，发为痉厥，甚则神昏，舌质绛而干，或舌焦起刺，脉弦而数。

（2）用治肝热风阳上逆，症见头晕胀痛，耳鸣心悸，面红如醉，或手足躁扰，甚则瘛疭，舌红，脉弦数。

【方歌】俞氏羚角钩藤汤，桑菊茯神鲜地黄，贝草竹茹同芍药，肝风内动急煎尝。

【速记法】领狗上草地，主妇少背菊。(羚钩桑草地，竹茯芍贝菊)

考点2★★★　镇肝息风汤的组成、功用及主治

【组成】怀牛膝　生赭石　生龙骨　生牡蛎　生

龟甲　生白芍　玄参　天冬　川楝子　生麦芽　茵陈　甘草

【功用】镇肝息风，滋阴潜阳。

【主治】类中风。头目眩晕，目胀耳鸣，脑部热痛，心中烦热，面色如醉，或时常噫气，或肢体渐觉不利，口角渐形㖞斜，甚或眩晕颠仆，昏不知人，移时始醒；或醒后不能复原，脉弦长有力。

【方歌】镇肝息风芍天冬，玄参牡蛎赭茵供，麦龟膝草龙川楝，肝风内动有奇功。

【速记法】天涯少草龙牡恋，牛鬼折姻缘。（天芽芍草龙牡楝，牛龟赭茵元）

考点3★★　天麻钩藤饮的组成、功用及主治

【组成】天麻　钩藤　生决明　山栀　黄芩　川牛膝　杜仲　益母草　桑寄生　夜交藤　朱茯神

【功用】平肝息风，清热活血，补益肝肾。

【主治】肝阳偏亢，肝风上扰证。头痛，眩晕，失眠多梦，或口苦面红，舌红苔黄，脉弦或数。

【方歌】天麻钩藤石决明，杜仲牛膝桑寄生，栀子黄芩益母草，茯神夜交安神宁。

【速记法】天麻钩藤教绝技，伏神擒牛众致意。（天麻钩藤交决寄，茯神芩牛仲栀益）

考点4★★　大定风珠的组成、功用及主治

【组成】生白芍　阿胶　生龟甲　干地黄　麻仁

五味子　生牡蛎　麦冬　炙甘草　鸡子黄　生鳖甲

【功用】滋阴息风。

【主治】阴虚风动证。手足瘛疭，形瘦神倦，舌绛少苔，脉气虚弱，时时欲脱者。

【方歌】大定风珠鸡子黄，再合加减复脉汤，三甲并同五味子，滋阴息风是妙方。

【速记法】贾母五弟要归，阿妈买草鸡。（甲牡五地药龟，阿麻麦草鸡）

第十六单元　治燥剂

第一节　轻宣润燥

考点1★★★　杏苏散的组成、功用及主治

【组成】苏叶　半夏　茯苓　前胡　桔梗　枳壳　甘草　生姜　橘皮　杏仁　大枣

【功用】轻宣凉燥，理肺化痰。

【主治】外感凉燥证。头微痛，恶寒无汗，咳嗽痰稀，鼻塞咽干，苔白脉弦。

【方歌】杏苏散内夏陈前，枳桔苓草姜枣研，轻

宣温润治凉燥,咳止痰化病自痊。

【速记法】苏杏姐将找陈夏领草支前。(苏杏桔姜枣陈夏苓草枳前)

考点2★★ 清燥救肺汤的组成、功用及主治

【组成】桑叶　石膏　人参　甘草　胡麻仁　阿胶　麦冬　杏仁　枇杷叶

【功用】清燥润肺,益气养阴。

【主治】温燥伤肺,气阴两伤证。头痛身热,干咳无痰,气逆而喘,咽喉干燥,鼻燥,胸满胁痛,心烦口渴,舌干无苔,脉虚大而数。

【方歌】清燥救肺参草杷,石膏胶杏麦胡麻,经霜收下冬桑叶,清燥润肺效可夸。

【速记法】失业人胡麻仁,卖芭蕉炒杏仁。(石叶人胡麻仁,麦杷胶草杏仁)

考点3★★ 桑杏汤的组成、功用及主治

【组成】桑叶　杏仁　香豉　栀皮　沙参　梨皮　象贝

【功用】清宣温燥,润肺止咳。

【主治】外感温燥证。身热不甚,口渴,咽干,鼻燥,干咳无痰,或痰少而黏,舌红,苔薄白而干,脉浮数而右脉大。

【方歌】桑杏汤中象贝宜,沙参栀豉与梨皮,干咳鼻燥右脉大,辛凉甘润燥能医。

【速记法】傻贝母只吃桑杏梨皮。(沙贝母栀豉桑杏梨皮)

第二节 滋阴润燥

考点1★★★ 麦门冬汤的组成、功用及主治

【组成】麦冬 半夏 人参 甘草 粳米 大枣
【功用】清养肺胃,降逆下气。
【主治】
(1) 虚热肺痿。咳嗽气喘,咽喉不利,咯痰不爽,或咳唾涎沫,口干咽燥,手足心热,舌红少苔,脉虚数。
(2) 胃阴不足证。呕吐,纳少,呃逆,口渴咽干,舌红少苔,脉虚数。
【方歌】麦门冬汤用人参,枣草粳米半夏存,肺痿咳逆因虚火,益胃生津此方珍。
【速记法】夏大人卖炒米。(夏大人麦草米)

考点2★★ 增液汤的组成、功用及主治

【组成】玄参 麦冬 生地
【功用】增液润燥。
【主治】阳明温病,津亏便秘证。大便秘结,口渴,舌红,脉细数或沉而无力。
【方歌】增液玄参与地冬,热病津枯便不通,补

药之体作泻剂，但非重用不为功。

【速记法】玄生卖地。（玄参麦地）

考点3★ 玉液汤的组成、功用及主治

【组成】山药　生黄芪　知母　鸡内金　葛根　五味子　天花粉

【功用】益气滋阴，固肾止渴。

【主治】消渴之气阴两虚证。口干而渴，饮水不解，小便频数量多，或小便混浊，困倦气短，舌嫩红而干，脉虚细无力。

【方歌】玉液山药芪葛根，花粉知味鸡内金，消渴口干溲多数，补脾固肾益气阴。

【速记法】葛天花芪知山鸡味。（葛天花芪知山鸡味）

第十七单元　祛湿剂

第一节　燥湿和胃

考点1★★★ 藿香正气散的组成、功用及主治

【组成】大腹皮　白芷　紫苏　茯苓　半夏曲

白术　陈皮　厚朴　桔梗　藿香　炙甘草　生姜　大枣

【功用】解表化湿，理气和中。

【主治】外感风寒，内伤湿滞证。恶寒发热，头痛，胸膈满闷，脘腹疼痛，恶心呕吐，肠鸣泄泻，舌苔白腻，以及山岚瘴疟等。

【方歌】藿香正气大腹苏，甘桔陈苓术朴俱，夏曲白芷加姜枣，感伤岚瘴并能驱。

【速记法】二陈姐想找江苏白蜘蛛，补大腹皮。（二陈桔香枣姜苏白芷术，朴大腹皮）

考点2★★★　平胃散的组成、功用及主治

【组成】苍术　厚朴　陈皮　炙甘草　生姜　大枣

【功用】燥湿运脾，行气和胃。

【主治】湿滞脾胃证。脘腹胀满，不思饮食，口淡无味，呕吐恶心，嗳气吞酸，肢体沉重，怠惰嗜卧，常多自利，舌苔白腻而厚，脉缓。

【方歌】平胃散用朴陈皮，苍术甘草姜枣齐，燥湿运脾除胀满，调胃和中此方宜。

【速记法】姜枣草皮厚猪不吃。（姜枣草皮厚术★★）

第二节 清热祛湿

考点1★★★　三仁汤的组成、功用及主治

【组成】杏仁　滑石　白通草　白蔻仁　竹叶　厚朴　生薏苡仁　半夏

【功用】宣畅气机，清利湿热。

【主治】湿温初起及暑温夹湿之湿重于热证。头痛恶寒，身重疼痛，肢体倦怠，面色淡黄，胸闷不饥，午后热甚，苔白不渴，脉弦细而濡。

【方歌】三仁杏蔻薏苡仁，朴夏白通滑竹叶，水用甘澜扬百遍，湿温初起法堪遵。

【速记法】三人后半夜通话。（杏仁白蔻仁薏苡仁厚半叶通滑）

考点2★★★　八正散的组成、功用及主治

【组成】车前子　瞿麦　萹蓄　滑石　山栀子　炙甘草　木通　煨大黄　灯心草

【功用】清热泻火，利水通淋。

【主治】湿热淋证。尿频尿急，溺时涩痛，淋沥不畅，尿色混赤，甚或癃闭不通，小腹急满，口燥咽干，舌苔黄腻，脉滑数。

【方歌】八正木通与车前，萹蓄大黄滑石研，草梢瞿麦兼栀子，煎加灯草痛淋蠲。

【速记法】黄山边区等通滑草车。（黄山萹瞿灯通滑草车）

考点3★★　甘露消毒丹的组成、功用及主治

【组成】飞滑石　绵茵陈　淡黄芩　石菖蒲　川贝母　木通　藿香　连翘　白豆蔻　薄荷　射干

【功用】利湿化浊，清热解毒。

【主治】湿温时疫，邪在气分，湿热并重证。发热倦怠，胸闷腹胀，肢酸咽痛，身目发黄，颐肿口渴，小便短赤，泄泻淋浊；舌苔白或厚腻或干黄，脉濡数或滑数。

【方歌】甘露消毒蔻藿香，茵陈滑石木通菖，芩翘贝母射干薄，湿温时疫是主方。

【速记法】秦香莲飞石射陈，石菖蒲搏斗被捅。（芩香连飞石射陈，石菖蒲薄豆贝通）

考点4★★　连朴饮的组成、功用及主治

【组成】制厚朴　川连（姜汁炒）　石菖蒲　制半夏　香豉　焦栀　芦根

【功用】清热化湿，理气和中。

【主治】湿热霍乱。上吐下泻，胸脘痞闷，心烦躁扰，小便短赤，舌苔黄腻，脉滑数。

【方歌】连朴饮用香豆豉，菖蒲半夏焦山栀，芦根厚朴黄连入，湿热霍乱此方施。

【速记法】廉颇只吃拌卤脯。（连朴栀豉半芦蒲）

考点5★　茵陈蒿汤的组成、功用及主治

【组成】茵陈蒿　栀子　大黄
【功用】清热，利湿，退黄。
【主治】湿热黄疸证。一身面目俱黄，黄色鲜明，发热，无汗或但头汗出，口渴欲饮，恶心呕吐，腹微满，小便短赤，大便不爽或秘结，舌红苔黄腻，脉沉数或滑数有力。
【方歌】茵陈蒿汤治阳黄，栀子大黄组成方，栀子柏皮加甘草，茵陈四逆治阴黄。
【速记法】茵陈治黄。（茵陈栀黄）

考点6★　当归拈痛汤的组成、功用及主治

【组成】羌活　防风　升麻　葛根　白术　苍术　当归身　人参　甘草　苦参　炒黄芩　知母　炒茵陈　猪苓　泽泻
【功用】利湿清热，疏风止痛。
【主治】湿热相搏，外受风邪证。遍身肢节烦疼，或肩背沉重，或脚气肿痛，脚膝生疮，舌苔白腻微黄，脉弦数。
【方歌】当归拈痛羌防升，猪泽茵陈芩葛朋，二术苦参知母草，疮疡湿热服皆应。
【速记法】陈妈葛母尝甘苦，租枪防身当擒白蟹。（陈麻葛母苍甘苦，猪羌防参当芩白泻）

考点7★　二妙散的组成、功用及主治

【组成】炒黄柏　炒苍术　姜汁
【功用】清热燥湿。
【主治】湿热下注证。筋骨疼痛，或两足痿软，或足膝红肿疼痛，或湿热带下，或下部湿疮、湿疹，小便短赤，舌苔黄腻者。
【方歌】二妙散中苍柏兼，若云三妙牛膝添，四妙再加薏苡仁，湿热下注痿痹痊。
【速记法】二妙藏黄柏。（二妙苍黄柏）

第三节　利水渗湿

考点1★★★　五苓散的组成、功用及主治

【组成】猪苓　泽泻　白术　茯苓　桂枝
【功用】利水渗湿，温阳化气。
【主治】膀胱气化不利之蓄水证。小便不利，头痛微热，烦渴欲饮，甚则水入则吐；或脐下动悸，吐涎沫而头目眩晕；或短气而咳；或水肿、泄泻。舌苔白，脉浮或浮数。
【方歌】五苓散治太阳腑，泽泻白术与二苓，温阳化气添桂枝，利便解表治水停。
【速记法】领贵妇择白猪。（苓桂茯泽白术）

考点2★★★　猪苓汤的组成、功用及主治

【组成】猪苓　茯苓　泽泻　滑石　阿胶
【功用】利水,养阴,清热。
【主治】水热互结证。小便不利,发热,口渴欲饮,或心烦不寐,或兼有咳嗽、呕恶、下利,舌红苔白或微黄,脉细数。又治血淋,小便涩痛,点滴难出,小腹满痛者。
【方歌】猪苓汤用猪茯苓,泽泻滑石阿胶并,小便不利兼烦渴,利水养阴热亦平。
【速记法】谢玲玲滑跤。(泻苓苓滑胶)

考点3★★　防己黄芪汤的组成、功用及主治

【组成】防己　黄芪　甘草　白术　生姜　大枣
【功用】益气祛风,健脾利水。
【主治】表虚不固之风水或风湿证。汗出恶风,身重微肿,或肢节疼痛,小便不利,舌淡苔白,脉浮。
【方歌】防己黄芪金匮方,白术甘草枣生姜,汗出恶风兼身重,表虚湿盛服之康。
【速记法】草房黄找白浆。(草防黄枣白姜)

第四节　温化寒湿

考点 1★★★　真武汤的组成、功用及主治

【组成】茯苓　芍药　白术　生姜　附子
【功用】温阳利水。
【主治】阳虚水泛证。畏寒肢厥，小便不利，心下悸动不宁，头目眩晕，身体筋肉瞤动，站立不稳，四肢沉重疼痛，浮肿，腰以下为甚；或腹痛，泄泻；或咳喘呕逆。舌质淡胖，边有齿痕，舌苔白滑，脉沉细。
【方歌】真武汤壮肾中阳，茯苓术芍附生姜，少阴腹痛有水气，悸眩惊惕保安康。
【速记法】珠江少妇灵。（术姜芍附苓）

考点 2★★　实脾散的组成、功用及主治

【组成】厚朴　白术　木瓜　木香　草果　大腹子　炮附子　茯苓　干姜　炙甘草　生姜　大枣
【功用】温阳健脾，行气利水。
【主治】脾肾阳虚，水气内停之阴水。身半以下肿甚，手足不温，口中不渴，胸腹胀满，大便溏薄，舌苔白腻，脉沉弦而迟。
【方歌】实脾苓术与木瓜，甘草木香大腹加，草果附姜兼厚朴，虚寒阴水效堪夸。

【速记法】夫妇枣煮草姜，生瓜果脯香槟。（附茯枣术草姜，生瓜果朴香槟）

考点3★　苓桂术甘汤的组成、功用及主治

【组成】茯苓　桂枝　白术　炙甘草
【功用】温阳化饮，健脾利湿。
【主治】中阳不足之痰饮。胸胁支满，目眩心悸，或短气而咳，舌苔白滑，脉弦滑或沉紧。

第五节　祛湿化浊

考点1★★　完带汤的组成、功用及主治

【组成】炒白术　山药　人参　苍术　车前子　白芍　柴胡　黑芥穗　陈皮　甘草
【功用】补脾疏肝，化湿止带。
【主治】脾虚肝郁，湿浊带下。带下色白，清稀如涕，面色㿠白，倦怠便溏，舌淡苔白，脉缓或濡弱。
【方歌】完带汤中二术陈，车前甘草和人参，柴芍淮山黑芥穗，化湿止带此方神。
【速记法】白人苍山批草药糊疖子。（白人苍山皮草药胡芥子）

考点 2★　萆薢分清饮的组成、功用及主治

【组成】益智　川萆薢　石菖蒲　乌药　盐
【功用】温肾利湿，分清化浊。
【主治】下焦虚寒之膏淋、白浊。小便频数，混浊不清，白如米泔，凝如膏糊，舌淡苔白，脉沉。
【方歌】萆薢分清石菖蒲，甘草乌药益智俱，或益茯苓盐煎服，淋浊留连自可除。
【速记法】巫医比唱。（乌益萆菖）

第六节　祛风胜湿

考点 1★　羌活胜湿汤的组成、功用及主治

【组成】羌活　独活　藁本　防风　炙甘草　川芎　蔓荆子
【功用】祛风，胜湿，止痛。
【主治】风湿在表之痹证。肩背痛不可回顾，头痛身重，或腰脊疼痛，难以转侧，苔白脉浮。
【方歌】羌活胜湿草独芎，蔓荆藁本加防风，湿邪在表头腰痛，发汗升阳经络通。
【速记法】高兄疯蛮独抢活干。（藁芎风蔓独羌活甘）

考点2★　独活寄生汤的组成、功用及主治

【组成】独活　桑寄生　杜仲　牛膝　细辛　秦艽　茯苓　肉桂心　防风　川芎　人参　甘草　当归　芍药　干地黄

【功用】祛风湿，止痹痛，益肝肾，补气血。

【主治】痹证日久，肝肾两亏，气血不足证。腰膝疼痛，痿软，肢节屈伸不利，或麻木不仁，畏寒喜温，心悸气短，舌淡苔白，脉象细弱。

【方歌】独活寄生艽防辛，芎归地芍桂苓均，杜仲牛膝人参草，冷风顽痹屈能伸。

【速记法】情人细心独寄贵药，杜兄放牛归伏草地。（秦人细辛独寄桂药，杜芎防牛归茯草地）

第十八单元　祛痰剂

第一节　燥湿化痰

考点1★★★　温胆汤的组成、功用及主治

【组成】半夏　竹茹　炒枳实　陈皮　炙甘草　茯苓　生姜　大枣

【功用】理气化痰,和胃利胆。

【主治】胆郁痰扰证。胆怯易惊,头眩心悸,心烦不眠,夜多易梦;或呕恶呃逆,眩晕,癫痫。苔白腻,脉弦滑。

【方歌】温胆汤中苓半草,枳竹陈皮加姜枣,虚烦不眠证多端,此系胆虚痰热扰。

【速记法】珠江夏令早食柑橘。(竹姜夏苓枣实甘橘)

考点2★★ 二陈汤的组成、功用及主治

【组成】半夏　橘红　茯苓　炙甘草　生姜　乌梅

【功用】燥湿化痰,理气和中。

【主治】湿痰证。咳嗽痰多,色白易咯,胸膈痞闷,肢体困重,或恶心呕吐,或头眩心悸,舌苔白滑或腻,脉滑。

【方歌】二陈汤用半夏陈,益以茯苓甘草臣,利气和中燥湿痰,煎加生姜与乌梅。

【速记法】陈夏领草莓酱。(陈夏苓草梅姜)

第二节　清热化痰

考点1★★★ 清气化痰丸的组成、功用及主治

【组成】瓜蒌仁　陈皮　炒黄芩　杏仁　炒枳实

茯苓　胆南星　制半夏　姜汁

【功用】清热化痰，理气止咳。

【主治】痰热咳嗽。咳嗽气喘，咯痰黄稠，胸膈痞闷，甚则气急呕恶，烦躁不宁，舌质红，苔黄腻，脉滑数。

【方歌】清气化痰星夏橘，杏仁枳实瓜蒌实，芩苓姜汁糊为丸，气顺火消痰自失。

【速记法】陈皮杏仁拌黄瓜实难服。（陈皮杏仁半黄瓜实南茯）

考点2★　小陷胸汤的组成、功用及主治

【组成】黄连　半夏　瓜蒌实

【功用】清热化痰，宽胸散结。

【主治】痰热互结证。胸脘痞闷，按之则痛，或心胸闷痛，或咳痰黄稠，舌红苔黄腻，脉滑数。

【方歌】小陷胸汤连夏蒌，宽胸开结涤痰优，膈上热痰痞满痛，舌苔黄腻服之休。

【速记法】黄连下楼。（黄连夏蒌）

第三节　润燥化痰

考点★★★　贝母瓜蒌散的组成、功用及主治

【组成】贝母　瓜蒌　天花粉　茯苓　橘红　桔梗

【功用】润肺清热，理气化痰。

【主治证候】燥痰咳嗽。咯痰不爽，涩而难出，咽喉干燥哽痛，甚至呛咳气急，苔白而干。

【方歌】贝母瓜蒌花粉研，橘红桔梗茯苓添，呛咳咽干痰难出，润燥化痰病自安。

【速记法】陈母拎蒌接花粉。（陈母苓蒌桔花粉）

第四节 温化寒痰

考点1★★★ 苓甘五味姜辛汤的组成、功用及主治

【组成】茯苓 甘草 干姜 细辛 五味子

【功用】温肺化饮。

【主治】寒饮咳嗽。咳嗽痰多，清稀色白，喜唾涎沫，胸满不舒，舌苔白滑，脉弦滑。

考点2★ 三子养亲汤的组成、功用及主治

【组成】紫苏子 白芥子 莱菔子

【功用】温肺化痰，降气消食。

【主治】痰壅气逆食滞证。咳嗽喘逆，痰多胸痞，食少难消，舌苔白腻，脉滑。

【方歌】三子养亲祛痰方，芥苏莱菔共煎汤，大便实硬加熟蜜，冬寒更可加生姜。

【速记法】三子来借书。（三子莱芥苏）

第五节 化痰息风

考点★★★　半夏白术天麻汤的组成、功用及主治

【组成】半夏　白术　天麻　茯苓　橘红　甘草　生姜　大枣

【功用】化痰息风，健脾祛湿。

【主治】风痰上扰证。眩晕或头痛，胸膈痞闷，恶心呕吐，舌苔白腻，脉弦滑。

【方歌】半夏白术天麻汤，苓草橘红大枣姜，眩晕头痛风痰证，热盛阴亏切莫尝。

【速记法】夏伏天煮姜枣炒橘红。（夏苓天术姜枣草橘红）

第十九单元　消食剂

第一节　消食化滞

考点1★★★　保和丸的组成、功用及主治

【组成】山楂　神曲　半夏　茯苓　陈皮　连翘　莱菔子
【功用】消食和胃。
【主治】食滞胃脘证。脘腹痞满胀痛，嗳腐吞酸，恶食呕逆，或大便泄泻，舌苔厚腻，脉滑。
【方歌】保和神曲与山楂，苓夏陈翘菔子加，炊饼为丸白汤下，消食和胃效堪夸。
【速记法】神父下山敲沉锣。（神茯夏山翘陈萝）

考点2★★　枳实导滞丸的组成、功用及主治

【组成】大黄　枳实　炒神曲　茯苓　黄芩　黄连　白术　泽泻
【功用】消导化积，清热利湿。
【主治】湿热食积证。脘腹胀痛，下痢泄泻，或大便秘结，小便短赤，舌苔黄腻，脉沉有力。

【方歌】枳实导滞曲大黄,芩连白术茯苓襄,泽泻蒸饼糊丸服,湿热积滞力能攘。

【速记法】责令白大实勤练神曲。(泽苓白大实芩连神曲)

第二节 健脾消食

考点★★ 健脾丸的组成、功用及主治

【组成】炒白术 木香 酒炒黄连 甘草 茯苓 人参 炒神曲 陈皮 砂仁 炒麦芽 山楂 山药 煨肉豆蔻

【功用】健脾和胃,消食止泻。

【主治】脾虚食积证。食少难消,脘腹痞闷,大便溏薄,倦怠乏力,苔腻微黄,脉象虚弱。

【方歌】健脾参术苓草陈,肉蔻香连合砂仁,楂肉山药曲麦炒,消补兼施此方寻。

【速记法】夫人赶猪卖山神,陈香莲要杀寇。(茯人甘术麦山神,陈香连药砂蔻)

第二十单元 驱虫剂

考点★★★　乌梅丸的组成、功用及主治

【组成】乌梅　细辛　干姜　黄连　当归　附子　蜀椒　桂枝　人参　黄柏　蜜

【功用】温脏安蛔。

【主治】脏寒蛔厥证。脘腹阵痛,烦闷呕吐,时发时止,得食则吐,甚则吐蛔,手足厥冷;或久泻久痢。

【方歌】乌梅丸用细辛桂,黄连黄柏及当归,人参椒姜加附子,清上温下又安蛔。

【速记法】富贵新疆人数着白脸美。(附归细姜人蜀枝柏连梅)

中医内科学

中医内科学复习攻略

第一单元　肺系病证

考点1★★　感冒的病因病机

外因为六淫、时行病毒侵入人体,以风邪为主,可兼寒热暑湿等。

感冒的病位在肺卫。基本病机为卫表不和,肺气失宣。

考点2★★　感冒与时行感冒的鉴别

普通感冒病情较轻,全身症状不重,少有传变。在气候变化时发病率可以升高,但无明显流行特点。若感冒一周以上不愈,发热不退或反见加重,应考虑感冒继发他病,传变入里。时行感冒病情较重,发病急,全身症状显著,可以发生传变,化热入里,继发或合并他病,具有广泛的传染、流行性(两者的主要区别)。

考点3★★★　感冒的辨证论治

辨证分型		治法	代表方剂
常人感冒	风寒束表证	辛温解表	荆防达表汤或荆防败毒散加减
	风热犯表证	辛凉解表	银翘散或葱豉桔梗汤加减
	暑湿伤表证	清暑祛湿解表	新加香薷饮加减

续表

	辨证分型	治法	代表方剂
虚体感冒	气虚感冒	益气解表	参苏饮加减
	阴虚感冒	滋阴解表	加减葳蕤汤化裁

考点 4 ★★ 咳嗽的病机

咳嗽病变主脏在肺，与肝、脾有关，久则及肾。基本病机为邪犯于肺，肺气上逆。内伤咳嗽，属邪实与正虚并见，病理因素主要为"痰"与"火"。

考点 5 ★★★ 咳嗽的辨证论治

	辨证分型	治法	代表方剂
外感咳嗽	风寒袭肺证	疏风散寒，宣肺止咳	三拗汤合止嗽散加减
	风热犯肺证	疏风清热，宣肺止咳	桑菊饮加减
	风燥伤肺证	疏风清肺，润燥止咳	桑杏汤加减
内伤咳嗽	痰湿蕴肺证	燥湿化痰，理气止咳	二陈平胃散合三子养亲汤加减
	痰热郁肺证	清热肃肺，豁痰止咳	清金化痰汤加减
	肝火犯肺证	清肺泻肝，顺气降火	黛蛤散合加减泻白散加减
	肺阴亏耗证	滋阴润肺，化痰止咳	沙参麦冬汤加减

考点 6 ★★★ 哮病的病因病机

哮病的病位主要在肺，关系到脾、肾、肝、心。基本病机为痰阻气道，肺失宣降。病理因素以痰为主,如痰伏藏于肺,则成为发病的潜在"夙根",因各种诱因(如气候、饮食、情志、劳累等)诱发,这些诱因每多错杂相关,其中尤以气候变化为主。**哮病发作的病因病机关键是外邪侵袭,触动伏痰。**

考点7★★ 哮病与喘证的鉴别

哮病和喘证都有呼吸急促、困难的表现。哮必兼喘,但喘未必兼哮。哮指声响言,喉中哮鸣有声,是一种反复发作的独立性疾病;喘指气息言,为呼吸气促困难,是多种肺系急慢性疾病的一个症状。

考点8★★★ 哮病的辨证论治

辨证分型		治法	代表方剂
发作期	冷哮证	宣肺散寒,化痰平喘	射干麻黄汤或小青龙汤加减
	热哮证	清热宣肺,化痰定喘	定喘汤或越婢加半夏汤加减
	寒包热哮证	解表散寒,清化痰热	小青龙加石膏汤或厚朴麻黄汤加减
	风痰哮证	祛风涤痰,降气平喘	三子养亲汤加味
	虚哮证	补肺纳肾,降气化痰	平喘固本汤加减
缓解期	肺脾气虚证	健脾益气,补土生金	六君子汤加减
	肺肾两虚证	补肺益肾	生脉地黄汤合金水六君煎加减

考点 9 ★　喘证的主要病机及转化

喘证的病位主要在肺和肾，涉及肝脾。基本病机为肺气上逆，宣降失职，或气无所主，肾失摄纳。病理性质有虚实之分。实喘在肺，为外邪、痰浊、肝郁气逆，邪壅肺气，宣降不利所致；虚喘责之肺、肾，因阳气不足、阴精亏耗，而致肺肾出纳失常，尤以气虚为主。

考点 10 ★★★　喘证的辨证论治

辨证分型		治法	代表方剂
实喘	风寒壅肺证	宣肺散寒	麻黄汤合华盖散加减
	表寒肺热证	解表清里，化痰平喘	麻杏石甘汤加味
	痰热郁肺证	清热化痰，宣肺平喘	桑白皮汤加减
	痰浊阻肺证	祛痰降逆，宣肺平喘	二陈汤合三子养亲汤加减
	肺气郁痹证	开郁降气平喘	五磨饮子加减
虚喘	肺气虚耗证	补肺益气养阴	生脉散合补肺汤加减
	肾虚不纳证	补肾纳气	金匮肾气丸合参蛤散加减
	正虚喘脱证	扶阳固脱，镇摄肾气	参附汤送服黑锡丹，配合蛤蚧粉

考点 11 ★　肺痈的主要病机、病性

肺痈的病位在肺。成痈化脓的病理基础主要在于血瘀。基本病机：邪热蕴肺，蒸液成痰，痰热瘀血成痈，血败肉腐而化脓。病理性质：主要

表现为邪盛的实热证候。

考点 12 ★★　肺痈的诊断要点

1. 临床表现　发病多急,常突然寒战高热,咳嗽胸痛,咯吐黏浊痰经旬日左右,咯吐大量腥臭脓痰或痰液脓血相兼,身热遂降,病情好转,经数周逐渐恢复。如脓血不净,持续咳嗽,咯吐脓血臭痰,低烧,消瘦,则转成慢性。

2. 验痰法　肺痈病人咳痰,吐在水中,沉者是痈脓,浮者是痰。如《医学入门·卷五·肺痈肺痿》说:"肺痈……咳唾脓血腥臭,置之水中则沉。"

3. 验口味　肺痈病人吃生黄豆或生豆汁不觉其腥。《寿世保元·肺痈》曾说:"用黄豆一粒,予病人口嚼,不觉豆之气味,是肺痈也。"

考点 13 ★★　肺痈的辨证论治

辨证分型	治法	代表方剂
初期	疏风散热,清肺化痰	银翘散加减
成痈期	清肺解毒,化瘀消痈	千金苇茎汤合如金解毒散加减
溃脓期	排脓解毒	加味桔梗汤加减
恢复期	清热养阴,益气补肺	沙参清肺汤或桔梗杏仁煎加减

考点 14 ★★　肺痨的治疗原则

治疗当以补虚培元和治痨杀虫为原则。

考点 15 ★★★　　肺痨的辨证论治

辨证分型	治法	代表方剂
肺阴亏损证	滋阴润肺	月华丸加减
虚火灼肺证	滋阴降火	百合固金汤合秦艽鳖甲散加减
气阴耗伤证	益气养阴	保真汤或参苓白术散加减
阴阳两虚证	滋阴补阳	补天大造丸加减

考点 16 ★　　肺胀的概念

肺胀是多种慢性肺系疾患反复发作，迁延不愈，导致肺气胀满，不能敛降的一种病证。临床表现为胸部膨满，憋闷如塞，喘息上气，咳嗽痰多，烦躁，心悸，面色晦暗，或唇甲紫绀，脘腹胀满，肢体浮肿等。严重者可出现神昏、痉厥、出血、喘脱等危重证候。

考点 17 ★★　　肺胀的病机

病变首先在肺，继则影响脾、肾，后期病及于心。病理因素主要为痰浊、水饮与血瘀互结。

考点 18 ★★★　　肺胀的辨证论治

辨证分型	治法	代表方剂
痰浊壅肺证	化痰降气，健脾益肺	苏子降气汤合三子养亲汤加减
痰热郁肺证	清肺化痰，降逆平喘	越婢加半夏汤或桑白皮汤加减

续表

辨证分型	治法	代表方剂
阳虚水泛证	温肾健脾，化饮利水	真武汤合五苓散加减
肺肾气虚证	补肺纳肾，降气平喘	平喘固本汤合补肺汤加减

考点 19 ★　肺痿的概念

肺痿系咳喘日久不愈，肺气受损，津液耗伤，肺叶痿弱不用的一种肺脏慢性虚损性疾病。临床以发作不已或次第出现的咳吐浊唾涎沫、气短为主要症状。

考点 20 ★　肺痿的病机

肺痿的基本病机为肺虚，津气大伤，失于濡养，以致肺叶枯萎。肺痿的病位在肺，但与脾、胃、肾等脏密切相关。

考点 21 ★★　肺痿的辨证论治

辨证分型	治法	代表方剂
虚热证	滋阴清热，润肺生津	麦门冬汤合清燥救肺汤加减
虚寒证	温肺益气	甘草干姜汤或生姜甘草汤加减
上热下寒证	寒热平调，清温并用	麻黄升麻汤加减
肾虚血瘀证	纳气定喘，活血化瘀	七味都气丸合柴胡疏肝散加减

第二单元　心系病证

考点1★　心悸的概念

心悸是指病人自觉心中悸动,惊惕不安,甚则不能自主的一种病证。病情较轻者为惊悸,病情较重者为怔忡。

考点2★★★　心悸的辨证论治

辨证分型	治法	代表方剂
心虚胆怯证	镇惊定志,养心安神	安神定志丸加减
心血不足证	补血养心,益气安神	归脾汤加减
心阳不振证	温补心阳,安神定悸	桂枝甘草龙骨牡蛎汤合参附汤加减
水饮凌心证	振奋心阳,化气行水,宁心安神	苓桂术甘汤加减
阴虚火旺证	滋阴清火,养心安神	天王补心丹合朱砂安神丸加减
瘀阻心脉证	活血化瘀,理气通络	桃仁红花煎合桂枝甘草龙骨牡蛎汤
痰火扰心证	清热化痰,宁心安神	黄连温服汤加减

考点3★　胸痹的概念

胸痹是指以胸部闷痛,甚则胸痛彻背,喘息

不得卧为主要症状的一种疾病,轻者仅感胸闷如窒,呼吸欠畅,重者则有胸痛,严重者心痛彻背,背痛彻心。

考点4★★　胸痹的病机

胸痹病位在心,涉及肝、肺、脾、肾。基本病机为心脉痹阻。

考点5★★★　胸痹的辨证论治

辨证分型	治法	代表方剂
心血瘀阻证	活血化瘀,通脉止痛	血府逐瘀汤加减
气滞心胸证	疏肝理气,活血通络	柴胡疏肝散加减
痰浊闭阻证	通阳泄浊,豁痰宣痹	瓜蒌薤白半夏汤合涤痰汤加减
寒凝心脉证	辛温散寒,宣通心阳	枳实薤白桂枝汤合当归四逆汤加减
气阴两虚证	益气养阴,活血通脉	生脉散合人参养荣汤加减
心肾阴虚证	滋阴清火,养心和络	天王补心丹合炙甘草汤加减
心肾阳虚证	温补阳气,振奋心阳	参附汤合右归饮加减

考点6★★　真心痛的概念

真心痛是胸痹进一步发展的严重病证,其特点为剧烈而持久的胸骨后疼痛,伴心悸、水肿、肢冷、喘促、汗出、面色苍白等症状,甚至危及生命。

考点7★★　真心痛的辨证论治

辨证分型	治法	代表方剂
气虚血瘀证	益气活血,通脉止痛	保元汤合血府逐瘀汤加减
寒凝心脉证	温补心阳,散寒通脉	当归四逆汤加味
正虚阳脱证	回阳救逆,益气固脱	四逆加人参汤加减

考点8★★★　不寐的病机

不寐的病位主要在心,与肝脾肾有关。基本病机为阳盛阴衰,阴阳失交。

考点9★★★　不寐的辨证论治

辨证分型	治法	代表方剂
肝火扰心证	疏肝泻火,镇心安神	龙胆泻肝汤加减
痰热扰心证	清化痰热,和中安神	黄连温胆汤加减
心脾两虚证	补益心脾,养血安神	归脾汤加减
心肾不交证	滋阴降火,交通心肾	六味地黄丸合交泰丸加减
心胆气虚证	益气镇惊,安神定志	安神定志丸合酸枣仁汤加减

第三单元　脑系病证

考点1★★　外感头痛与内伤头痛的鉴别

外感头痛者多有起居不慎、感受外邪的病史,起病较急，病势较剧，多表现为掣痛、跳痛、灼痛、胀痛、重痛、痛无休止。内伤头痛者常有饮食劳倦、房事不节、病后体虚等病史，起病缓慢，病势较缓，多表现为隐痛、空痛、昏痛、痛处固定、痛势悠悠、遇劳加重、时作时止。

考点2★★★ 根据头痛的不同部位，判断其经络归属

太阳头痛，多在头后部，下连于项；阳明头痛，多在前额部及眉棱骨等处；少阳头痛，多在头之两侧，并连及于耳；厥阴头痛则在颠顶部位，或连目系。

考点3★★★ 根据头痛的不同性质，判断其不同证候

头痛因于痰湿者，重坠或胀；肝火者，跳痛；寒厥者，冷痛而刺痛；阳亢者，痛而胀；气血、肝肾阴虚者，隐痛绵绵或空痛。

考点4★★★ 头痛的辨证论治

1. **外感头痛**

辨证分型	治法	代表方剂
风寒头痛	疏散风寒止痛	川芎茶调散加减
风热头痛	疏风清热和络	芎芷石膏汤加减
风湿头痛	祛风胜湿通窍	羌活胜湿汤加减

2. 内伤头痛

辨证分型	治法	代表方剂
肝阳头痛	平肝潜阳息风	天麻钩藤饮加减
血虚头痛	养血滋阴,和络止痛	加味四物汤加减
痰浊头痛	健脾燥湿,化痰降逆	半夏白术天麻汤加减
肾虚头痛	养阴补肾,填精生髓	大补元煎加减
瘀血头痛	活血化瘀,通窍止痛	通窍活血汤加减

考点 5★★　根据头痛的不同部位选用不同的引经药

太阳头痛选用羌活、蔓荆子、川芎;阳明头痛选用葛根、白芷、知母;少阳头痛选用柴胡、黄芩、川芎;厥阴头痛选用吴茱萸、藁本等。

考点 6★★　眩晕的概念

眩是指眼花或眼前发黑,晕是指头晕或感觉自身或外界景物旋转。二者常同时并见,故统称为"眩晕"。轻者闭目即止,重者如坐车船,旋转不定,不能站立,或伴有恶心、呕吐、汗出,甚则昏倒等症状。

考点7★★★　眩晕的辨证论治

辨证分型	治法	代表方剂
肝阳上亢证	平肝潜阳,清火息风	天麻钩藤饮加减
气血亏虚证	补益气血,调养心脾	归脾汤加减
肾精不足证	滋养肝肾,益精填髓	左归丸加减
痰浊中阻证	化痰祛湿,健脾和胃	半夏白术天麻汤加减
瘀血阻窍证	祛瘀生新,活血通窍	通窍活血汤加减

考点8★　中风的概念

中风是以猝然昏仆,不省人事,伴半身不遂,口眼㖞斜,语言不利为主症的病证。病轻者可无昏仆,而仅见口眼㖞斜及半身不遂等症状。

考点9★★　中风的病因病机

中风病位在脑,与心、肝、肾、脾密切相关。基本病机为阴阳失调,气血逆乱,上犯于脑。病理因素主要为风、火、痰、瘀。

考点10★　中风的诊断

1. 具有突然昏仆,不省人事,半身不遂,偏身麻木,口眼㖞斜,言语謇涩等特定的临床表现。轻者仅见眩晕、偏身麻木、口眼㖞斜、半身不遂等。

2. 多急性起病,好发于40岁以上之人。

3. 发病之前多有头晕、头痛、肢体一侧麻木等先兆症状。

4. 常有眩晕、头痛、心悸等病史，发病多有情志失调、饮食不当或劳累等诱因。

考点 11★★★ 中风中经络与中脏腑、闭证与脱证、阴闭与阳闭的区别

1. 中经络者虽有半身不遂、口眼㖞斜、语言不利，但意识清楚；中腑则见二便闭塞不通，虽有神志障碍但无昏迷；中脏则肢体不用，昏不知人。

2. 中脏腑闭证属实，因邪气内闭清窍所致。症见神志昏迷、牙关紧闭、口噤不开、两手握固、肢体强痉等。脱证属虚，乃为五脏真阳散脱、阴阳即将离决之候。临床可见神志昏愦无知、目合口开、四肢松懈瘫软、手撒肢冷汗多、二便自遗、鼻息低微等。

3. 阳闭有瘀热痰火之象，如身热面赤，气粗鼻鼾，痰声如拽锯，便秘溲黄，舌苔黄腻，舌绛干，甚则舌体卷缩，脉弦滑而数。阴闭有寒湿痰浊之征，如面白唇紫，痰涎壅盛，四肢不温，舌苔白腻，脉沉滑等。

考点 12 ★★★　中风的辨证论治

辨证分型		治法	代表方剂
中经络	风痰入络证	祛风化痰通络	真方白丸子加减
	风阳上扰证	平肝潜阳，活血通络	天麻钩藤饮加减
	阴虚风动证	滋阴潜阳，息风通络	镇肝息风汤加减
中脏腑	闭证 痰热腑实证	通腑泄热，息风化痰	桃仁承气汤加减
	闭证 痰火瘀闭证	息风清火，豁痰开窍	羚角钩藤汤加减
	闭证 痰浊瘀闭证	化痰息风，宣郁开窍	涤痰汤加减
	脱证（阴竭阳亡）	回阳救阴，益气固脱	参附汤合生脉散加味
恢复期	风痰瘀阻证	搜风化痰，行瘀通络	解语丹加减
	气虚络瘀证	益气养血，化瘀通络	补阳还五汤加减
	肝肾亏虚证	滋养肝肾	左归丸合地黄饮子加减

考点 13 ★★　癫狂的概念

癫狂为精神失常疾病。癫证以精神抑郁，表情淡漠，沉默痴呆，语无伦次，静而多喜为特征。狂证以精神亢奋，狂躁不安，喧扰不宁，骂詈毁物，动而多怒为特征。

考点 14 ★★　癫狂的病因病机

1. 癫狂的常见病因　七情内伤，饮食失节，禀赋不足。

2. 癫狂的主要病机 病变脏腑主要在心肝，涉及脾胃，久而伤肾。基本病机是脏气不平，阴阳失调，脑之神机逆乱。癫证多由痰气郁结，蒙蔽神机；狂证多因痰火上扰，神明失主。

考点 15★★★ 癫证与狂证的鉴别要点及各自特征

癫证与狂证均属性格行为异常的精神疾病。癫证属阴，以静而多喜为主，表现为沉静独处，言语支离，畏见生人，或哭或笑，声低气怯，以抑郁性精神失常为特征；狂证属阳，以动而多怒为主，表现为躁动狂乱，气力倍常，呼号詈骂，声音多亢，以兴奋性精神失常为特征。

考点 16★★ 癫狂的辨证论治

辨证分型		治法	代表方剂
癫证	痰气郁结证	理气解郁，化痰醒神	逍遥散合顺气导痰汤加减
	心脾两虚证	健脾益气，养心安神	养心汤合越鞠丸加减
狂证	痰火扰神证	清心泻火，涤痰醒神	生铁落饮加减
	火盛阴伤证	育阴潜阳，交通心肾	二阴煎合琥珀养心丹加减
	痰热瘀结证	豁痰化瘀，调畅气血	癫狂梦醒汤加减

考点 17 ★★　痫病的概念

痫病是一种发作性神志异常的病证。临床以突然意识丧失,发则仆倒,不省人事,强直抽搐,口吐涎沫,两目上视或口中怪叫为特征。移时苏醒,一如常人。

考点 18 ★★　痫病的病机

痫病与五脏均有关联,但主要责之于心。基本病机为脏腑失调,痰浊阻滞,气机逆乱,风痰内动,蒙蔽清窍。

考点 19 ★★★　痫病的辨证论治

辨证分型	治法	代表方剂
风痰闭阻证	涤痰息风,开窍定痫	定痫丸加减
痰火扰神证	清热泻火,化痰开窍	龙胆泻肝汤合涤痰汤加减
瘀阻脑络证	活血化瘀,息风通络	通窍活血汤加减
心脾两虚证	补益气血,健脾宁心	六君子汤合归脾汤加减
心肾亏虚证	补益心肾,潜阳安神	左归丸合天王补心丹加减

考点 20 ★★　痴呆的概念

痴呆是由髓减脑消,神机失用所导致的一种神志异常疾病,以呆傻愚笨,智能低下,善忘等为主要临床表现。轻者可见神情淡漠,寡言少语,反应迟钝,善忘;重则表现为终日不语,或闭门独居,或口中喃喃,言辞颠倒,行为失常,忽笑忽哭,或不欲食,不知饥饿等。

考点 21★★　　痴呆的病机

痴呆的病位在脑,与心、肾、肝、脾均有关系。基本病机为髓海不足,神机失用。

考点 22★★　　痴呆的辨证论治

辨证分型	治法	代表方剂
髓海不足证	补肾益髓,填精养神	七福饮加减
脾肾两虚证	补肾健脾,益气生精	还少丹加减
痰浊蒙窍证	豁痰开窍,健脾化浊	涤痰汤加减
瘀血内阻证	活血化瘀,开窍醒脑	通窍活血汤加减

第四单元　脾胃病证

考点 1★★　　胃痛的病机

胃痛的病位在胃,与肝脾肾关系密切。基本病机为胃气阻滞,胃失和降,不通则痛。

考点 2 ★★★　胃痛的辨证论治

辨证分型	治法	代表方剂
寒邪客胃证	温胃散寒，行气止痛	良附丸加减
饮食伤胃证	消食导滞，和胃止痛	保和丸加减
肝气犯胃证	疏肝解郁，理气止痛	柴胡疏肝散加减
湿热中阻证	清化湿热，理气和胃	清中汤加减
瘀血停胃证	化瘀通络，理气和胃	失笑散合丹参饮加减
胃阴亏耗证	养阴益胃，和中止痛	一贯煎合芍药甘草汤加减
脾胃虚寒证	温中健脾，和胃止痛	黄芪建中汤加减

考点 3 ★★★　痞满的概念

痞满是指以自觉心下痞塞，胸膈胀满，触之无形，按之柔软，压之无痛为主要症状的病证。按部位，痞满可分为胸痞、心下痞等。心下即胃脘部。

考点 4 ★★　痞满的病机

痞满的基本病位在胃，与肝、脾的关系密切。基本病机为中焦气机不利，脾胃升降失职。

考点 5 ★★　痞满的辨证论治

辨证分型	治法	代表方剂
饮食内停证	消食和胃，行气消痞	保和丸加减
痰湿中阻证	除湿化痰，理气和中	二陈平胃汤加减
湿热阻胃证	清热化湿，和胃消痞	连朴饮加减
肝胃不和证	疏肝解郁，和胃消痞	柴胡疏肝散加减
脾胃虚弱证	补气健脾，升清降浊	补中益气汤加减
胃阴不足证	养阴益胃，调中消痞	益胃汤加减

考点 6 ★★　呕吐的病机

呕吐的病位主要在胃，但与肝、脾有密切关系。基本病机为胃失和降，胃气上逆。

考点 7 ★★★　呕吐的辨证论治

辨证分型	治法	代表方剂
外邪犯胃证	疏邪解表，化浊和中	藿香正气散加减
食滞内停证	消食化滞，和胃降逆	保和丸加减
痰饮内阻证	温中化饮，和胃降逆	小半夏汤合苓桂术甘汤加减
肝气犯胃证	疏肝理气，和胃降逆	四七汤加减
脾胃气虚证	健脾益气，和胃降逆	香砂六君子汤加减
脾胃阳虚证	温中健脾，和胃降逆	理中汤加减
胃阴不足证	滋养胃阴，降逆止呕	麦门冬汤加减

考点 8 ★★　噎膈的概念及病机特点

噎膈是指吞咽食物哽噎不顺的疾患。"噎"即噎塞，指吞咽之时哽噎不顺；"膈"为格拒，指饮食不下。噎虽可单独出现，又可为膈的前驱表现，故临床往往以"噎膈"并称。噎膈的病位在食道，属胃气所主，与肝、脾、肾三脏有关。基本病机为脾、胃、肝、肾功能失调，导致津枯血燥，气郁、痰阻、血瘀互结，而致食管干涩、食道、贲门狭窄。病理因素为气、痰、瘀。

考点 9 ★★　噎膈与梅核气的鉴别

噎膈与梅核气均可见咽中梗塞不舒的症状。噎膈系有形之物瘀阻于食道，吞咽困难。梅核气则系气逆痰阻于咽喉，为无形之气，无吞咽困难及饮食不下的症状。

考点 10 ★★　噎膈的辨证论治

辨证分型	治法	代表方剂
痰气交阻证	开郁化痰，润燥降气	启膈散加减
津亏热结证	滋阴养血，润燥生津	沙参麦冬汤加减
瘀血内结证	滋阴养血，破血行瘀	通幽汤加减
气虚阳微证	温补脾肾	补气运脾汤加减

考点 11 ★★　呃逆的概念

呃逆是指胃气上逆动膈，以气逆上冲喉间，

呃呃连声，声短而频，令人不能自制为主要表现的病证。

考点 12 ★★　呃逆与干呕、嗳气的鉴别

1. **干呕与呃逆**　同属胃气上逆的表现，干呕属于有声无物的呕吐，乃胃气上逆，冲咽而出，发出呕吐之声。呃逆则气从膈间上逆，气冲喉间，呃呃连声，声短而频，不能自止。

2. **嗳气与呃逆**　同属胃气上逆的表现，嗳气乃胃气阻郁，气逆于上，冲咽而出，发出沉缓的嗳气声，多伴酸腐气味，食后多发。呃逆则气从膈间上逆，气冲喉间，呃呃连声，声短而频，不能自止。

考点 13 ★★　呃逆的辨证论治

辨证分型	治法	代表方剂
胃中寒冷证	温中散寒，降逆止呃	丁香散加减
胃火上逆证	清胃泄热，降逆止呃	竹叶石膏汤加减
气机郁滞证	顺气解郁，和胃降逆	五磨饮子加减
脾胃阳虚证	温补脾胃，降逆止呃	理中丸加减
胃阴不足证	养胃生津，降逆止呃	益胃汤加减

考点 14 ★★　腹部与脏腑经络的关系

腹中有肝、胆、脾、肾、大小肠、膀胱等脏腑，并为足三阴、足少阳、手足阳明、冲、任、带等经脉循行之处。

考点 15 ★★★　腹痛的病机

腹痛的基本病机是腹中脏腑气机阻滞，气血运行不畅，经脉痹阻，"不通则痛"，或脏腑经脉失养，"不荣而痛"。

考点 16 ★★　腹痛的寒热虚实辨证要点及辨腹痛部位

腹痛拘急，疼痛暴作，痛无间断，坚满急痛，遇冷痛剧，得热则减者，为寒痛；痛在脐腹，痛处有热感，时轻时重，或伴有便秘，得凉痛减者，为热痛；暴痛多实，伴腹胀、呕逆、拒按等；虚痛病程较久，痛势绵绵，喜揉喜按。

腹痛在少腹多属肝经病证，脐以上大腹疼痛，多为脾胃病证，脐以下小腹疼痛，多属膀胱及大小肠病证。

考点 17 ★★★　腹痛的辨证论治

辨证分型	治法	代表方剂
寒邪内阻证	散寒温里，理气止痛	良附丸合正气天香散加减
湿热壅滞证	泄热通腑，行气导滞	大承气汤加减
饮食积滞证	消食导滞，理气止痛	枳实导滞丸加减
肝郁气滞证	疏肝解郁，理气止痛	柴胡疏肝散加减
瘀血内停证	活血化瘀，和络止痛	少腹逐瘀汤加减
中虚脏寒证	温中补虚，缓急止痛	小建中汤加减

考点 18 ★ 《医宗必读》提出的治泻九法

李中梓在《医宗必读·泄泻》中提出了著名的治泻九法：淡渗、升提、清凉、疏利、甘缓、酸收、燥脾、温肾、固涩。

考点 19 ★★★ 泄泻的病因病机

1. **泄泻与脾虚、湿盛的关系** 本病病机关键是湿盛与脾虚，因湿盛而致脾虚者，多为急性泄泻（暴泻），因脾虚而后湿邪阻滞者多为慢性泄泻（久泻）。

2. **泄泻的病机** 泄泻的病位在肠，主病之脏属脾，同时与肝、肾密切相关。病机特点为脾虚湿盛致肠道功能失司而发生泄泻。

考点 20 ★★★ 泄泻和痢疾的鉴别

两者均为大便次数增多、粪质稀薄的病证。泄泻以大便次数增加，粪质稀溏，甚则如水样，或完谷不化为主要症状，大便不带脓血，也无里急后重，腹痛或无。而痢疾以腹痛，里急后重，便下赤白脓血为特征。

考点 21 ★★★ 霍乱的特点

霍乱是一种上吐下泻同时并作的病证，发病特点是来势急骤，变化迅速，病情凶险，起病时先突然腹痛,继则吐泻交作,所吐之物均为未消化之食物,气味酸腐热臭,所泻之物多为黄色粪水,如米泔,常伴恶寒、发热,部分病人在吐泻之后,津液耗伤,迅速消瘦,或发生转筋,腹中绞痛。若吐泻剧烈,可致面色苍白,目眶凹陷,汗出肢冷等津竭阳衰之危候。

考点 22 ★★★　泄泻的辨证论治

辨证分型	治法	代表方剂
寒湿内盛证	芳香化湿,解表散寒	藿香正气散加减
湿热伤中证	清热燥湿,分利止泻	葛根芩连汤加减
食滞肠胃证	消食导滞,和中止泻	保和丸加减
肝气乘脾证	抑肝扶脾	痛泻要方加减
脾胃虚弱证	健脾益气,化湿止泻	参苓白术散加减
肾阳虚衰证	温肾健脾,固涩止泻	四神丸加减

考点 23 ★★　痢疾的概念

痢疾是因外感时邪疫毒,内伤饮食而致的具有传染性的疾病。以腹痛腹泻,里急后重,排赤白脓血便为主要临床表现。

考点 24 ★★　痢疾的病机

痢疾病位在大肠,与脾、胃相关,可涉及肾。基本病机为邪蕴肠腑,气血壅滞,传导失司,脂络受伤腐败化为脓血而成痢。

考点 25 ★★★　痢疾的辨证论治

辨证分型	治法	代表方剂
湿热痢	清肠化湿，调气和血	芍药汤加减
疫毒痢	清热解毒，凉血除积	白头翁汤加减
寒湿痢	温中燥湿，调气和血	不换金正气散加减
阴虚痢	养阴和营，清肠化湿	驻车丸加减
虚寒痢	温补脾肾，收涩固脱	桃花汤合真人养脏汤
休息痢	温中清肠，调气化滞	连理汤加减

考点 26 ★★★　便秘的辨证论治

辨证分型	治法	代表方剂
热秘	泻热导滞，润肠通便	麻子仁丸加减
气秘	顺气导滞	六磨汤加减
冷秘	温里散寒，通便止痛	温脾汤加减
气虚秘	益气润肠	黄芪汤加减
阴虚秘	滋阴通便	增液汤加减
阳虚秘	温阳通便	济川煎加减

第五单元 肝胆病证

考点1★ 胁痛的概念

胁痛是指以一侧或两侧胁肋部疼痛为主要表现的病证。胁,指侧胸部,为腋以下至第十二肋骨部的总称。

考点2★★ 胁痛的病机

胁痛的病位在肝胆,又与脾胃及肾相关。基本病机为肝络失和。

考点3★★★ 胁痛的辨证论治

辨证分型	治法	代表方剂
肝郁气滞证	疏肝理气	柴胡疏肝散加减
肝胆湿热证	清热利湿	龙胆泻肝汤加减
瘀血阻络证	祛瘀通络	血府逐瘀汤或复元活血汤加减
肝络失养证	养阴柔肝	一贯煎加减

考点4★★ 黄疸的概念

黄疸是以目黄、身黄、小便黄为主症的一种病证,其中目睛黄染尤为本病重要特征。

考点5★★ 黄疸的病机

黄疸的病位在脾、胃、肝、胆。基本病机为湿邪壅阻中焦,脾胃失健,肝气郁滞,疏泄不利,致胆汁疏泄失常,胆液不循常道,外溢肌肤,下注膀胱。病理性质有阴阳之分。湿热交蒸,发为阳黄;寒湿瘀滞,发为阴黄。病理因素有湿邪、热邪、寒邪、疫毒、气滞、瘀血六种,但其中以湿邪为主。

考点6★★★ 阳黄与阴黄的鉴别

临证应根据黄疸的色泽并结合症状、病史予以鉴别。阳黄黄色鲜明,发病急,病程短,常伴身热、口干苦、舌苔黄腻、脉象弦数。急黄为阳黄之重症,病情急骤,疸色如金,兼见神昏、发斑、出血等危象。阴黄黄色晦暗,病程长,病势缓,常伴纳少、乏力、舌淡、脉沉迟或细缓。

考点7★★★ 黄疸的辨证论治

辨证分型		治法	代表方剂
阳黄	热重于湿证	清热通腑,利湿退黄	茵陈蒿汤加减
	湿重于热证	利湿化浊运脾,佐以清热	茵陈五苓散合甘露消毒丹加减
	胆腑郁热证	疏肝泄热,利胆退黄	大柴胡汤加减
	疫毒炽盛证(急黄)	清热解毒,凉血开窍	千金犀角散加味

续表

辨证分型		治法	代表方剂
阴黄	寒湿阻遏证	温中化湿,健脾和胃	茵陈术附汤加减
	脾虚湿滞证	健脾养血,利湿退黄	黄芪建中汤加减
消退后调治	湿热留恋证	清热利湿	茵陈四苓散加减
	肝脾不调证	调和肝脾,理气助运	柴胡疏肝散或归芍六君子汤加减
	气滞血瘀证	疏肝理气,活血化瘀	逍遥散合鳖甲煎丸

考点8★ 积聚的概念

积聚是腹内结块,或痛或胀的病证。

考点9★★ 积聚的病机

积聚的病位主要在于肝脾。基本病机为气机阻滞,瘀血内结。聚证以气滞为主,积证以血瘀为主。

考点10★★★ 积与聚的主症特点和病机的异同点

积就是癥积,是指腹内结块有形可征,固定不移,痛有定处,病属血分,多为脏病,形成的时间较长,病情一般较重;聚就是瘕聚,是指腹内结块聚散无常,痛无定处,病在气分,多为腑病，病史较短，病情一般较轻。积聚的病机主要是气机阻滞，瘀血内结。两者比较，聚证以气滞为主，积证以血瘀为主。

考点 11 ★★　积聚的辨证论治

辨证分型		治法	代表方剂
聚证	肝气郁结证	疏肝解郁，行气散结	逍遥散、木香顺气散加减
	食滞痰阻证	理气化痰，导滞散结	六磨汤加减
积证	气滞血阻证	理气消积，活血散瘀	柴胡疏肝散合失笑散加减
	瘀血内结证	祛瘀软坚，佐以扶正健脾	膈下逐瘀汤合六君子汤加减
	正虚瘀结证	补益气血，活血化瘀	八珍汤合化积丸加减

考点 12 ★★　鼓胀的概念

鼓胀是指腹部胀大如鼓的一类病证，临床以腹大胀满，绷急如鼓，皮色苍黄，脉络显露为特征，故名鼓胀。

考点 13 ★★　鼓胀的病机

鼓胀的病位主要在肝、脾，久则及肾。基本病机为肝、脾、肾受损，气滞、血瘀、水停腹中。病理性质属本虚标实。

考点 14 ★★　鼓胀的辨证论治

辨证分型	治法	代表方剂
气滞湿阻证	疏肝理气，运脾利湿	柴胡疏肝散合胃苓汤加减
水湿困脾证	温中健脾，行气利水	实脾饮加减
水热蕴结证	清热利湿，攻下逐水	中满分消丸合茵陈蒿汤加减
瘀结水留证	活血化瘀，行气利水	调营饮加减
阳虚水盛证	温补脾肾，化气利水	附子理苓汤或济生肾气丸加减
阴虚水停证	滋肾柔肝，养阴利水	六味地黄丸合一贯煎加减

考点 15 ★　疟疾的概念

疟疾是感受疟邪引起的以寒战、壮热、头痛、汗出、休作有时为临床特征的一类疾病。

考点 16 ★　疟疾的病机特点

疟疾的病位为少阳募原，并可内搏五脏。基本病机为疟邪伏于少阳，出入营卫，邪正交争，引起发作。

考点 17★★　疟疾的辨证论治

辨证分型		治法	代表方剂
正疟		祛邪截疟，和解表里	柴胡截疟饮或截疟七宝饮加减
温疟		清热解表，和解祛邪	白虎加桂枝汤或白虎加人参汤加减
寒疟		和解表里，温阳达邪	柴胡桂枝干姜汤合截疟七宝饮加减
瘴疟	热瘴	解毒除瘴，清热保津	清瘴汤加减
	冷瘴	解毒除瘴，芳化湿浊	加味不换金正气散
劳疟		益气养血，扶正祛邪	何人饮加减

第六单元　肾系病证

考点 1★★　水肿的病机

水肿的病位在肺、脾、肾，关键在肾。基本病机为肺失通调，脾失转输，肾失开阖，三焦气化不利。

考点 2★★★　辨阴水阳水

水肿首先须辨阳水、阴水。阳水病因多为风

邪、疮毒、水湿。发病较急，每成于数日之间，肿多由面目开始，自上而下，继及全身，肿处皮肤绷急光亮，按之凹陷即起，兼有寒热等表证，属表、属实，一般病程较短。阴水病因多为饮食劳倦，以及先天或后天因素所致的脏腑亏损。发病缓慢，肿多由足踝开始，自下而上，继及全身，肿处皮肤松弛，按之凹陷不易恢复，甚则按之如泥，属里、属虚或虚实夹杂，病程较长。

考点3★ 水肿的治疗原则

发汗、利尿、泻下逐水为治疗水肿的三条基本原则。

考点4★★★ 水肿的辨证论治

辨证分型		治法	代表方剂
阳水	风水相搏证	疏风清热，宣肺行水	越婢加术汤加减
	湿毒浸淫证	宣肺解毒，利湿消肿	麻黄连翘赤小豆汤合五味消毒饮加减
	水湿浸渍证	运脾化湿，通阳利水	五皮饮合胃苓汤加减
	湿热壅盛证	分利湿热	疏凿饮子加减
阴水	脾阳虚衰证	健脾温阳利水	实脾饮加减
	肾阳衰微证	温肾助阳，化气行水	济生肾气丸合真武汤加减
	瘀水互结证	活血祛瘀，化气行水	桃红四物汤合五苓散加减

考点 5 ★　淋证的概念

淋证是指小便频数短涩，淋沥刺痛，小腹拘急引痛为主症的病证。

考点 6 ★★　淋证的病机

淋证的病位在膀胱与肾。基本病机为湿热蕴结下焦，肾与膀胱气化不利。

考点 7 ★★★　六种淋证的主症特征

六种淋证均有小便频涩，滴沥刺痛，小腹拘急引痛。此外，各种淋证又有其特殊表现。热淋起病多急骤，小便赤热，溲时灼痛，或伴有发热，腰痛拒按。石淋以小便排出砂石为主要症状，或排尿时突然中断，尿道窘迫疼痛，或腰腹绞痛难忍。气淋小腹胀满较明显，小便艰涩疼痛，尿后余沥不尽。血淋为溺血而痛。膏淋症见小便混浊如米泔水或滑腻如膏脂。劳淋小便不甚赤涩，溺痛不甚，但淋沥不已，时作时止，遇劳即发。

考点 8 ★★　淋证与癃闭的鉴别

淋证与癃闭都有小便量少、排尿困难之症状，但淋证尿频而尿痛，且每日排尿总量多为正常，癃闭则无尿痛，每日排尿量少于正常尿量，严重时甚至无尿。

考点 9★★　　血淋与尿血的鉴别

血淋与尿血都有小便出血,尿色红赤,甚至溺出纯血等症状。其鉴别要点是有无尿痛。尿血多无疼痛之感,虽亦间有轻微的胀痛或热痛,但终不若血淋的小便滴沥而疼痛难忍,故一般以痛者为血淋,不痛者为尿血。

考点 10★★★　　淋证的辨证论治

辨证分型	治法	代表方剂
热淋	清热利湿通淋	八正散加减
石淋	清热利湿,排石通淋	石韦散加减
血淋	清热通淋,凉血止血	小蓟饮子加减
气淋	理气疏导,通淋利尿	沉香散加减
膏淋	清热利湿,分清泄浊	程氏萆薢分清饮加减
劳淋	补脾益肾	无比山药丸加减

考点 11★★　　癃闭的概念

癃闭是指以小便量少,排尿困难,甚则小便闭塞不通为主症的一种病证。其中又以小便不畅,点滴而短少,病势较缓者称为癃;小便闭塞,点滴不通,病势较急者称为闭。

考点 12★★　　癃闭的主要病机

癃闭的病位主要在膀胱与肾,与三焦、肺、

脾、肝密切相关。基本病机为膀胱气化功能失调。病理因素有湿热、热毒、气滞及痰瘀。

考点 13 ★★　癃闭的辨证论治

辨证分型	治法	代表方剂
膀胱湿热证	清利湿热，通利小便	八正散加减
肺热壅盛证	清泄肺热，通利水道	清肺饮加减
肝郁气滞证	疏利气机，通利小便	沉香散加减
浊瘀阻塞证	行瘀散结，通利水道	代抵当丸加减
脾气不升证	升清降浊，化气行水	补中益气汤合春泽汤加减
肾阳衰惫证	温补肾阳，化气利水	济生肾气丸加减

考点 14 ★★　关格的概念

关格是以脾肾虚衰，气化不利，浊邪壅塞三焦，而致小便不通与呕吐并见为临床特征的危重病证。分而言之，小便不通谓之关，呕吐时作称之格。多见于水肿、淋证、癃闭的晚期。

考点 15 ★　关格的病机

关格的基本病机为脾肾衰惫，气化不利，湿浊毒邪内蕴三焦。病变与脾、肾关系最为密切，总属肾与膀胱的病变，但以肾为主。

考点 16 ★　关格的辨证论治

辨证分型	治法	代表方剂
脾肾阳虚，湿浊内蕴证	温补脾肾，化湿降浊	温脾汤合吴茱萸汤加减
肝肾阴虚，肝风内动证	滋补肝肾，平肝息风	杞菊地黄丸合羚角钩藤汤加减
肾阳衰微，邪陷心包证	温阳固脱，降浊开窍	急用参附汤合苏合香丸，继用涤痰汤

第七单元　气血津液病证

考点 1 ★　郁证的概念

郁证是由于情志不舒、气机郁滞所致，以心情抑郁、情绪不宁、胸部满闷、胁肋胀痛，或易怒易哭，或咽中如有异物梗塞等为主要临床表现的一类病证。

考点 2 ★　郁证的基本病机

郁证的基本病机为肝失疏泄，脾失健运，心失所养，脏腑阴阳气血失调。

考点 3★ 郁证的辨证论治

辨证分型	治法	代表方剂
肝气郁结证	疏肝解郁，理气畅中	柴胡疏肝散加减
气郁化火证	疏肝解郁，清肝泻火	丹栀逍遥散加减
痰气郁结证	行气开郁，化痰散结	半夏厚朴汤加减
心神失养证（脏躁）	甘润缓急，养心安神	甘麦大枣汤加减
心脾两虚证	健脾养心，补益气血	归脾汤加减
心肾阴虚证	滋养心肾	天王补心丹合六味地黄丸加减

考点 4★ 血证的概念

凡由多种原因，致使血液不循常道，或上溢于口鼻诸窍，或下泄于前后二阴，或渗出于肌肤，所形成的疾患，统称为血证。

考点 5★★ 便血之远血与近血的鉴别

远血其位在胃、小肠（上消化道），血与粪便相混，血色如黑漆色或暗紫色。近血来自乙状结肠、直肠、肛门（下消化道），血便分开，或便外裹血，色多鲜红或暗红。

考点 6★★ 紫斑与出疹、丹毒的鉴别

1. 紫斑与出疹相鉴别 紫斑与出疹均有局部肤色的改变，紫斑呈点状者应与出疹时的疹点区别。紫斑隐于皮内,压之不退色,触之不碍手;疹高出于皮肤,压之退色,摸之碍手。二者成因、病位均有不同。

2. 紫斑与丹毒相鉴别 丹毒属外科皮肤病,以皮肤色红如丹得名,轻者压之退色,重者压之不退色,但其局部皮肤灼热肿痛与紫斑有别。

考点7★ 血证的治疗原则

血证的治疗可归纳为治火、治气、治血、治虚四个原则。

考点8★★★ 血证的辨证论治

辨证分型		治法	代表方剂
鼻衄	热邪犯肺证	清泄肺热,凉血止血	桑菊饮加减
	胃热炽盛证	清胃泻火,凉血止血	玉女煎加减
	肝火上炎证	清肝泻火,凉血止血	龙胆泻肝汤加减
	气血亏虚证	补气摄血	归脾汤加减
咳血	燥热伤肺证	清热润肺,宁络止血	桑杏汤加减
	肝火犯肺证	清肝泻火,凉血止血	泻白散合黛蛤散加减
	阴虚肺热证	滋阴润肺,宁络止血	百合固金汤加减
吐血	胃热壅盛证	清胃泻火,化瘀止血	泻心汤合十灰散加减
	肝火犯胃证	泻肝清胃,凉血止血	龙胆泻肝汤加减
	气虚血溢证	健脾益气摄血	归脾汤加减
便血	肠道湿热证	清化湿热,凉血止血	地榆散合槐角丸加减

续表

辨证分型		治法	代表方剂
便血	气虚不摄证	益气摄血	归脾汤加减
	脾胃虚寒证	健脾温中，养血止血	黄土汤加减
尿血	下焦湿热证	清热利湿，凉血止血	小蓟饮子加减
	肾虚火旺证	滋阴降火，凉血止血	知柏地黄丸加减
	脾不统血证	补中健脾，益气摄血	归脾汤加减
	肾气不固证	补益肾气，固摄止血	无比山药丸加减
齿衄	胃火炽盛证	清胃泻火，凉血止血	加味清胃散合泻心汤加减
	阴虚火旺证	滋阴降火，凉血止血	六味地黄丸合茜根散加减
紫斑	血热妄行证	清热解毒，凉血止血	十灰散加减
	阴虚火旺证	滋阴降火，宁络止血	茜根散加减
	气不摄血证	补气摄血	归脾汤加减

考点 9 ★★★　痰饮的分类

按痰饮停积的部位来分：

（1）**痰饮**　心下满闷，呕吐清水痰涎，胃肠沥沥有声，形体昔肥今瘦，属饮停胃肠。

（2）**悬饮**　胸胁饱满，咳唾引痛，喘促不能平卧，或有肺痨病史，属饮流胁下。

（3）**溢饮**　身体疼痛而沉重，甚则肢体浮肿，当汗出而不汗出，或伴咳喘，属饮溢肢体。

（4）**支饮**　咳逆倚息，短气不得平卧，其形如肿，属饮邪支撑胸肺。

考点 10 ★★　痰饮的基本病机

痰饮的病位在三焦、肺、脾、肾，三脏之中，脾运失司，首当其冲。基本病机为三焦失通失宣，肺失通调，脾失转输，肾失蒸化，阳虚水液不运，水饮停积为患。

考点 11 ★★★　痰饮的辨证论治

痰饮的治疗原则为温化。

辨证分型		治法	代表方剂
痰饮	脾阳虚弱证	温脾化饮	苓桂术甘汤合小半夏加茯苓汤加减
	饮留胃肠证	攻下逐饮	甘遂半夏汤或己椒苈黄丸加减
悬饮	邪犯胸肺证	和解宣利	柴枳半夏汤加减
	饮停胸胁证	泻肺祛饮	椒目瓜蒌汤合十枣汤或控涎丹加减
	络气不和证	理气和络	香附旋覆花汤加减
	阴虚内热证	滋阴清热	沙参麦冬汤合泻白散加减
溢饮	表寒里饮证	发表化饮	小青龙汤加减
支饮	寒饮伏肺证	宣肺化饮	小青龙汤加减
	脾肾阳虚证	温脾补肾，以化水饮	金匮肾气丸合苓桂术甘汤加减

考点 12 ★★★　消渴的主要病机及转化

消渴的病位主要在肺、胃、肾，尤以肾为关键。基本病机为阴津亏损，燥热偏盛，而以阴虚为本,燥热为标。

考点 13 ★★★　　消渴的辨证论治

辨证分型		治法	代表方剂
上消	肺热津伤证	清热润肺,生津止渴	消渴方加减
中消	胃热炽盛证	清胃泻火,养阴增液	玉女煎加减
	气阴亏虚证	益气健脾,生津止渴	七味白术散加减
下消	肾阴亏虚证	滋阴固肾	六味地黄丸加减
	阴阳两虚证	滋阴温阳,补肾固涩	金匮肾气丸加减

考点 14 ★★★　　自汗、盗汗的辨证论治

辨证分型	治法	代表方剂
肺卫不固证	益气固表	桂枝加黄芪汤或玉屏风散加减
心血不足证	养血补心	归脾汤加减
阴虚火旺证	滋阴降火	当归六黄汤加减
邪热郁蒸证	清肝泄热,化湿和营	龙胆泻肝汤加减

考点 15 ★★　　内伤发热与外感发热的鉴别要点

内伤发热起病缓慢,病程较长,多为低热,或自觉发热,而体温并不升高,表现为高热者较少。不恶寒,或虽有怯冷,但得衣被则温。常兼见头晕、神疲、自汗、盗汗、脉弱等症状。一般有气、血、阴、阳亏虚或气郁、血瘀、湿阻的病

史,或有反复发热史。无感受外邪所致的头身疼痛、鼻塞、流涕、脉浮等症状。

外感发热的特点是因感受外邪而起,起病较急,病程较短,发热初期大多伴有恶寒,其恶寒得衣被而不减。发热的热度大多较高,发热的类型随病种的不同而有所差异,常兼有头身疼痛、鼻塞、流涕、咳嗽、脉浮等症状。外感发热由感受外邪,正邪相争所致,属实证者居多。

考点 16 ★★★　内伤发热的辨证论治

辨证分型	治法	代表方剂
阴虚发热	滋阴清热	清骨散加减
血虚发热	益气养血	归脾汤加减
气虚发热	益气健脾,甘温除热	补中益气汤加减
阳虚发热	温补阳气,引火归原	金匮肾气丸加减
气郁发热	疏肝理气,解郁泄热	丹栀逍遥散加减
血瘀发热	活血化瘀	血府逐瘀汤加减
痰湿郁热	燥湿化痰,清热和中	黄连温胆汤合中和汤加减

考点 17 ★★　虚劳的病机

虚劳的病损部位主要在五脏,尤以脾、肾两脏更为重要。基本病机为脏腑功能衰退,气血阴阳亏损,日久不复。

考点 18 ★★　虚劳的辨证论治

辨证分型		治法	代表方剂
气虚	肺气虚证	补益肺气	补肺汤加减
	心气虚证	益气养心	七福饮加减
	脾气虚证	健脾益气	加味四君子汤加减
	肾气虚证	益气补肾	大补元煎加减
血虚	心血虚证	养血宁心	养心汤加减
	肝血虚证	补血养肝	四物汤加减
阴虚	肺阴虚证	养阴润肺	沙参麦冬汤加减
	心阴虚证	滋阴养心	天王补心丹加减
	脾胃阴虚证	养阴和胃	益胃汤加减
	肝阴虚证	滋养肝阴	补肝汤加减
	肾阴虚证	滋补肾阴	左归丸加减
阳虚	心阳虚证	益气温阳	保元汤加减
	脾阳虚证	温中健脾	附子理中汤加减
	肾阳虚证	温补肾阳	右归丸加减

考点 19 ★★　癌病的诊断

1. 脑瘤的诊断依据

（1）患者有头痛、呕吐、视力障碍等临床表现。

（2）因脑组织受损部位的不同而有相应的局部症状，有助于定位诊断。如大脑额叶前部肿瘤可见精神障碍，出现性格改变，进行性痴呆，癫痫发作等；额下回后部肿瘤可出现运动性失语；额叶后部中央前回运动区受压则产生对侧偏瘫。大脑顶叶部肿瘤以感觉障碍为主，感觉定位和感觉区别的能力消失。大脑颞叶部肿瘤则以听觉障碍为主。大脑枕叶部肿瘤定位征为视野缺损。胼胝体部肿瘤患者精神症状明显。中脑部肿瘤早期易出现脑积水，而发生头痛、视盘水肿及呕吐等。小脑部肿瘤以运动失调为特征。桥脑部肿瘤则以交叉性偏瘫、交叉性感觉麻木及眼球垂直性震颤与展神经麻痹为特征。

2. 肺癌的诊断依据

（1）近期发生的呛咳、顽固性干咳持续数周不愈，或反复咯血痰，或出现不明原因的顽固性胸痛、气急、发热，或伴消瘦、疲乏等。

（2）多发生于年龄在40岁以上，有长期吸烟史的男性。

3. 肝癌的诊断依据

（1）不明原因的右胁不适或疼痛，原有肝病症状加重，伴全身不适、胃纳减退、乏力、体重减轻等。

（2）右胁部肝脏进行性肿大，质地坚硬而拒按，表面有结节隆起，此为有诊断价值的体征，但已属中晚期。

4. 大肠癌的诊断依据　凡30岁以上的患者有下列症状时应高度重视，考虑有大肠癌的可能。

（1）近期出现持续性腹部不适，隐痛，胀气，经一般治疗症状不缓解。

（2）无明显诱因的大便习惯改变，如腹泻或便秘等。

（3）粪便带脓血、黏液，或血便，而无痢疾、肠道慢性炎症等病史。

（4）结肠部位出现肿块。

（5）原因不明的贫血或体重减轻。

5. 肾癌、膀胱癌的诊断依据

（1）肾癌早期常无症状，晚期部分患者可有典型的三联征：血尿、腰部疼痛、上腹或腰部肿块。

（2）膀胱癌的典型临床表现为血尿、尿急、尿频、尿痛，或持续性尿意感。

考点20★★　癌病的辨证论治

1. 脑瘤

辨证分型	治法	代表方剂
痰瘀阻窍证	息风化痰，祛瘀通窍	通窍活血汤加减
风毒上扰证	平肝潜阳，清热解毒	天麻钩藤饮合黄连解毒汤加减
阴虚风动证	滋阴潜阳息风	大定风珠加减

2. 肺癌

辨证分型	治法	代表方剂
瘀阻肺络证	行气活血,散瘀消结	血府逐瘀汤加减
痰湿蕴肺证	健脾燥湿,行气祛痰	二陈汤合瓜蒌薤白半夏汤加减
阴虚毒热证	养阴清热,解毒散结	沙参麦冬汤合五味消毒饮加减
气阴两虚证	益气养阴	生脉散合百合固金汤加减

3. 肝癌

辨证分型	治法	代表方剂
肝气郁结证	疏肝健脾,活血化瘀	柴胡疏肝散加减
气滞血瘀证	行气活血,化瘀消积	复元活血汤加减
湿热聚毒证	清热利胆,泻火解毒	茵陈蒿汤加减
肝阴亏虚证	养血柔肝,凉血解毒	一贯煎加减

4. 大肠癌

辨证分型	治法	代表方剂
湿热郁毒证	清热利湿,化瘀解毒	槐角丸加减
瘀毒内阻证	活血化瘀,清热解毒	膈下逐瘀汤加减
脾肾双亏证	温阳益精	大补元煎加减
肝肾阴虚证	滋肾养肝	知柏地黄丸加减

5. 肾癌、膀胱癌

辨证分型	治法	代表方剂
湿热蕴毒证	清热利湿,解毒通淋	八正散或龙胆泻肝汤加减
瘀血内阻证	活血化瘀,理气散结	桃红四物汤加减
脾肾两虚证	健脾益肾,软坚散结	大补元煎加减
阴虚内热证	滋阴清热,化瘀止痛	知柏地黄丸加减

考点 21★★　厥证的概念

厥证是以突然昏倒，不省人事，或伴有四肢逆冷为主要临床表现的一种急性病证。病情轻者，一般在短时内苏醒，醒后无偏瘫、失语及口眼㖞斜等后遗症；病情重者，昏厥时间较长，甚至一厥不复而导致死亡。

考点 22★★　厥证的病因病机

1. 常见病因　情志内伤（恼怒致厥为多），饮食不节（过度饥饿或暴饮暴食），亡血失津，体虚劳倦。

2. 基本病机　病位在心、肝，涉及脾、肾。基本病机为气机逆乱，升降乖戾，气血阴阳不相顺接。

考点 23★★　厥证的辨证论治

辨证分型		治法	代表方剂
气厥	实证	开窍，顺气，解郁	通关散合五磨饮子加减
	虚证	补气，回阳，醒神	生脉注射液、参附注射液、四味回阳饮
血厥	实证	平肝潜阳，理气通瘀	羚角钩藤汤或通瘀煎加减
	虚证	补养气血	急用独参汤灌服，继服人参养营汤
痰厥		行气豁痰	导痰汤加减

第八单元 肢体经络病证

考点1★★ 痹证与痿证的鉴别

痹证与痿证的鉴别要点首先在于痛与不痛,痹证以关节疼痛为主,而痿证则为肢体力弱,无疼痛症状。其次要观察肢体的活动障碍情况,痿证是无力运动,痹证是因痛而影响活动。再者,部分痿证初起即有肌肉萎缩,而痹证则是由于疼痛甚或关节僵直不能活动,日久废而不用导致肌肉萎缩。

考点2★★ 痹证的辨证要点

痹证痛处游走不定者为行痹,属风邪盛;痛势较甚,痛有定处,遇寒加重者为痛痹,属寒邪盛;关节酸痛、重着、漫肿者为着痹,属湿邪盛;关节肿胀,肌肤㶼红,灼热疼痛为热痹,属热邪盛。关节疼痛日久,肿胀局限,或见皮下结节者为痰;关节肿胀,僵硬,疼痛不移,肌肤紫暗或出现瘀斑等为瘀。

考点 3 ★★★　痹证的辨证论治

辨证分型		治法	代表方剂
风寒湿痹	行痹	祛风通络，散寒除湿	防风汤加减
	痛痹	散寒通络，祛风除湿	乌头汤加减
	着痹	除湿通络，祛风散寒	薏苡仁汤加减
风湿热痹		清热通络，祛风除湿	白虎加桂枝汤或宣痹汤加减
痰瘀痹阻证		化痰行瘀，蠲痹通络	双合汤加减
肝肾亏虚证		培补肝肾，舒筋止痛	独活寄生汤加减

考点 4 ★★　痿证的概念

痿证是因外感或内伤，使精血受损，肌肉筋脉失养，以致肢体筋脉弛缓，软弱无力，不能随意运动或伴有肌肉萎缩的一种病证。临床以下肢痿弱较为常见，亦称"痿躄"。

考点 5 ★★　痿证的主要病机

痿证病变部位在筋脉肌肉，与肝、肾、肺、胃关系最为密切。基本病机为气血津液输布不畅，筋肉四肢失养而痿弱不能用。

考点 6 ★★　"治痿独取阳明"及"泻南方，补北方"的理论与方法

在治疗上，《素问·痿论》提出"治痿独取

阳明"的基本原则,是指从补脾胃、清胃火、祛湿热以调养五脏的一种重要措施。

考点7★★★ 痿证的辨证论治

辨证分型	治法	代表方剂
肺热津伤证	清热润燥,养阴生津	清燥救肺汤加减
湿热浸淫证	清热利湿,通利经脉	加味二妙散加减
脾胃虚弱证	补中益气,健脾升清	参苓白术散合补中益气汤加减
肝肾亏损证	补益肝肾,滋阴清热	虎潜丸加减
脉络瘀阻证	益气养营,活血行瘀	圣愈汤合补阳还五汤加减

考点8★★ 颤证的概念

颤证是以头部或肢体摇动颤抖,不能自制为主要临床表现的一种病证。

考点9★ 颤证的病机

颤证的基本病机为肝风内动,筋脉失养。其病位在筋脉,与肝、肾、脾等脏关系密切。病理因素为风、火、痰、瘀。病理性质总属本虚标实。

考点 10 ★★　　颤证的辨证论治

辨证分型	治法	代表方剂
风阳内动证	镇肝息风，舒筋止颤	天麻钩藤饮合镇肝息风汤加减
痰热风动证	清热化痰，平肝息风	导痰汤合羚角钩藤汤加减
气血亏虚证	益气养血，濡养筋脉	人参养荣汤加减
髓海不足证	填精补髓，育阴息风	龟鹿二仙膏合大定风珠加减
阳气虚衰证	补肾助阳，温煦筋脉	地黄饮子加减

考点 11 ★★　　腰痛的病机

腰痛病位在腰府，与肾、膀胱经，以及任、督、冲、带脉等相关。基本病机为筋脉痹阻，腰府失养。

考点 12 ★★★　　腰痛的辨证论治

辨证分型		治法	代表方剂
寒湿腰痛		散寒行湿，温经通络	甘姜苓术汤加减
湿热腰痛		清热利湿，舒筋止痛	四妙丸加减
瘀血腰痛		活血化瘀，通络止痛	身痛逐瘀汤加减
肾虚腰痛	肾阴虚	滋补肾阴，濡养筋脉	左归丸加减
	肾阳虚	补肾壮阳，温煦经脉	右归丸加减

中医外科学

中医外科学复习攻略

第一单元 中医外科疾病的病因病机

考点★★ 中医外科疾病的病因和病机

外科疾病的病因尤以热毒、火毒最为常见。发病机理主要为邪正盛衰、气血凝滞、经络阻塞、脏腑失和等四个方面。

第二单元 中医外科疾病辨证

考点1★★★ 阴阳辨证

	阳证	阴证
发病缓急	急性发作	慢性发作
皮肤颜色	红赤	苍白或紫暗或皮色不变
皮肤温度	灼热	不热或微热
肿胀形势	高肿突起	平坦下陷
肿胀范围	根盘收束	根盘散漫
肿块硬度	软硬适度	坚硬如石或柔软如棉
疼痛感觉	疼痛剧烈、拒按	疼痛和缓、隐痛或不痛

续表

	阳证	阴证
病位深浅	皮肉	筋骨
脓液稀稠	脓质稠厚	脓质稀薄
溃疡形色	肉芽红活润泽	肉芽苍白或紫暗
病程长短	病程较短	病程较长
全身症状	初期常伴形寒发热、口渴、纳呆、大便秘结、小便短赤、溃后渐消	初期无明显症状，或伴虚寒症状，酿脓时有虚热症状，溃后虚相更甚
舌苔脉象	舌红，苔黄，脉有余	舌淡，苔少，脉不足
预后顺逆	易消、易溃、易敛、多顺	难消、难溃、难敛、多逆

考点 2★ 部位辨证

1. 发于上部疾病的病因多为风温、风热。
2. 发于中部疾病的病因多为气郁、火郁。
3. 发于下部疾病的病因多为寒湿、湿热。

考点 3★ 经络辨证（十二经脉气血多少与外科疾病的关系）

手足阳明经为多气多血之经；手足太阳、厥阴经为多血少气之经；手足少阳、少阴、太阴经为多气少血之经。

考点4★★★　局部辨证之辨肿

1. **热肿**　肿而色红，皮薄光泽，焮热疼痛，肿势急剧。见于阳证疮疡。

2. **寒肿**　肿而不硬，皮色不泽，苍白或紫暗，皮肤清冷，常伴有酸痛，得暖则舒。见于冻疮、脱疽等。

3. **风肿**　发病急骤，漫肿宣浮，或游走无定，不红微热，或轻微疼痛。见于痄腮、大头瘟等。

4. **湿肿**　皮肉重垂胀急，深按凹陷，如烂棉不起，浅则光亮如水疱，破流黄水，浸淫皮肤。见于股肿、湿疮。

5. **痰肿**　肿势软如棉，或硬如馒，大小不一，形态各异，无处不生，不红不热，皮色不变。见于瘰疬、脂瘤等。

6. **气肿**　皮紧内软，按之凹陷，松手即起，似皮下藏气，富有弹性，不红不热，或随喜怒消长。见于气瘿、乳癖等。

7. **瘀血肿**　肿而胀急，病程较快，色初暗褐，后转青紫，逐渐变黄至消退，也有血肿染毒、化脓而肿。见于皮下血肿等。

8. **脓肿**　肿势高突，皮肤光亮，焮红灼热，剧烈跳痛，按之应指。见于外痈、肛痈等。

考点5★★★　局部辨证之辨痛

1. 热痛　皮色焮红，灼热疼痛，遇冷则痛减。见于阳证疮疡。

2. 寒痛　皮色不红，不热，酸痛，得温则痛缓。见于脱疽、寒痹等。

3. 风痛　痛无定处，忽彼忽此，走注甚速，遇风则剧。见于行痹等。

4. 气痛　攻痛无常，时感抽掣，喜缓怒甚。见于乳癖等。

5. 湿痛　痛而酸胀，肢体沉重，按之出现可凹水肿或见糜烂流滋。见于臁疮、股肿等。

6. 痰痛　疼痛轻微，或隐隐作痛，皮色不变，压之酸痛。见于脂瘤、肉瘤。

7. 化脓痛　痛势急胀，痛无止时，如同鸡啄，按之中软应指。见于疮疡成脓期。

8. 瘀血痛　初起隐痛、胀痛，皮色不变或皮色暗褐，或见皮肤青紫瘀斑。见于创伤或创伤性皮下出血。

考点6★★★　局部辨证之辨痒

1. 风胜　走窜无定，遍体作痒，抓破血溢，随破随收，不致化腐，多为干性。见于牛皮癣、白疕、瘾疹等。

2. 湿胜　浸淫四窜，黄水淋漓，最易沿表皮蚀烂,越腐越痒,多为湿性。见于急性湿疮,或有传染性,如脓疱疮。

3. 热胜 皮肤瘾疹,焮红灼热作痒,或只发于裸露部位,或遍布全身,甚则糜烂滋水淋漓,结痂成片,常不传染。见于接触性皮炎。

4. 虫淫 浸淫蔓延,黄水频流,状如虫行皮中,其痒尤甚,最易传染。见于手足癣、疥疮等。

5. 血虚 皮肤变厚、干燥、脱屑,很少糜烂流滋水。见于牛皮癣、慢性湿疮。

考点7★★★ 局部辨证之辨脓

1. 成脓的特点

(1) 疼痛 阳证脓肿,局部按之灼热痛甚,拒按明显。阴证脓肿,则痛热不甚,而酸胀明显。

(2) 肿胀 皮肤肿胀,皮薄光亮为有脓。深部脓肿,皮肤变化不明显,但胀感较甚。

(3) 温度 阳证脓肿,局部温度增高。

(4) 硬度 按之坚硬,指起不复,未有脓;按之半软半硬,已成脓;按之大软,指起即复为脓成。

2. 确认成脓的方法 ①按触法。②透光法,适用于指、趾部甲下辨脓。③点压法,适用于指、趾部脓液很少时。④穿刺法,适用于脓液不多且位于组织深部时,用按触法辨脓有困难者。⑤B超,可比较准确地确定脓肿部位,并判断脓肿大小，引导穿刺或切开排脓。

第三单元　中医外科疾病治法

考点1★★★　外科内治消、托、补三大法的应用与内涵

按照疮疡初起、成脓、溃后三个不同发展阶段，确立消、托、补三个总的治疗原则。

1. **消法**　适用于尚未成脓的初期肿疡和非化脓性肿块性疾病，以及各种皮肤疾病。

2. **托法**　适用于外疡中期，即成脓期。可分为补托和透托两种方法。

补托法用于正虚毒盛，不能托毒外达，疮形平塌，根脚散漫不收，难溃难腐的虚证。

透托法用于毒气虽盛而正气未衰者，可用透脓药物，促其早日脓出毒泄，肿消痛减。

3. **补法**　适用于溃疡后期，是使疮口早日愈合的治疗法则。

考点2★　膏药、油膏的临床应用

1. **膏药**　古代称薄贴，现称硬膏。适用于一切外科疾病初起、成脓、溃后各个阶段。太乙膏、千捶膏均用于红肿热痛明显之阳证疮疡。阳和解凝膏用于疮形不红不热，漫肿无头之阴证疮疡未溃者。咬头膏具有腐蚀性，功能蚀破疮头，适用于肿疡脓成，不能自破，以及不愿接受手术切开排脓者。

2. 油膏 现称软膏。适用于肿疡、溃疡，皮肤病糜烂结痂渗液不多，以及肛门疾病等。金黄膏、玉露膏适用于疮疡阳证。冲和膏适用于半阴半阳证。回阳玉龙膏适用于阴证。

溃疡期可选用生肌玉红膏、红油膏、生肌白玉膏。生肌玉红膏适用于一切溃疡，腐肉未脱，新肉未生之时，或经久不能收口者。红油膏防腐生肌，适用于一切溃疡。生肌白玉膏适用于溃疡腐肉已净，疮口不敛者，以及乳头皲裂、肛裂等。消痔膏、黄连膏适用于内痔脱出、赘皮外痔、血栓外痔等，可疗出血、水肿、疼痛等症状。

考点3★ 切开法的适应证及用法

选择脓腔最低点或最薄弱处进刀。一般疮疡宜循经直切；乳房部应以乳头为中心，放射状切开；面部脓肿应尽量沿皮肤自然纹理切开；手指脓肿，应从侧方切开；关节区附近的脓肿，切口尽量避免越过关节；关节区脓肿，一般施行横切口、弧形切口或"S"形切口；肛旁低位脓肿，应以肛管为中心放射状切开。

考点4★★　砭镰法、挑治法、挂线法、结扎法的适应证及用法

1. 砭镰法　适用于急性阳证疮疡，如下肢丹毒、红丝疔、疖疮痈肿初起、外伤瘀血肿痛、痔疮肿痛等。

2. 挑治法　适用于内痔出血、肛裂、脱肛、肛门瘙痒、颈部多发性疖肿等。

3. 挂线法　适用于疮疡溃后，脓水不净，虽经内服、外敷等治疗无效而形成漏管或窦道者，或疮口过深，或生于血络丛集处，而不宜切开手术者。

4. 结扎法　又名缠扎法。适用于瘤、赘疣、痔、脱疽等。

考点5★★　引流法、垫棉法、药筒拔法、熏法、熨法、溻渍法的适应证及用法

1. 引流法

（1）药线引流　药线俗称纸捻或药捻，它是借着药物及物理作用，插入溃疡疮孔中，使脓水外流，同时利用药线之线形，使坏死组织附着于药线而使之外出。适用于溃疡疮口过小，脓水不易排出者，或已成漏管、窦道者。其有外黏药物及内裹药物两类。外黏药物法适用于溃疡疮口过深过小，脓水不易排出者。内裹药物法适用于溃疡已成漏管或窦

道者。

（2）导管引流　是将导管（或塑胶管，或橡皮管）插入疮口中，引导脓水外流的一种引流方法。适用于附骨疽、流痰、流注等脓腔较深、脓液不易畅流者，或腹腔手术后。

（3）扩创引流　是应用手术的方法来进行引流。适用于痈、有头疽等脓肿溃后有袋脓者，瘰疬溃后形成空腔或脂瘤染毒化脓等，经其他引流、垫棉法等无效者。

2. 垫棉法　是将棉花或纱布折叠成块以衬垫疮部的一种辅助疗法。它是借着加压的力量，使溃疡的脓液不致下坠而潴留，或使过大的溃疡空腔皮肤与新肉得以黏合而达到愈合的目的。适用于溃疡脓出不畅有袋脓者，或疮孔窦道形成脓水不易排尽者，或溃疡脓腐已尽，新肉已生，但皮肉一时不能黏合者。

3. 药筒拔法　是用一定药物与竹筒若干个同煎，乘热迅速扣于疮上，借助药筒吸取脓液毒水，从而达到脓毒自出、毒尽疮愈目的的方法。适用于有头疽坚硬散漫不收，脓毒不得外出；或脓肿已溃，疮口狭小，脓稠难出，有袋脓者；或毒蛇咬伤，肿势迅速蔓延，毒水不出者；或反复发作的流火等。

4. 熏法　神灯照法活血消肿、解毒止痛，适用于痈疽轻证，未成脓者自消，已成脓者自溃，不腐者即腐。桑柴火烘法助阳通络、消肿散坚、化腐生肌、止痛，适用于疮疡坚而不溃、溃而不腐、新肉不生、疼痛不止。烟熏法杀虫止痒，适用于干燥而无渗液的各种顽固性皮肤病。

5. 熨法 是把药物加酒、醋炒热，布包熨摩患处，使腠理疏通而达到治疗目的的一种方法。适用于风寒湿痰凝滞筋骨肌肉等证，以及乳痈的初起或回乳。一般阳证肿疡慎用。

6. 溻渍法 是通过湿敷、淋洗、浸泡对患处的物理作用，以及不同药物对患部的药效作用，而达到治疗目的的一种方法。适用于阳证疮疡初起、溃后，半阴半阳证及阴证疮疡，以及美容、保健等。常用方法有溻法和浸渍法。

第四单元　疮疡

考点1★　疖的定义

疖是指发生在肌肤浅表部位、范围较小的急性化脓性疾病。根据病因、证候不同，又可分暑疖（有头疖、无头疖）、蝼蛄疖、疖病等。相当于西医的疖、头皮穿凿性脓肿、疖病等。

考点2★★　疖的特点

1. 肿势局限，范围多在3cm左右。
2. 突起根浅，色红、灼热、疼痛，易脓、易溃、易敛。

考点3★ 疖的临床表现

1. **有头疖** 患处皮肤上有一红色结块,范围约3cm,灼热疼痛,突起根浅,中心有一脓头,出脓即愈。

2. **无头疖** 皮肤上有一红色结块,范围约3cm,无脓头,表面灼热,触之疼痛,2~3天化脓,溃后多迅速愈合。

3. **蝼蛄疖** 多发于儿童头部。

4. **疖病** 好发于项后发际、背部、臀部,几个到几十个,反复发作,缠绵不愈。也可在身体各处散发疖肿,一处将愈,他处续发,或间隔周余、月余再发。消渴病、习惯性便秘或营养不良者易患本病。

考点4★★★ 疖的辨证论治

1. **内治**

辨证分型	治法	代表方剂
热毒蕴结证	清热解毒	五味消毒饮、黄连解毒汤加减
暑热浸淫证	清暑化湿解毒	清暑汤加减
体虚毒恋,阴虚内热证	养阴清热解毒	仙方活命饮合增液汤加减
体虚毒恋,脾胃虚弱证	健脾和胃,清化湿热	五神汤合参苓白术散加减

2. 外治　蝼蛄疖宜作"十"字形剪开。

考点 5 ★★　疔的定义、特点与种类

疔是一种发病迅速、易于变化而危险性较大的急性化脓性疾病，多发于颜面和手足等处。

其特点是疮形虽小，但根脚坚硬，状如钉丁，病情变化迅速，易毒邪走散。

发于颜面部的疔疮，易走黄而有生命危险；发于手足部的疔疮，易损筋伤骨而影响功能。

考点 6 ★★　手足部疔疮的临床表现

①蛇眼疔初起时多局限于指甲一侧边缘的近端处。②蛇头疔初起指端感觉麻痒而痛，继而刺痛，灼热肿胀，色红不明显，随后肿势逐渐扩大。③蛇肚疔发于指腹部。④托盘疔初起整个手掌肿胀高突。⑤足底疔初起足底部疼痛。

考点 7 ★★★　手足部疔疮成脓期切开引流的要求

一般应尽可能循经直开。

1. 蛇眼疔宜沿甲旁 0.2cm 挑开引流。

2. 蛇头疔宜在指掌面一侧作纵形切口，务必引流通畅，必要时可对口引流，不可在指掌面正中切开。

3. 蛇肚疔宜在手指侧面作纵形切口，切口长度不得超过上下指关节面。

4. 托盘疗应依掌横纹切开，切口应够大，保持引流通畅。

考点 8★★　红丝疗的定义、特点及外治法

红丝疗是发于四肢，皮肤有红丝显露，迅速向上走窜的急性感染性疾病。相当于西医的急性淋巴管炎。

特点：先有手足疗疮或皮肤破损，红肿热痛，继则患肢内侧皮肤出现红丝一条或数条，迅速向躯干方向走窜，可伴恶寒发热等症状，邪毒重者可内攻脏腑，发生走黄。

外治法：红丝细者宜用砭镰法。

考点 9★★　痈的特点

①局部光软无头，红肿疼痛（少数初起皮色不变）。②结块范围多在 6~9cm。③发病迅速，易肿、易脓、易溃、易敛。④可伴有恶寒、发热、口渴等症状。

考点 10★★★　痈的辨证论治

辨证分型	治法	代表方剂
火毒凝结证	清热解毒，行瘀活血	仙方活命饮加减
热胜肉腐证	和营清热，透脓托毒	仙方活命饮合五味消毒饮加减

续表

辨证分型		治法	代表方剂
气血两虚证		益气养血,托毒生肌	托里消毒散加减
颈痈	风热痰毒证	散风清热,化痰消肿	牛蒡解肌汤或银翘散加减
腋痈	肝郁痰火证	清肝解郁,消肿化毒	柴胡清肝汤加减
脐痈	湿热火毒证	清火利湿解毒	黄连解毒汤合四苓散加减
	脾气虚弱证	健脾益气	四君子汤加减
委中毒	气滞血瘀证	和营活血,消肿散结	活血散瘀汤加减
	湿热蕴阻证	清利湿热,和营活血	活血散瘀汤合五神汤加减
	气血两亏证	调补气血	八珍汤加减

考点11★★★　发的含义与特点及辨证论治

发是病变范围较痈大的急性化脓性疾病,相当于西医的蜂窝组织炎。

特点:①初起无头,红肿蔓延成片。中央明显,四周较淡,边界不清。②灼热疼痛,有的3~5日后中央色褐腐溃,周围湿烂。③全身症状明显。

辨证分型		治法	代表方剂
锁喉痈	痰热蕴结证	散风清热,化痰解毒	普济消毒饮加减
	热盛肉腐证	清热化痰,和营托毒	仙方活命饮加减
	热伤胃阴证	清养胃阴	益胃汤加减

续表

辨证分型		治法	代表方剂
臀痈	湿火蕴结证	清热解毒,和营化湿	黄连解毒汤合仙方活命饮加减
	湿痰凝滞证	和营活血,利湿化痰	桃红四物汤合仙方活命饮加减
	气血两虚证	调补气血	八珍汤加减

考点 12★★　有头疽的概念与特点

有头疽是发生于肌肤间的急性化脓性疾病。相当于西医的痈。

特点:①初起皮肤上即有粟粒样脓头,焮热、红肿、胀痛,迅速向深部及周围扩散。②脓头相继增多,溃烂后状如莲蓬、蜂窝,范围常超过9~12cm,大者可在30cm以上。③好发于项后、背部等皮肤厚韧之处。④多见于中老年人及消渴病患者,并容易发生内陷。

考点 13★★★　有头疽的辨证论治

辨证分型	治法	代表方剂
火毒凝结证	清热泻火,和营托毒	黄连解毒汤合仙方活命饮加减
湿热壅滞证	清热化湿,和营托毒	仙方活命饮加减
阴虚火炽证	滋阴生津,清热托毒	竹叶黄芪汤加减
气虚毒滞证	扶正托毒	八珍汤合仙方活命饮加减

考点 14 ★★ 流注的概念、特点

流注是发于肌肉深部的急性化脓性疾病。其特点是好发于四肢躯干肌肉丰厚处的深部,发病急骤,局部漫肿疼痛,皮色如常,容易走窜,常见此处未愈,他处又起。

考点 15 ★ 流注的临床表现

初起,先在四肢近端或躯干部有一处或数处肌肉疼痛,漫肿,微热而皮色不变。2~3天后,肿胀、焮热、疼痛日趋明显,并可触及肿块。伴寒战高热,头痛头胀,周身关节疼痛,食欲不振等全身症状。继则肿块增大,疼痛加剧,约2周,肿块中央微红而热,按之有波动感,兼见高热不退,时时汗出,口渴欲饮,苔黄腻,脉洪数。溃后脓出黄稠或为白黏脓水,瘀血流注则夹有瘀血块,随之肿硬疼痛渐消,身热渐退,食欲增加,约经2周,脓尽收口愈合。

考点 16 ★★ 流注的辨证论治

辨证分型	治法	代表方剂
余毒攻窜证	清热解毒,凉血通络	黄连解毒汤合犀角地黄汤加减
暑湿交阻证	解毒清暑化湿	清暑汤加减
瘀血凝滞证	和营活血,祛瘀通络	活血散瘀汤加减

考点 17 ★★★　丹毒的概念、特点及不同部位丹毒的病名

1. 概念　丹毒是患部皮肤突然发红成片、色如涂丹的急性感染性疾病,西医也称丹毒。

2. 特点　①病起突然,恶寒发热。②局部皮肤忽然变赤,色如丹涂脂染,焮热肿胀,边界清楚,迅速扩大。③数日内可逐渐痊愈,但容易复发。

3. 不同部位丹毒的病名　本病发无定处,根据其发病部位的不同又有不同的病名。①生于躯干部者,称内发丹毒。②发于头面部者,称抱头火丹。③发于小腿足部者,称流火。④新生儿多生于臀部,称赤游丹毒。

考点 18 ★★★　丹毒的辨证论治

辨证分型	治法	代表方剂
风热毒蕴证	疏风清热解毒	普济消毒饮加减
肝脾湿火证	清肝泻火利湿	柴胡清肝汤、龙胆泻肝汤或化斑解毒汤加减
湿热毒蕴证	利湿清热解毒	五神汤合萆薢渗湿汤加减
胎火蕴毒证	凉血清热解毒	犀角地黄汤合黄连解毒汤加减

考点 19 ★　走黄与内陷的概念及病因病机

1. 走黄的概念及病因病机

(1) 走黄的概念　走黄是疔疮火毒炽盛,早期失治，毒势未能及时控制，走散入营，内攻脏腑而引起的一种全身性危急疾病。其特点是疮顶忽然凹陷，色黑无脓，肿势迅速扩散，伴见心烦作躁、神志昏愦等七恶证。

（2）*走黄的病因病机*　主要在于火毒炽盛，毒入营血，内攻脏腑。

2. 内陷的概念及病因病机

（1）*内陷的概念*　内陷为疮疡阳证疾患过程中，因正气内虚，火毒炽盛，导致毒邪走散，正不胜邪，毒不外泄，反陷入里，客于营血，内传脏腑的一种危急疾病。其特点是肿疡隆起的疮顶忽然凹陷，或溃疡脓腐未净而忽然干枯无脓，或脓净红活的疮面忽然变光白板亮，同时伴邪盛热极或正虚邪盛或阴阳两竭的全身证候。

（2）*内陷的病因病机*　内陷发生的根本原因在于正气内虚，火毒炽盛，加之失治或治疗不当，以致正不胜邪，反陷入里，客于营血，内犯脏腑。

第五单元　乳房疾病

考点1★★　乳房与脏腑经络的关系

"男子乳头属肝，乳房属肾；女子乳头属肝，乳房属胃"。所以，乳房疾病与肝、胃、肾经及冲任二脉有密切联系。

考点2★★★ 乳房肿块触诊

1. **检查顺序** 应先检查健侧乳房，再检查患侧。
2. **检查方法** 四指并拢，将指腹平放乳上轻柔触摸，切勿用手指去抓捏，否则会将捏起的腺体组织错误地认为是乳腺肿块。
3. **触摸顺序** 先触按整个乳房，然后按照一定次序触摸乳房的四个象限，具体顺序为内上、外上、外下、内下象限，继而触摸乳晕部分，注意有无血液从乳头溢出。最后触摸腋窝、锁骨下及锁骨上区域。
4. **时间选择** 最好在月经来潮的第7~10天，这是乳房生理最平稳的时期，有病变容易被发现。

考点3★ 乳痛的临床表现

初起乳房局部肿胀疼痛，皮色不红或微红，皮肤不热或微热。成脓期患乳肿块逐渐增大，局部疼痛加重，或有雀啄样疼痛，皮色焮红，皮肤灼热。溃后若脓出通畅，则肿消痛减，寒热渐退，疮口逐渐愈合。

考点 4 ★★　乳痈的辨证论治

辨证分型	治法	代表方剂
气滞热壅证	疏肝清胃，通乳消肿	瓜蒌牛蒡汤加减
热毒炽盛证	清热解毒，托里透脓	透脓散加味
正虚毒恋证	益气和营托毒	托里消毒散加减

考点 5 ★★　乳痈成脓期切开术的要求

脓肿形成时，应在波动感及压痛最明显处及时切开排脓。切口应按乳络方向并与脓腔基底大小一致，切口位置应选择较脓肿稍低的部位，使引流通畅而不致袋脓，应避免手术损伤乳络形成乳漏。若脓肿小而浅者，可用针吸穿刺抽脓或用火针刺脓。

考点 6 ★　粉刺性乳痈的概念与特点

粉刺性乳痈即西医学的浆细胞性乳腺炎。其特点是多在非哺乳期或非妊娠期发病，常有乳头凹陷或溢液，初起肿块多位于乳晕部，化脓溃破后脓中夹有脂质样物质，易反复发作，形成漏管，经久难愈，全身炎症反应较轻。

考点 7 ★　乳漏的概念

发生于乳房部或乳晕部的疮口溃脓后，久不收口而形成管道者，称为乳漏（"漏"亦作"瘘"）。

考点 8 ★★★　　乳癖的概念与特点

1. 概念　乳癖是乳腺组织的既非炎症也非肿瘤的良性增生性疾病。相当于西医的乳腺增生病。

2. 特点

(1) 单侧或双侧乳房疼痛并出现肿块。

(2) 乳痛和肿块与月经周期及情志变化密切相关。

(3) 乳房肿块大小不等,形态不一,边界不清,质地不硬,活动度好。大多位于乳房的外上象限,也可见于其他象限。

(4) 本病好发于 25～45 岁的中青年妇女,其发病率占乳房疾病的 75%,是临床上最常见的乳房疾病。

考点 9 ★★★　　乳癖的辨证论治

辨证分型	治法	代表方剂
肝郁痰凝证	疏肝解郁,化痰散结	逍遥蒌贝散加减
冲任失调证	调摄冲任	二仙汤合四物汤加减

考点 10 ★★★　　乳核的定义、特点与临床表现

1. 定义　乳核是发生在乳房部的最常见的良性肿瘤。相当于西医的乳腺纤维腺瘤。

2. 特点　好发于 20～25 岁的青年妇女。

3. 临床表现 乳中结核,形如丸卵,边界清楚,表面光滑,推之活动。肿块一般无疼痛感,少数可有轻微胀痛,但与月经无关。一般生长缓慢,妊娠期可迅速增大,应排除恶变可能。

考点 11★★★　　乳核的辨证论治

辨证分型	治法	代表方剂
肝气郁结证	疏肝解郁,化痰散结	逍遥散加减
血瘀痰凝证	疏肝活血,化痰散结	逍遥散合桃红四物汤加山慈菇、海藻

考点 12★★★　　乳岩的定义、特点与发病情况

1. 定义 乳岩是指乳房部的恶性肿瘤。相当于西医的乳腺癌。

2. 特点 乳房部出现无痛、无热、皮色不变而质地坚硬的肿块,推之不移,表面不光滑,凹凸不平,或乳头溢血,晚期溃烂,凹如泛莲。

3. 发病情况 是女性最常见的恶性肿瘤之一。无生育史或无哺乳史的妇女、月经过早来潮或绝经晚的妇女、有乳腺癌家族史的妇女,乳腺癌的发病率相对较高。

考点 13 ★★　乳岩的辨证论治

辨证分型	治法	代表方剂
肝郁痰凝证	疏肝解郁，化痰散结	神效瓜蒌散合开郁散加减
冲任失调证	调摄冲任，理气散结	二仙汤合开郁散加减
正虚毒炽证	调补气血，清热解毒	八珍汤加减
气血两亏证	补益气血，宁心安神	人参养荣汤加味
脾虚胃弱证	健脾和胃	参苓白术散或理中汤加减

考点 14 ★★★　乳岩与乳癖、乳核的鉴别

鉴别要点 \ 病名	乳腺纤维腺瘤（乳核）	乳腺癌（乳岩）	乳腺增生病（乳癖）
好发年龄	20~30 岁	40~60 岁	30~45 岁
肿块特点	大多为单个，也可以有多个，圆形或椭圆形，边缘清楚，表面光滑，质地坚实，生长比较缓慢	多为单个，形状不规则，边缘不清楚，质地坚硬，生长速度较快	常为多个，双侧乳房散在分布，形状多样，呈片状、结节状，边缘不清，质地软或韧，或有囊性感
疼痛	无	少数病例有疼痛	明显胀痛，多有周期性，或与情绪变化有关
与皮肤及周围组织粘连情况	无粘连	极易粘连，皮肤呈"酒窝"征或"橘皮样变"	无粘连

续表

鉴别要点\病名	乳腺纤维腺瘤（乳核）	乳腺癌（乳岩）	乳腺增生病（乳癖）
活动度	活动度好，用手推动时有滑脱感	早期活动度可，中期及晚期肿块固定	可活动
乳头及分泌物情况	乳头正常，无分泌物	乳头可缩回或被牵拉，可有分泌物溢出，呈血性或水样，多为单孔	乳头正常，部分有分泌物溢出或挤压后才有，多为乳汁样或浆液样，常为双侧多孔
淋巴结肿大情况	无	可有同侧腋窝淋巴结肿大，质地硬，活动度差	无

第六单元　瘿

考点1★　气瘿的临床表现

1. 女性发病率较男性略高。一般多发生在青春期，在流行地区常见于入学年龄的儿童。

2. 初起时无明显不适感，甲状腺呈弥漫性肿大，腺体表面较平坦，质软不痛，皮色如常，腺体随吞咽动作而上下移动。

考点 2★★　气瘿的内治法

气瘿以疏肝解郁，化痰软坚为主要内治法。代表方剂为四海舒郁丸加减。

考点 3★　肉瘿的概念、特点

肉瘿相当于西医的甲状腺腺瘤或囊肿，属甲状腺的良性肿瘤。

特点：①颈前喉结一侧或两侧结块，柔韧而圆，如肉之团。②随吞咽动作而上下移动，发展缓慢。③好发于青年女性及中年人。

考点 4★　肉瘿的辨证论治

辨证分型	治法	代表方剂
气滞痰凝证	理气解郁，化痰软坚	逍遥散合海藻玉壶汤加减
气阴两虚证	益气养阴，软坚散结	生脉散合海藻玉壶汤加减

考点 5★★　瘿痈的诊断

瘿痈是瘿病中一种急性炎症性疾患，相当于西医的急性甲状腺炎、亚急性甲状腺炎。发病前多有感冒、咽痛等病史。颈部肿胀多突然发生，局部焮红灼热，按之疼痛，其痛可牵引至耳后枕部，活动或吞咽时加重，伴发热、畏寒等。严重者可有声嘶、气促、吞咽困难。成脓后可出现波动感。

考点 6 ★　瘿痈的辨证论治

辨证分型	治法	代表方剂
风热痰凝证	疏风清热化痰	牛蒡解肌汤加减
气滞痰凝证	疏肝理气，化痰散结	柴胡舒肝汤加减

考点 7 ★　石瘿的含义与特点

瘿病坚硬如石不可移动者称为石瘿，相当于西医的甲状腺癌。其特点是结喉两侧结块，坚硬如石，高低不平，推之不移。

第七单元　瘤、岩

考点 1 ★★　脂瘤的诊断

本病好发于青春期。多见于头面部、臀部、背部等皮脂腺、汗腺丰富的部位，生长缓慢，一般无明显自觉症状。肿块呈圆形或椭圆形，边界清楚，与皮肤无粘连，表皮紧张，中央导管开口处呈青黑色小孔，挤压后可有粉渣样内容物溢出，有臭味。脂瘤染毒后可有局部红肿、增大、疼痛、破溃流脓等。

考点 2 ★ 脂瘤的辨证论治

1. 内治

辨证分型	治法	代表方剂
痰气凝结证	理气化痰散结	二陈汤合四七汤加减
痰湿化热证	清热化湿，和营解毒	龙胆泻肝汤合仙方活命饮加减

2. 外治 将脂瘤完整手术切除，是最有效、最根本的治疗方法。

考点 3 ★ 血瘤的概念及辨证论治

血瘤是指体表血络扩张，纵横丛集而形成的肿瘤，相当于西医的血管瘤。常见的有毛细血管瘤和海绵状血管瘤。其特点为病变局部色泽鲜红或暗紫，或呈局限性柔软肿块，边界不清，触之如海绵状。

辨证分型	治法	代表方剂
心肾火毒证	清心泻火，凉血解毒	芩连二母丸合凉血地黄汤加减
肝经火旺证	清肝泻火，祛瘀解毒	丹栀逍遥散合清肝芦荟丸加减
脾统失司证	健脾益气，化湿解毒	顺气归脾丸加减

考点 4 ★ 肉瘤的概念及临床表现特点

肉瘤是发于皮里膜外，由脂肪组织过度增生而形成的良性肿瘤，相当于西医的脂肪瘤。

特点：①软似棉，肿似馒。②皮色不变，不紧不宽。③如肉之隆起。

考点 5★★　失荣的概念

失荣是发于颈部及耳之前后的岩肿。相当于西医的颈部淋巴结转移癌和原发性恶性肿瘤。属古代外科四大绝症之一。

考点 6★　失荣的病因病机

足少阳胆经循行耳之前后,肝与胆相表里,故失荣的发生与肝、胆关系密切。

考点 7★★　失荣的临床表现

一般表现为颈部淋巴结肿大,生长较快,质地坚硬。病变开始时多为单发结节,可活动,后期肿块体积增大,数量增多,融合成团块或联结成串,表面不平,固定不移。一般无疼痛,但合并染毒时,可有压痛。日久癌肿溃破,疮面渗流血水,高低不平,形似翻花状。其肿痛可向面部、胸部、肩背部扩展。

考点 8★★　失荣的辨证论治

辨证分型	治法	代表方剂
气郁痰结证	理气解郁,化痰散结	化痰开郁方
阴毒结聚证	温阳散寒,化痰散结	阳和汤加减
瘀毒化热证	清热解毒,化痰散瘀	五味消毒饮合化坚二陈丸加减
气血两亏证	补益气血,解毒化瘀	八珍汤合四妙勇安汤加减

第八单元　皮肤及性传播疾病

考点1★　热疮的辨证论治

辨证分型	治法	代表方剂
肺胃热盛证	疏风清热	辛夷清肺饮合竹叶石膏汤加减
湿热下注证	清热利湿	龙胆泻肝汤加板蓝根、紫草、玄胡等
阴虚内热证	养阴清热	增液汤加板蓝根、马齿苋、紫草、石斛、生薏苡仁

考点2★★★　蛇串疮的概念与特点

蛇串疮相当于西医的带状疱疹，又名缠腰火丹，亦称为火带疮、蛇丹、蜘蛛疮等。

特点：①皮肤上出现红斑、水疱或丘疱疹。累累如串珠，排列成带状，沿一侧周围神经分布区出现。②局部刺痛，或伴臖核肿大。③多数患者愈后很少复发，极少数患者可多次发病。

考点3★★★　蛇串疮的辨证论治

辨证分型	治法	代表方剂
肝经郁热证	清泄肝火，解毒止痛	龙胆泻肝汤加紫草、板蓝根、玄胡索等
脾虚湿蕴证	健脾利湿，解毒消肿	除湿胃苓汤加减
气滞血瘀证	理气活血，通络止痛	柴胡疏肝散合桃红四物汤加减

考点4★★　不同疣的特点与好发部位

1. 发于手背、手指、头皮等处者，称千日疮、疣目、枯筋箭或瘊子（相当于西医的寻常疣）。

2. 发于颜面、手背、前臂等处者，称扁瘊（相当于西医的扁平疣）。

3. 发于胸背部有脐窝的赘疣，称鼠乳（相当于西医的传染性软疣）。

4. 发于足跖部者，称跖疣（相当于西医的掌跖疣）。

5. 发于颈周围及眼睑部位，呈细软丝状突起者，称丝状疣或线瘊。

考点5★　寻常疣、扁平疣的辨证论治

	辨证分型	治法	代表方剂
寻常疣	风热血燥证	养血活血，清热解毒	治瘊方加板蓝根、夏枯草
	湿热血瘀证	清化湿热，活血化瘀	马齿苋合剂加薏苡仁、冬瓜仁
扁平疣	风热蕴结证	疏风清热，解毒散结	马齿苋合剂去桃仁、红花，加木贼草、郁金、浙贝母、板蓝根
	热瘀互结证	活血化瘀，清热散结	桃红四物汤加生黄芪、板蓝根、紫草、马齿苋、浙贝母、薏苡仁

考点6★★★　头癣、手足癣、体癣的特点

1. 头癣

（1）白秃疮　相当于西医的白癣。皮损特征为在头皮有圆形或不规则的覆盖灰白鳞屑的斑片。

（2）肥疮　相当于西医的黄癣，俗称"黄癞"。皮损特征为有黄癣痂堆积，有特殊的鼠尿臭，久之毛囊被破坏而成永久性脱发。

2. 手足癣

（1）鹅掌风　相当于西医的手癣。初起为掌心或指缝水疱，或掌部皮肤角化脱屑、水疱。水

疱多透明如晶，散在或簇集，瘙痒难忍。

（2）**脚湿气** 相当于西医的足癣。主要发生在趾缝，也见于足底。以皮下水疱、趾间浸渍糜烂、渗流滋水、角化过度、脱屑、瘙痒等为特征。

3. 体癣 皮损多呈钱币状、圆形，故名圆癣，亦称铜钱癣。发于股胯、外阴等处者，称阴癣（股癣）。皮损特征为环形、多环形、边界清楚，中心消退，外围扩张的斑块。

考点7★ 脂溢性皮炎的概念与特点

脂溢性皮炎因皮肤油腻，出现红斑，覆有鳞屑而得名，是发生在皮脂溢出部位的慢性炎症性皮肤病。表现为头发、皮肤多脂发亮，油腻，瘙痒，脱而复生。以青壮年为多见，乳儿期亦有发生。

考点8★ 脂溢性皮炎的辨证论治

辨证分型	治法	代表方剂
风热血燥证	祛风清热，养血润燥	消风散合当归饮子加减
肠胃湿热证	健脾除湿，清热止痒	参苓白术散合茵陈蒿汤

考点9★★ 油风的概念与特点

油风是一种头发突然发生斑块状脱落的慢性皮肤病。因头发脱落之处头皮光亮而得名，又称

"鬼舐头""鬼剃头"。

特点：突然发生斑片状脱发，脱发区皮肤变薄，多无自觉症状。可发生于任何年龄，多见于青年，男女均可发病。

考点 10 ★ 油风的辨证论治

辨证分型	治法	代表方剂
血热风燥证	凉血息风，养阴护发	四物汤合六味地黄汤加减
气滞血瘀证	通窍活血，祛瘀生发	通窍活血汤加减
气血两虚证	益气补血	八珍汤加减
肝肾不足证	滋补肝肾	七宝美髯丹加减

考点 11 ★ 黄水疮的概念与特点

黄水疮是一种发于皮肤的有传染性的化脓性皮肤病。中医古代文献又称为"滴脓疮""天疱疮"等。

特点：浅在性脓疱和脓痂，有接触传染和自体接种的特性，在托儿所、幼儿园或家庭中传播流行。

考点 12 ★ 黄水疮的辨证论治

辨证分型	治法	代表方剂
暑湿热蕴证	清暑利湿解毒	清暑汤加马齿苋、藿香
脾虚湿滞证	健脾渗湿	参苓白术散加冬瓜仁、广藿香

考点 13 ★　疥疮的病因病机

疥疮由人型疥虫通过密切接触而传染。其传染性很强,在家庭或集体宿舍中可相互传播,可因使用患者用过而未经消毒的衣服、被席、用具等传染而得。

考点 14 ★★★　疥疮的特点

1. 皮损好发于皮肤薄嫩和皱褶处。
2. 皮疹主要为红色小丘疹、丘疱疹、小水疱、隧道、结节和结痂。
3. 隧道为疥疮的特异性皮疹。
4. 患者常有奇痒,遇热或夜间尤甚,常影响睡眠。

考点 15 ★★★　疥疮的治疗

硫黄为治疗疥疮的特效药。

考点 16 ★★★　湿疮的概念与特点

湿疮是一种过敏性炎症性皮肤病,相当于西医的湿疹。

特点:对称分布,多形性损害,剧烈瘙痒,渗出倾向,反复发作,易成慢性。

考点 17 ★★★　湿疮的辨证论治

辨证分型	治法	代表方剂
湿热蕴肤证	清热利湿止痒	龙胆泻肝汤合萆薢渗湿汤加减
脾虚湿蕴证	健脾利湿止痒	除湿胃苓汤或参苓白术散加紫荆皮、地肤子、白鲜皮
血虚风燥证	养血润肤，祛风止痒	当归饮子或四物消风饮加丹参、鸡血藤、乌梢蛇

考点 18 ★★　婴儿湿疮的辨证论治

辨证分型	治法	代表方剂
胎火湿热证	凉血清火，利湿止痒	消风导赤汤加减
脾虚湿蕴证	健脾利湿	小儿化湿汤加土茯苓、鱼腥草

考点 19 ★　接触性皮炎的辨证论治

辨证分型	治法	代表方剂
风热蕴肤证	疏风清热止痒	消风散加紫荆皮（花）、僵蚕
湿热毒蕴证	清热祛湿，凉血解毒	龙胆泻肝汤合化斑解毒汤加减
血虚风燥证	养血润燥，祛风止痒	当归饮子合消风散加减

考点 20 ★　瘾疹的临床表现

1. 发病突然，皮损可发生于任何部位。
2. 形态不一、大小不等的红色或白色风团，境界清楚,一般迅速消退,不留痕迹。

3. 不断成批出现,时隐时现。

4. 如侵犯消化道黏膜,可伴有恶心呕吐、腹痛、腹泻等症状;喉头和支气管受累时可导致喉头水肿及呼吸困难,甚至窒息。

考点 21★★　瘾疹的辨证论治

辨证分型	治法	代表方剂
风寒束表证	疏风散寒止痒	麻黄桂枝各半汤加减
风热犯表证	疏风清热止痒	消风散加减
胃肠湿热证	疏风解表,通腑泄热	防风通圣散加减
血虚风燥证	养血祛风,润燥止痒	当归饮子加减

考点 22★★★　牛皮癣的皮损特点

牛皮癣相当于西医的神经性皮炎。特点:①皮损多呈圆形或多角形的扁平丘疹,融合成片。②剧烈瘙痒。③搔抓后皮损肥厚,皮沟加深,皮嵴隆起,极易形成苔藓样变。

考点 23★★　牛皮癣的辨证论治

辨证分型	治法	代表方剂
肝郁化火证	疏肝理气,清肝泻火	龙胆泻肝汤加减
风湿蕴肤证	祛风利湿,清热止痒	消风散加减
血虚风燥证	养血润燥,息风止痒	当归饮子加减

考点 24 ★★　白疕（寻常型）的皮损特点

白疕相当于西医的银屑病。其特点是：在红斑上有松散的银白色鳞屑，抓之有薄膜及露水珠样出血点，病程长，反复发作，不易根治。

考点 25 ★★　白疕（寻常型）的辨证论治

辨证分型	治法	代表方剂
血热内蕴证	清热凉血，解毒消斑	犀角地黄汤加减
血虚风燥证	养血滋阴，润肤息风	当归饮子加减
气血瘀滞证	活血化瘀，解毒通络	桃红四物汤加减
湿毒蕴阻证	清利湿热，解毒通络	萆薢渗湿汤加减
火毒炽盛证	清热泻火，凉血解毒	清瘟败毒饮加减

考点 26 ★★　淋病的诊断

有不洁性交或间接接触传染史。潜伏期一般为 2～10 天，平均 3～5 天。

1. 男性淋病　一般症状和体征较明显。

急性淋病表现为尿道口红肿、发痒及轻度刺痛，继而有稀薄黏液流出，引起排尿不适，24 小时后症状加剧。排尿开始时尿道外口刺痛或灼热痛，排尿后疼痛减轻。尿道口溢脓，开始为浆液性分泌物，以后逐渐出现黄色黏稠的脓性分泌物。

慢性淋病表现为尿痛轻微，排尿时仅感尿道

灼热或轻度刺痛,尿道外口仅见少量稀薄浆液性分泌物。

2. 女性淋病 可无症状,或症状不明显。

考点 27★★★　淋病的辨证论治

辨证分型	治法	代表方剂
湿热毒蕴证(急性淋病)	清热利湿,解毒化浊	龙胆泻肝汤酌加土茯苓、红藤、萆薢等
阴虚毒恋证(慢性淋病)	滋阴降火,利湿祛浊	知柏地黄丸酌加土茯苓、萆薢等

考点 28★★　淋病的西医治疗

抗生素治疗选用青霉素类和壮观霉素(淋必治)。

考点 29★★　梅毒的诊断

一般有不洁性交史,或性伴侣有梅毒病史。

1. 一期梅毒 主要表现为疳疮(硬下疳)。

2. 二期梅毒 主要表现为杨梅疮。

3. 三期梅毒 亦称晚期梅毒,主要表现为杨梅结毒。

考点30 ★★★　梅毒的辨证论治

辨证分型	治法	代表方剂
肝经湿热证	清热利湿,解毒驱梅	龙胆泻肝汤酌加土茯苓、虎杖
血热蕴毒证	凉血解毒,泻热散瘀	清营汤合桃红四物汤加减
毒结筋骨证	活血解毒,通络止痛	五虎汤加减
肝肾亏损证	滋补肝肾,填髓息风	地黄饮子加减
心肾亏虚证	养心补肾,祛瘀通阳	苓桂术甘汤加减

考点31 ★★★　尖锐湿疣的诊断

1. 临床表现　有与尖锐湿疣患者不洁性交或生活接触史。外生殖器及肛门周围皮肤黏膜湿润区为好发部位。基本损害为淡红色或污秽色、柔软的表皮赘生物。赘生物大小不一,单个或群集分布,表面分叶或呈棘刺状,湿润,基底较窄或有蒂,但在阴茎体部可出现基底较宽的"无蒂疣"。

2. 辅助检查　醋酸白试验:用3%~5%的醋酸液涂擦或湿敷3~10分钟,阳性者局部变白,病灶稍隆起,在放大镜下观察更明显。组织病理学检查有特异性。

考点 32 ★★　　尖锐湿疣的辨证论治

辨证分型	治法	代表方剂
湿毒下注证	利湿化浊，清热解毒	萆薢化毒汤酌加黄柏、土茯苓、大青叶
湿热毒蕴证	清热解毒，化浊利湿	黄连解毒汤加苦参、萆薢、土茯苓、大青叶、马齿苋

第九单元　肛门直肠疾病

考点 1 ★★　　痔的分类

1. **内痔**　是发生于齿线上，由直肠上静脉丛瘀血、扩张、屈曲所形成的柔软静脉团，好发于膀胱截石位 3、7、11 点处，以便血、坠胀、肿块脱出为主要临床表现。

2. **外痔**　是发生于齿线下，由痔外静脉丛扩大、曲张，或痔外静脉丛破裂，或反复发炎，纤维增生所形成的疾病，以自觉坠胀、疼痛和有异物感为主要临床表现。

3. **混合痔**　是直肠上、下静脉丛瘀血、扩张、屈曲、相互沟通吻合而形成的静脉团。

考点2★★★　内痔的诊断

Ⅰ期内痔　无明显自觉症状,痔核小,无痔核脱出。

Ⅱ期内痔　周期性、无痛性便血,痔核较大,便时痔核能脱出肛外,便后能自行还纳。

Ⅲ期内痔　便血少或无便血,痔核大,呈灰白色,便时痔核经常脱出肛外,不能自行还纳。

Ⅳ期内痔　平时或腹压稍大时痔核即脱出肛外,手托亦常不能复位,痔核经常位于肛外。

考点3★　痔的治疗

1. 内治

辨证分型	治法	代表方剂
风伤肠络证	清热凉血祛风	凉血地黄汤或槐花散加减
湿热下注证	清热渗湿止血	脏连丸加减
气滞血瘀证	清热利湿,祛风活血	止痛如神汤加减
脾虚气陷证	补气升提	补中益气汤加减

2. 外治

(1) 熏洗法　适用于各期内痔及内痔脱出,或外痔肿胀明显,或脱肛者。

(2) 外敷法　适用于各期内痔、外痔感染发炎及手术后换药。

(3) 塞药法　适用于Ⅰ、Ⅱ期内痔。

(4) 枯痔法　适用于Ⅱ、Ⅲ期内痔。

3. 注射疗法

(1) 适应证　各期内痔，混合痔的内痔部分。

(2) 禁忌证　外痔、内痔伴有肛门周围急慢性炎症或腹泻，内痔伴有严重肺结核、高血压及肝肾疾病、血液病，因腹腔肿瘤引起的内痔，临产期孕妇。

4. 枯痔钉疗法　是运用枯痔钉插入痔核的腐蚀作用，使痔核干枯、坏死、脱落的一种传统中医治疗内痔的方法。由于本法治疗费时、并发症多，临床应用日渐减少。

(1) 适应证　各期内痔，混合痔的内痔部分。

(2) 禁忌证　各种外痔或有纤维化的内痔；伴有各种急性疾病或严重的慢性疾病；伴肛门及直肠急性炎症、腹泻、恶性肿瘤；有出血倾向者。

5. 手术治疗

(1) 痔切除术　适用于结缔组织性外痔和静脉曲张性外痔。

(2) 血栓性外痔剥离术　适用于血栓性外痔，痔核较大，血栓不易吸收，炎症局限者

(3) 外痔剥离内痔结扎术　适用于混合痔。

(4) 外切内注结扎术　适用于混合痔。

考点4★　息肉痔的概念

息肉痔是指直肠内黏膜上的赘生物，是一

种常见的直肠良性肿瘤。其临床特点为肿物蒂小质嫩，其色鲜红，便后出血。分为单发性和多发性两种，前者多见于儿童，后者多见于青壮年。

考点 5 ★★ 息肉痔注射疗法、结扎法、电烙法的适应证

1. **注射疗法** 适用于小儿无蒂息肉。
2. **结扎法** 适用于低位带蒂息肉。
3. **电烙法** 适用于较高位的小息肉。

考点 6 ★ 肛隐窝炎的主要症状、并发症及手术适应证

1. **主要症状** 自觉肛门部不适，排便时因粪便压迫肛隐窝，可感觉肛门疼痛，一般不甚剧烈，数分钟内消失。

2. **并发症** 肛隐窝炎是肛隐窝、肛门瓣发生的急慢性炎症性疾病，又称肛窦炎，常并发肛乳头炎、肛乳头肥大。肛隐窝炎是肛周化脓性疾病的重要诱因。

3. **手术适应证**

（1）**切开引流术** 适用于单纯肛隐窝炎或成脓者，或有隐性漏管者。

（2）**切除术** 适用于本病伴肛乳头肥大者。

考点7★★　肛痈的定义及特点

肛痈是指肛管直肠周围间隙发生急、慢性感染而形成的脓肿。相当于西医学的肛门直肠周围脓肿。

特点：多发病急骤，疼痛剧烈，伴高热，破溃后多形成肛漏。发病男性多于女性，尤以青壮年为多，主要表现为肛门周围疼痛、肿胀、有结块，伴有不同程度的发热、倦怠等全身症状。

考点8★★★　肛痈的治疗

1. 辨证论治

辨证分型	治法	代表方剂
热毒蕴结证	清热解毒	仙方活命饮、黄连解毒汤加减
火毒炽盛证	清热解毒透脓	透脓散加减
阴虚毒恋证	养阴清热，祛湿解毒	青蒿鳖甲汤合三妙丸加减

2. 手术方法

（1）脓肿一次切开法　适用于浅部脓肿。

（2）一次切开挂线法　适用于高位脓肿。

（3）分次手术　适用于体质虚弱或不愿住院治疗的深部脓肿。

考点9★★★　肛漏的临床表现与分类

1. 临床表现　①流脓。②疼痛。③瘙痒。

2. 分类 以外括约肌深部画线为标志,漏管经过此线以上者为高位,在此线以下者为低位。其分类如下:①低位单纯性肛漏:只有一个漏管,并通过外括约肌深层以下,内口在肛窦附近。②低位复杂性肛漏:漏管在外括约肌深层以下,有两个以上外口,或两条以上管道,内口在肛窦部位。③高位单纯性肛漏:仅有一条管道,漏管穿过外括约肌深层以上,内口位于肛窦部位。④高位复杂性肛漏:有两个以上外口及管道有分支窦道,其主管道通过外括约肌深层以上,有一个或两个以上内口。

考点 10 ★ ★ ★　肛漏切开疗法和挂线疗法的适应证

1. 切开疗法 适用于低位单纯性肛漏和低位复杂性肛漏。对高位肛漏切开时,必须配合挂线疗法,以免造成肛门失禁。

2. 挂线疗法 适用于距离肛门4cm以内,有内外口的低位肛漏,亦作为复杂性肛漏切开疗法或切除疗法的辅助方法。

考点 11 ★　肛裂的定义与特点

肛管的皮肤全层纵行裂开并形成感染性溃疡者称肛裂。临床上以肛门周期性疼痛、出血、便秘为主要特点。中医将本病称为"钩肠痔""裂痔"等。

考点 12 ★★　肛裂的主要症状与分类

1. 主要症状　①周期性疼痛。②出血。③便秘。

2. 分类

（1）早期肛裂　发病时间较短，仅在肛管皮肤见一个小的溃疡，创面浅而色鲜红，边缘整齐而有弹性。

（2）陈旧性肛裂　裂口、栉膜带、赘皮性外痔、单口内漏、肛窦炎、肛乳头炎和肛乳头肥大等六种病理改变，成为陈旧性肛裂的特征。

考点 13 ★　肛裂的辨证论治

辨证分型	治法	代表方剂
血热肠燥证	清热润肠通便	凉血地黄汤合脾约麻仁丸
阴虚津亏证	养阴清热润肠	润肠汤
气滞血瘀证	理气活血，润肠通便	六磨汤加红花、桃仁、赤芍等

考点 14 ★★★　肛裂手术治疗的不同方法及其适应证

1. 扩肛法　适用于早期肛裂，无结缔组织外痔、肛乳头肥大等合并症者。

2. 切开疗法　适用于陈旧性肛裂，伴有结缔组织外痔、肛乳头肥大等。

3. 肛裂侧切术 适用于不伴有结缔组织外痔、皮下漏等的陈旧性肛裂。

4. 纵切横缝法 适用于陈旧性肛裂伴有肛管狭窄者。

考点 15 ★★★ 直肠脱垂的分度

1. Ⅰ度脱垂 为直肠黏膜脱出，脱出物淡红色，长 3~5cm，触之柔软，无弹性，不易出血，便后可自行回纳。

2. Ⅱ度脱垂 为直肠全层脱出，脱出物长 5~10cm，呈圆锥状，淡红色，表面为环状而有层次的黏膜皱襞，触之较厚，有弹性，肛门松弛，便后有时要用手回复。

3. Ⅲ度脱垂 直肠及部分乙状结肠脱出，长达 10cm 以上，呈圆柱形，触之很厚，肛门松弛无力。

考点 16 ★ 脱肛的辨证论治

辨证分型	治法	代表方剂
脾虚气陷证	补气升提，收敛固涩	补中益气汤加减
湿热下注证	清热利湿	萆薢渗湿汤加减

考点 17 ★ 脱肛的注射疗法

1. 黏膜下注射法 适用于Ⅰ、Ⅱ度直肠脱垂，以治疗Ⅰ度直肠脱垂效果最好。

2. 直肠周围注射法 适用于Ⅱ、Ⅲ度直肠脱垂。

考点 18★★　锁肛痔的主要症状及常用检查方法

1. 主要症状 初期表现为直肠黏膜或肛门皮肤有一突起小硬结，无明显症状，病情进一步发展可出现一系列症状。①便血是直肠癌最常见的早期症状。②排便习惯改变也是直肠癌常见的早期症状。③大便变形。④转移征象。

2. 常用检查方法 直肠指检是诊断直肠癌最重要的方法。

第十单元　泌尿男性疾病

考点 1★★　子痈的概念及特点

子痈是指睾丸及附睾的化脓性疾病。中医称睾丸和附睾为肾子，故以名之。临证中分急性子痈与慢性子痈，以睾丸或附睾肿胀疼痛为特点。相当于西医的急、慢性附睾炎或睾丸炎。

考点 2★★　子痈的辨证论治

辨证分型	治法	代表方剂
湿热下注证	清热利湿，解毒消肿	枸橘汤或龙胆泻肝汤加减
气滞痰凝证	疏肝理气，化痰散结	橘核丸加减

考点 3★　子痰的含义、特点

子痰是发于肾子的疮痨性疾病。

特点：附睾有慢性硬结，逐渐增大，形成脓肿，溃破后脓液稀薄如痰，并夹有败絮样物质，易成窦道，经久不愈。中医文献称之为"穿囊漏"，相当于西医的附睾结核。

考点 4★　子痰的辨证论治

辨证分型	治法	代表方剂
浊痰凝结证	温经通络，化痰散结	阳和汤加减，配服小金丹
阴虚内热证	养阴清热，除湿化痰，佐以透脓解毒	滋阴除湿汤合透脓散加减
气血两亏证	益气养血，化痰消肿	十全大补汤加减，兼服小金丹

考点 5★★　阴茎痰核的概念及特点

阴茎痰核是指阴茎海绵体白膜发生纤维化硬结的一种疾病，相当于西医的阴茎硬结症。

特点：①多见于中年人。②阴茎背侧可触及硬结或条索状斑块。③无压痛。④大小不一,或单发或数个不等。⑤发展缓慢,从不破溃。⑥阴茎勃起时有疼痛或弯曲变形,严重者可影响性交,甚至引起阳痿。

考点6★★　阴茎痰核的治疗

痰浊凝结证　治法:温阳通脉,化痰散结。代表方剂:阳和汤合化坚二陈丸加减。

外治以阳和解凝膏或黑退消外敷。

考点7★　尿石症的诊断

1. **上尿路结石**　上尿路结石包括肾和输尿管结石,典型的临床症状是突然发作的肾或输尿管绞痛和血尿。疼痛为阵发性,并沿输尿管向下放射到下腹部、外阴部和大腿内侧。检查时肾区有叩击痛或压痛。

2. **膀胱结石**　膀胱结石的典型症状为排尿中断并引起疼痛,放射至阴茎头和远端尿道。

3. **尿道结石**　主要表现为排尿困难,排尿费力,呈点滴状,或出现尿流中断及急性尿潴留。排尿时疼痛明显,可放射至阴茎头部,后尿道结石可伴有会阴和阴囊部疼痛。

考点8★★　尿石症的辨证论治

结石横径小于1cm,且表面光滑,无肾功能损害者,可采用中药排石。

辨证分型	治法	代表方剂
湿热蕴结证	清热利湿,通淋排石	三金排石汤加减
气血瘀滞证	理气活血,通淋排石	金铃子散合石韦散加减
肾气不足证	补肾益气,通淋排石	济生肾气丸加减

考点 9 ★★★　慢性前列腺炎的辨证论治

临床以辨证论治为主,抓住肾虚(本)、湿热(标)、瘀滞(变)三个基本病理环节。

辨证分型	治法	代表方剂
湿热蕴结证	清热利湿	八正散或龙胆泻肝汤加减
气滞血瘀证	活血祛瘀,行气止痛	前列腺汤加减
阴虚火旺证	滋阴降火	知柏地黄汤加减
肾阳虚损证	补肾助阳	济生肾气丸加减

考点 10 ★★　前列腺增生症的辨证论治

辨证分型	治法	代表方剂
湿热下注证	清热利湿,消瘀通闭	八正散加减
脾肾气虚证	补脾益气,温肾利尿	补中益气汤加菟丝子、肉苁蓉、补骨脂、车前子等
气滞血瘀证	行气活血,通窍利尿	沉香散加减
肾阴亏虚证	滋补肾阴,通窍利尿	知柏地黄丸加丹参、琥珀、王不留行、地龙等
肾阳不足证	温补肾阳,通窍利尿	济生肾气丸加减

考点 11★★★ 慢性前列腺炎与前列腺增生症鉴别表

鉴别要点 \ 病名	慢性前列腺炎	前列腺增生症
中医病名	精浊	精癃
好发年龄	中青年男性	55岁以上的老年男性
临床症状	①尿频、尿急、尿痛、尿道内灼热不适或排尿不净之感,滴白。②腰骶、腹股沟、下腹及会阴部等处坠胀隐痛,有时可牵涉到耻骨上、阴茎、睾丸及股内侧。③阳痿、早泄、遗精或射精痛等。④头晕、耳鸣、失眠多梦、腰酸乏力等神经衰弱症状	①进行性尿频,以夜间为明显,并伴排尿困难,尿线变细。②可出现假性尿失禁。③急性尿潴留,严重者可引起肾功能损伤。④可并发尿路感染、膀胱结石、疝气或脱肛等
直肠指检	前列腺正常大小,或稍大或稍小,轻度压痛,可表现出软硬不均或缩小变硬等异常现象	前列腺常增大,表面光滑,中等硬度,富有弹性,中央沟变浅或消失
前列腺液检查	①白细胞在10个以上。②卵磷脂小体减少	可无异常

第十一单元 其他外科疾病

考点1★★★ 烧伤面积的计算方法

1. **手掌法** 伤员本人五指并拢时，一只手掌的面积占体表面积的1%。此法常用于小面积或散在烧伤的计算。

2. **中国九分法** 将全身体表面积分为11个9等份。成人头、面、颈部为9%；双上肢为2×9%；躯干前后包括外阴部为3×9%；双下肢包括臀部为5×9%+1%。

3. **儿童烧伤面积计算法**
头颈面部：9+（12-年龄）
双下肢：46-（12-年龄）

考点2★★★ 烧伤深度的分类

分度	深度	创面表现	创面无感染的愈合过程
Ⅰ度(红斑)	达表皮角质层	红肿热痛，感觉过敏，表面干燥	2~3天后脱屑痊愈，无瘢痕

续表

分度		深度	创面表现	创面无感染的愈合过程
Ⅱ度(水疱)	浅Ⅱ度	达真皮浅层，部分生发层健在	剧痛，感觉过敏，有水疱，基底部呈均匀红色，潮湿，局部肿胀	1~2周愈合，无瘢痕，有色素沉着
	深Ⅱ度	达真皮深层，有皮肤附件残留	痛觉消失，有水疱，基底苍白，间有红色斑点，潮湿	3~4周愈合，可有瘢痕
Ⅲ度(焦痂)		达皮肤全层，甚至伤及皮下组织、肌肉和骨骼	痛觉消失，无弹力，坚硬如皮革样，蜡白、焦黄或炭化，干燥。干后皮下静脉阻塞如树枝状	2~4周焦痂脱落，形成肉芽创面，除小面积外，一般均进行植皮才能愈合，可形成瘢痕和瘢痕挛缩

考点3★★★ 我国常见毒蛇的种类、有毒蛇与无毒蛇的区别

神经毒者有银环蛇、金环蛇、海蛇；血循毒者有蝰蛇、尖吻蝮蛇、竹叶青蛇和烙铁头蛇；混合毒者有眼镜蛇、眼镜王蛇和蝮蛇。

有毒蛇咬伤后,患部有粗大而深的毒牙痕,一般有2~4个毒牙痕。无毒蛇咬伤后牙痕呈锯齿状或弧形,数目多,浅小,大小一致,间距密。

考点4★★　破伤风的分期及临床表现

1. 潜伏期
2. 前驱期　下颌微感紧张酸胀,咀嚼无力,张口略感不便。
3. 发作期　典型的发作症状是全身或局部肌肉强直性痉挛和阵发性抽搐。肌肉强直性痉挛首先从头面部开始,进而延展至躯干四肢。其顺序为咀嚼肌、面肌、颈项肌、背腹肌、四肢肌群、膈肌和肋间肌。
4. 后期

考点5★★　肠痈的诊断要点

转移性右下腹痛和右下腹局限性压痛。

考点6★★　肠痈的辨证论治

辨证分型	治法	代表方剂
瘀滞证	行气活血,通腑泄热	大黄牡丹汤合红藤煎剂加减
湿热证	通腑泄热,解毒利湿透脓	复方大柴胡汤加减
热毒证	通腑排脓,养阴清热	大黄牡丹汤合透脓散加减

第十二单元　周围血管疾病

考点1★★　股肿的含义与特点

股肿是指血液在深静脉血管内发生异常凝固，而引起静脉阻塞、血液回流障碍的疾病。相当于西医的下肢深静脉血栓形成，以往称血栓性深静脉炎。

特点：表现为肢体肿胀、疼痛、局部皮温升高和浅静脉怒张四大症状，好发于下肢髂股静脉和股腘静脉，可并发肺栓塞和肺梗塞而危及生命。

考点2★★　股肿的辨证论治

辨证分型	治法	代表方剂
湿热下注证	清热利湿，活血化瘀	四妙勇安汤加味
血脉瘀阻证	活血化瘀，通络止痛	活血通脉汤加减
气虚湿阻证	益气健脾，祛湿通络	参苓白术散加味

考点3★　血栓性浅静脉炎的临床表现

发病多见于筋瘤后期，部位以四肢多见（尤其多见于下肢），次为胸腹壁等处。

1. 初期（急性期）　在浅层脉络（静脉）径路上出现条索状柱，患处疼痛，皮肤发红，触之较硬，扪之发热，按压疼痛明显，肢体沉重，一般无全身症状。

2. 后期（慢性期） 患处遗有一条索状物，其色黄褐，按之如弓弦，可有按压疼痛，或结节破溃形成臁疮。

考点 4 ★　　血栓性浅静脉炎的辨证论治

辨证分型	治法	代表方剂
湿热瘀阻证	清热利湿，解毒通络	二妙散合茵陈赤豆汤加减
血瘀湿阻证	活血化瘀，行气散结	活血通脉汤加减
肝郁蕴结证	疏肝解郁，活血解毒	柴胡清肝汤或复元活血汤

考点 5 ★★　　筋瘤的定义

筋瘤是以筋脉色紫、盘曲突起状如蚯蚓、形成团块为主要表现的浅表静脉病变。相当于西医的下肢静脉曲张。

考点 6 ★★　　筋瘤的辨证论治

辨证分型	治法	代表方剂
劳倦伤气证	补中益气，活血舒筋	补中益气汤加减
寒湿凝筋证	暖肝散寒，益气通脉	暖肝煎合当归四逆汤加减
外伤瘀滞证	活血化瘀，和营消肿	活血散瘀汤加减

考点 7★★　臁疮的辨证论治

辨证分型	治法	代表方剂
湿热下注证	清热利湿,和营解毒	二妙丸合五神汤加减
气虚血瘀证	益气活血,祛瘀生新	补阳还五汤合四妙汤加减

考点 8★★　脱疽的特点

好发于四肢末端,以下肢多见,初起患肢末端发凉,怕冷,苍白,麻木,可伴间歇性跛行,继则疼痛剧烈,日久患趾(指)坏死变黑,甚至趾(指)节脱落。

考点 9★★　脱疽的辨证论治

辨证分型	治法	代表方剂
寒湿阻络证	温阳散寒,活血通络	阳和汤加减
血脉瘀阻证	活血化瘀,通络止痛	桃红四物汤加减
湿热毒盛证	清热利湿,解毒活血	四妙勇安汤加减
热毒伤阴证	清热解毒,养阴活血	顾步汤加减
气阴两虚证	益气养阴	黄芪鳖甲汤加减

执业医师资格考试考点速记突破胜经丛书

中医执业医师资格考试
考点速记突破胜经
（下册）

田 磊 编著

中国中医药出版社
·北 京·

图书在版编目（CIP）数据

中医执业医师资格考试考点速记突破胜经：全2册/田磊编著.—北京：中国中医药出版社，2018.12
（执业医师资格考试考点速记突破胜经丛书）
ISBN 978-7-5132-5364-2

Ⅰ.①中… Ⅱ.①田… Ⅲ.①中医师-资格考试-自学参考资料 Ⅳ.①R2

中国版本图书馆CIP数据核字（2018）第262909号

中国中医药出版社出版

北京市朝阳区北三环东路28号易亨大厦16层
邮政编码 100013
传真 010-64405750
山东百润本色印刷有限公司印刷
各地新华书店经销

开本 787×1092 1/32 印张 22.5 字数 378 千字
2018年12月第1版 2018年12月第1次印刷
书号 ISBN 978-7-5132-5364-2

定价 79.00元（含上、下册）
网址 www.cptcm.com

社 长 热 线 010-64405720
购 书 热 线 010-89535836
维 权 打 假 010-64405753

微信服务号 zgzyycbs
微商城网址 https://kdt.im/LIdUGr
官 方 微 博 http://e.weibo.com/cptcm
天猫旗舰店网址 https://zgzyycbs.tmall.com

如有印装质量问题请与本社出版部联系（010-64405510）
版权专有 侵权必究

执业医师资格考试考点速记突破胜经丛书 编委会

主　编　田　磊
副主编　周明旺　左玉霞　田泾市
编　委　张　超　张　峦　郭琛英
　　　　曹粟满　刘　婷　胡丽鸽

前言

执业医师资格考试是行业准入考试,是评价申请医师资格者是否具备从事医师工作所必需的专业知识与技能的考试。其考察知识面广,难度较高,每年总通过率多低于30%。因此,执业医师考试是所有医学生成为一名真正大夫之前都必须经过的一个严格的考验。

通过多年的执业医师考培经历,我发现很多考生之所以无法顺利通过执业医师资格考试,究其原因,并不一定是努力不足,更不存在智力缺陷。他们不能拿到执业医师证一个最重要的原因就是对执业医师考试缺乏必要的了解,不知道哪些知识是考试重点。

另外,就是考试科目多。以中西医结合执业医师考试为例,考试涉及的科目就有14门,涵盖了中医基础、中西医临床、西医基础、伦理法规等多个方面的内容,基本上医学生本科5年所学的主干课程都要考到,时间短,任务重,如果不了解考试的重点,眉毛胡子一把抓,想通过考试,比登天还难。

针对以上两个方面的原因,为了帮助广大考生顺利通过执业医师考试,我们特编写了这套

"执业医师资格考试考点速记突破胜经丛书",本套丛书突出应试教育模式,具有如下特色:

精 内容精。笔者认真研究历年执业医师资格考试考题发现这样一个规律,重要的知识点总是反复地被考到,只是可能会变化一下形式。大约90%的考题出自60%的知识点,而剩余40%的知识点很少考到甚至从未考到过。根据这种情况,结合笔者多年执业医师资格考试辅导经验,我们将执业医师资格考试的全部知识点进行分类,去粗取精,去掉很少出考题的40%的知识点。而对于常出考题的60%的知识点,我们也尽可能用精炼的语言表达其知识内涵,省略与考试无关的语言。

准 考点选择准确。本书所载考点是笔者通过近十年执业医师资格考试辅导经验筛选出来的,均为执业医师资格考试常考点。并且,我根据其考题出现的频率,将筛选出来的考点分为三类,用"★"号进行标记:★★★表明本考点最为重要;★★表明重要性次之;★最次。只要将本书所载考点弄懂、记准80%以上,就一定能通过执业医师资格考试。

简 简化复习过程。执业医师资格考试涉及科目内容极多,绝大多数的医考辅导书籍页数在1000页以上,字数达200万,需要考生自己在厚厚的书籍里去搜寻考点,费时费力,且复习效果欠佳。本书将复杂的医考内容以考点形式呈现，考试会考什么，考生要学什么，一目了然。并且，本书字数较少，篇幅较小，仅相当于其他辅导书籍篇幅的1/10，而核心考点却能全部覆盖。用本书来备战执业医师资格考试，极大简化了执业医师资格考试的复习过程。

便 便有两层意思，一是方便记忆。本书将考试大纲中较杂乱的内容用表格的方式展现，对于考生头痛的记忆性内容，如中药、方剂、针灸等科目则配有记忆的口诀、歌诀，方便考生的学习和记忆。二是方便携带。本书内容精简，为小32开口袋书，可随身携带，考生可以在等公交车、排队等零碎的时间用本书学习，也许等公交车时记下的一个考点就能决定你今年是否能拿到执业医师资格证书。

我相信，只要考生认真学习，在本书的帮助下一定能够顺利通过执业医师资格考试，成为一名名副其实的医生！

田 磊

2018年10月

目 录

中医基础理论

第一单元　中医学理论体系的主要特点 …… 3
第二单元　精气学说 …………………… 5
第三单元　阴阳学说 …………………… 6
第四单元　五行学说 …………………… 10
第五单元　藏象学说 …………………… 14
第六单元　五脏 ………………………… 15
第七单元　六腑 ………………………… 24
第八单元　奇恒之腑 …………………… 26
第九单元　精、气、血、津液、神 …… 27
第十单元　经络 ………………………… 34
第十一单元　体质 ……………………… 37
第十二单元　病因 ……………………… 38
第十三单元　发病 ……………………… 43
第十四单元　病机 ……………………… 46
第十五单元　防治原则 ………………… 55
第十六单元　养生与寿夭 ……………… 59

中医诊断学

第一单元	望诊	63
第二单元	望舌	72
第三单元	闻诊	76
第四单元	问诊	78
第五单元	脉诊	84
第六单元	八纲辨证	86
第七单元	病因辨证	90
第八单元	气血津液辨证	92
第九单元	脏腑辨证	94
第十单元	六经辨证	101
第十一单元	卫气营血辨证	104
第十二单元	三焦辨证	106

中药学

第一单元	总论	109
第二单元	解表药	112
第三单元	清热药	114
第四单元	泻下药	118
第五单元	祛风湿药	119
第六单元	化湿药	120
第七单元	利水渗湿药	121
第八单元	温里药	123
第九单元	理气药	123

目 录

第十单元　消食药 …………………………… *124*
第十一单元　驱虫药 …………………………… *125*
第十二单元　止血药 …………………………… *125*
第十三单元　活血化瘀药 ……………………… *127*
第十四单元　化痰止咳平喘药 ………………… *129*
第十五单元　安神药 …………………………… *130*
第十六单元　平肝息风药 ……………………… *131*
第十七单元　开窍药 …………………………… *132*
第十八单元　补虚药 …………………………… *133*
第十九单元　收涩药 …………………………… *136*
第二十单元　攻毒杀虫止痒药 ………………… *137*
第二十一单元　拔毒化腐生肌药 ……………… *138*

方 剂 学

第一单元　总论 ………………………………… *141*
第二单元　解表剂 ……………………………… *142*
第三单元　泻下剂 ……………………………… *148*
第四单元　和解剂 ……………………………… *153*
第五单元　清热剂 ……………………………… *156*
第六单元　祛暑剂 ……………………………… *166*
第七单元　温里剂 ……………………………… *168*
第八单元　表里双解剂 ………………………… *172*
第九单元　补益剂 ……………………………… *174*
第十单元　固涩剂 ……………………………… *184*
第十一单元　安神剂 …………………………… *189*

第十二单元	开窍剂	191
第十三单元	理气剂	192
第十四单元	理血剂	197
第十五单元	治风剂	203
第十六单元	治燥剂	208
第十七单元	祛湿剂	211
第十八单元	祛痰剂	221
第十九单元	消食剂	226
第二十单元	驱虫剂	228

中医内科学

第一单元	肺系病证	231
第二单元	心系病证	238
第三单元	脑系病证	240
第四单元	脾胃病证	248
第五单元	肝胆病证	257
第六单元	肾系病证	262
第七单元	气血津液病证	267
第八单元	肢体经络病证	279

中医外科学

第一单元	中医外科疾病的病因病机	285
第二单元	中医外科疾病辨证	285
第三单元	中医外科疾病治法	290
第四单元	疮疡	294

目录

第五单元	乳房疾病	302
第六单元	瘿	308
第七单元	瘤、岩	310
第八单元	皮肤及性传播疾病	313
第九单元	肛门直肠疾病	324
第十单元	泌尿男性疾病	332
第十一单元	其他外科疾病	337
第十二单元	周围血管疾病	340

中医妇科学

第一单元	绪论	345
第二单元	女性生殖器官	345
第三单元	女性生殖生理	346
第四单元	妇科疾病的病因病机	347
第五单元	月经病	348
第六单元	带下病	360
第七单元	妊娠病	361
第八单元	产后病	369
第九单元	妇科杂病	374
第十单元	计划生育	379

中医儿科学

第一单元	儿科学基础	383
第二单元	儿童保健	386
第三单元	新生儿疾病	387

第四单元	肺系病证	390
第五单元	脾系病证	395
第六单元	心肝病证	400
第七单元	肾系病证	406
第八单元	传染病	409
第九单元	虫证	416
第十单元	其他疾病	417

针灸学

第一单元	特定穴	423
第二单元	腧穴的定位方法	429
第三单元	手太阴肺经、腧穴	431
第四单元	手阳明大肠经、腧穴	433
第五单元	足阳明胃经、腧穴	435
第六单元	足太阴脾经、腧穴	438
第七单元	手少阴心经、腧穴	441
第八单元	手太阳小肠经、腧穴	442
第九单元	足太阳膀胱经、腧穴	444
第十单元	足少阴肾经、腧穴	449
第十一单元	手厥阴心包经、腧穴	451
第十二单元	手少阳三焦经、腧穴	453
第十三单元	足少阳胆经、腧穴	455
第十四单元	足厥阴肝经、腧穴	458
第十五单元	督脉、腧穴	460
第十六单元	任脉、腧穴	463

目 录

第十七单元　内科病证的针灸治疗 …………… 465
第十八单元　妇儿科病证的针灸治疗 …………… 471
第十九单元　皮外骨伤科病证的针灸治疗 …… 473
第二十单元　五官科病证的针灸治疗 …………… 475
第二十一单元　其他病证的针灸治疗 …………… 477

诊断学基础

第一单元　症状学 ……………………………… 481
第二单元　检体诊断 …………………………… 490
第三单元　实验室诊断 ………………………… 518
第四单元　心电图诊断 ………………………… 532
第五单元　影像诊断 …………………………… 537

内科学

第一单元　呼吸系统疾病 ……………………… 545
第二单元　循环系统疾病 ……………………… 553
第三单元　消化系统疾病 ……………………… 566
第四单元　泌尿系统疾病 ……………………… 573
第五单元　血液系统疾病 ……………………… 576
第六单元　内分泌与代谢疾病 ………………… 580
第七单元　结缔组织病 ………………………… 586
第八单元　神经系统疾病 ……………………… 589
第九单元　常见急危重症 ……………………… 592

传染病学

第一单元	传染病学总论	605
第二单元	病毒感染	608
第三单元	细菌感染	629
第四单元	消毒与隔离	640

医学伦理学

第一单元	医学伦理学概述	645
第二单元	医学伦理学的历史发展	647
第三单元	医学伦理学的理论基础	649
第四单元	医学道德的规范体系	651
第五单元	医患关系道德	654
第六单元	临床诊疗工作中的道德	657
第七单元	医学科研工作的道德	659
第八单元	医学道德的评价、教育和修养	660
第九单元	生命伦理学	661

卫生法规

第一单元	卫生法概述	665
第二单元	卫生法律责任	666
第三单元	《中华人民共和国执业医师法》	668
第四单元	《中华人民共和国药品管理法》	671
第五单元	《中华人民共和国传染病防治法》	676

目 录

第六单元 《突发公共卫生事件应急条例》 … 677
第七单元 《医疗事故处理条例》 ………… 679
第八单元 《中华人民共和国中医药条例》 … 681
第九单元 《医疗机构从业人员行为规范》 … 683

中医妇科学

中医妇科学复习攻略

第一单元 绪论

考点★★ 各历史时期中医妇科主要著作

主要著作	主要内容及其影响
《经效产宝》	主张妊娠期以养胎保胎为主,是第一部妇产科专著
《妇人大全良方》	首先提出"妇人以血为本"的观点,是妇产科史上的划时代巨著
《邯郸遗稿》	明代赵献可撰。重脾肾,倡命门学说

第二单元 女性生殖器官

考点1★★★ 女性生殖器官的别称

外阴别称阴户、四边。
阴道亦称产道。
宫颈口别称子门。

考点2★ 女性生殖器官的功能

胞宫的生理功能:主司月经,孕育胎儿,分泌带液,发动分娩,排泄恶露。

第三单元　女性生殖生理

考点1★★　月经的生理

月经初潮年龄为13~15岁。月经周期为28~30天。经期（又称为行经期）为3~7天。月经量为50~80mL。

正常月经质色描述：色红略暗，质地正常，不凝结，无血块，无异味。

特殊的月经现象：①并月：身体无病，但月经定期2个月来潮一次。②居经：或称季经，身体无病，但月经定期3个月来潮一次。③避年：身体无病，但月经1年来潮一次。④暗经：月经终生不潮但却能受孕。⑤激经：又称盛胎或垢胎，受孕初期仍能按月经周期有少量出血而无损于胎儿者。

考点2★★★　月经产生的机理

1. **脏腑与月经**　五脏与月经都有关系，但与月经产生密切相关的是肾、肝、脾，其中最密切的是肾。

2. **天癸与月经**　天癸，男女都有，是肾中精气充盛到一定程度时体内出现的具有促进人体生长、发育、生殖功能的一种精微物质。天癸来源于先天肾气，靠后天水谷精微不断滋养，逐渐成熟，后又随肾气的虚衰而竭止。

3. 气血与月经

4. 经络与月经 与妇女月经有关的经络有奇经八脉当中的冲、任、督、带。其中冲、任、督均起源于胞中，"一源而三歧"。

考点3★★★　妊娠的生理现象

①月经停闭。②脉滑。③妊娠反应。④子宫增大。⑤乳房变化：乳房自孕早期开始增大、发胀。乳头增大变黑，易勃起。乳晕加大变黑，乳晕外周有散在褐色小结节状隆起。⑥下腹膨隆。

考点4★★★　预产期的计算方法

从末次月经的第1天算起，月数加9（或减3），日数加7（阴历则加14）。

第四单元　妇科疾病的病因病机

考点1★★★　妇科疾病的病因

1. 寒、热、湿邪
2. 情志因素　七情内伤的病机复杂，关键为气机逆乱，以怒、思、恐为害尤甚。

3. **生活因素** ①房劳多产。②饮食不节。③劳逸失常。④跌仆损伤。⑤调摄失宜。

4. **体质因素**

考点 2★★ 妇科疾病的病机

1. **脏腑功能失常** 人体是以五脏为中心的有机整体，脏腑生理功能的紊乱和脏腑气血阴阳的失调，均可导致妇产科疾病，其中关系最密切的是肾、肝、脾三脏。

2. **气血失调**

3. **冲任督带损伤**

4. **胞宫、胞脉、胞络受损**

5. **肾-天癸-冲任-胞宫轴失调**

第五单元 月经病

考点 1★ 月经先期的定义

月经周期提前 1~2 周，连续 2 个月经周期以上者，称为"月经先期"，亦称"经期超前"或"经早"。

考点 2 ★★★　月经先期的辨证论治

证候分型		治法	代表方剂
气虚证	脾气虚证	补脾益气，摄血调经	补中益气汤或归脾汤
	肾气虚证	补益肾气，固冲调经	固阴煎或归肾丸
血热证	阳盛血热证	清热凉血调经	清经散
	阴虚血热证	养阴清热调经	两地汤
	肝郁血热证	疏肝清热，凉血调经	丹栀逍遥散

考点 3 ★　月经后期的定义

月经周期错后 7 天以上，甚至 3~5 个月一行，经期正常，连续 2 个月经周期以上者，称为"月经后期"。

考点 4 ★★★　月经后期的辨证论治

证候分型		治法	代表方剂
肾虚证		补肾养血调经	当归地黄饮
血虚证		补血益气调经	大补元煎
血寒证	虚寒证	扶阳祛寒调经	温经汤（《金匮要略》）或艾附暖宫丸
	实寒证	温经散寒调经	温经汤（《妇人大全良方》）
气滞证		理气行滞调经	乌药汤
痰湿证		燥湿化痰，活血调经	芎归二陈汤

考点 5 ★　月经先后无定期的定义

月经周期或前或后 7 天以上，连续 3 个周期以上者，称为"月经先后无定期"。

考点 6 ★ ★ ★　月经先后无定期的辨证论治

证候分型	治法	代表方剂
肝郁证	疏肝理气调经	逍遥散
肾虚证	补肾调经	固阴煎
脾虚证	补脾益气，养血调经	归脾汤

考点 7 ★ ★　月经过多的辨证论治

证候分型	治法	代表方剂
气虚证	补气摄血固冲	举元煎或安冲汤
血热证	清热凉血，固冲止血	保阴煎加地榆、茜草
血瘀证	活血化瘀止血	失笑散加益母草、三七、茜草

考点 8 ★ ★　月经过少的辨证论治

证候分型	治法	代表方剂
肾虚证	补肾益精，养血调经	归肾丸或当归地黄饮
血虚证	养血益气调经	滋血汤或小营煎
血瘀证	活血化瘀调经	桃红四物汤或通瘀煎
痰湿证	化痰燥湿调经	苍附导痰丸或二陈加芎归汤

考点 9 ★　经期延长的定义

月经周期正常，行经时间超过 7 天以上，甚或 2 周方净者，称为"经期延长"。

考点 10 ★★★　经期延长的辨证论治

证候分型	治法	代表方剂
气虚证	补气摄血，固冲调经	举元煎加阿胶、炒艾叶、乌贼骨
虚热证	养阴清热止血	两地汤合二至丸、四乌贼骨一芦茹丸或固经丸
血瘀证	活血祛瘀止血	桃红四物汤合失笑散加味或桂枝茯苓丸加味

考点 11 ★　经间期出血的定义

月经周期基本正常，在两次月经之间，即氤氲之时，发生周期性出血者，称为"经间期出血"。

考点 12 ★★★　经间期出血的辨证论治

证候分型	治法	代表方剂
肾阴虚证	滋肾养阴，固冲止血	两地汤合二至丸或加减一阴煎
脾气虚证	健脾益气，固冲摄血	归脾汤
湿热证	清利湿热，固冲止血	清肝止淋汤去阿胶、红枣，加小蓟、茯苓
血瘀证	化瘀止血	逐瘀止血汤

考点 13 ★★　崩漏的定义

妇女**不在行经期间阴道突然大量出血，或淋沥下血不断者**，称为"崩漏"，前者称为"崩中"，后者称为"漏下"。经期延长达 2 周以上者，应属崩漏范畴。

考点 14 ★★　崩漏的病因病机

主要病机是冲任不固，不能制约经血，使子宫藏泻失常，引起冲任不固的常见原因有**肾虚、脾虚、血热和血瘀**。

考点 15 ★★★　崩漏的治疗原则和方法

崩漏的治疗原则为"**急则治其标，缓则治其本**"，灵活运用**塞流、澄源、复旧**三法。

考点 16 ★★★　崩漏的辨证论治

证候分型		治法	代表方剂
脾虚证		补气摄血，固冲止崩	固本止崩汤或固冲汤
肾虚证	肾气虚证	补肾益气，固冲止血	加减苁蓉菟丝子丸加党参、黄芪、阿胶
	肾阳虚证	温肾益气，固冲止血	右归丸加党参、黄芪、田七
	肾阴虚证	滋肾益阴，固冲止血	左归丸合二至丸或滋阴固气汤

续表

证候分型		治法	代表方剂
血热证	虚热证	养阴清热，固冲止血	上下相资汤
	实热证	清热凉血，固冲止血	清热固经汤
血瘀证		活血化瘀，固冲止血	逐瘀止血汤或将军斩关汤

考点 17 ★★★　闭经的定义

女子年逾16周岁，月经尚未来潮，或月经来潮后又中断6个月以上者，称为"闭经"，前者为原发性闭经，后者为继发性闭经。

考点 18 ★　闭经的病因病机

闭经的发病机理主要是冲任气血失调，有虚、实两个方面，虚者由于精亏血少，冲任血海空虚，源断其流，无血可下；实者由于血流不通，冲任受限，血海阻隔，经血不得下行而致闭经。

考点 19 ★★★　闭经的辨证论治

证候分型	治法	代表方剂
气血虚弱证	益气养血调经	人参养荣汤
肾气亏损证	补肾益气，调理冲任	加减苁蓉菟丝子丸加淫羊藿、紫河车
阴虚血燥证	养阴清热调经	加减一阴煎加丹参、黄精、女贞子、制香附

续表

证候分型	治法	代表方剂
气滞血瘀证	理气活血,祛瘀通经	血府逐瘀汤或膈下逐瘀汤
痰湿阻滞证	健脾燥湿化痰,活血调经	四君子汤合苍附导痰丸加当归、川芎
寒凝血瘀证	温经散寒,活血调经	温经汤(《妇人大全良方》)

考点20★ 痛经的定义

凡在经期或经行前后,出现周期性小腹疼痛,或痛引腰骶,甚至剧痛晕厥者,称为"痛经",亦称"经行腹痛"。

考点21★ 痛经的病因病机

病位在子宫、冲任,以"不通则痛"或"不荣则痛"为主要病机。

考点22★★★ 痛经的辨证论治

证候分型	治法	代表方剂
气滞血瘀证	理气行滞,化瘀止痛	膈下逐瘀汤
寒凝血瘀证	温经散寒,化瘀止痛	少腹逐瘀汤或温经散寒汤
湿热瘀阻证	清热除湿,化瘀止痛	清热调血汤加车前子、薏苡仁、败酱草或银甲丸
气血虚弱证	益气养血,调经止痛	圣愈汤或黄芪建中汤或养血和血汤
肾气亏损证	补肾益精,养血止痛	益肾调经汤或调肝汤
阳虚内寒证	温经扶阳,暖宫止痛	温经汤(《金匮要略》)加附子、艾叶、小茴香

考点 23 ★★　经行乳房胀痛的辨证论治

证候分型	治法	代表方剂
肝气郁结证	疏肝理气，和胃通络	逍遥散加麦芽、青皮、鸡内金
肝肾亏虚证	滋肾养肝，和胃通络	一贯煎或滋水清肝饮加麦芽、鸡内金
胃虚痰滞证	健胃祛痰，活血止痛	四物汤合二陈汤去甘草

考点 24 ★★　经行头痛的辨证论治

证候分型	治法	代表方剂
肝火证	清热平肝息风	羚角钩藤汤
血瘀证	化瘀通络	通窍活血汤
痰湿中阻证	燥湿化痰，通络止痛	半夏白术天麻汤加葛根、丹参
血虚证	养血益气	八珍汤加首乌、蔓荆子

考点 25 ★★　经行感冒的辨证论治

证候分型	治法	代表方剂
风寒证	解表散寒，和血调经	荆穗四物汤
风热证	疏风清热，和血调经	桑菊饮加当归、川芎
邪入少阳证	和解表里	小柴胡汤

考点 26 ★★　经行身痛的辨证论治

证候分型	治法	代表方剂
血虚证	养血益气，柔筋止痛	当归补血汤加白芍、鸡血藤、丹参、玉竹
血瘀证	活血通络，益气散寒止痛	趁痛散

考点 27 ★★★　经行泄泻的辨证论治

证候分型	治法	代表方剂
脾虚证	健脾渗湿，理气调经	参苓白术散
肾虚证	温阳补肾，健脾止泻	健固汤合四神丸

考点 28 ★★★　经行浮肿的辨证论治

证候分型	治法	代表方剂
脾肾阳虚证	温肾化气，健脾利水	肾气丸合苓桂术甘汤
气滞血瘀证	理气行滞，养血调经	八物汤加泽泻、益母草

考点 29 ★　经行吐衄的定义

每逢经期前后，或正值行经之时，出现周期性衄血或吐血者，亦称"倒经""逆经"。

考点 30 ★★★　经行吐衄的辨证论治

证候分型	治法	代表方剂
肝经郁火证	清肝调经	清肝引经汤
肺肾阴虚证	滋阴养肺	顺经汤或加味麦门冬汤

考点 31★　经行口糜的定义

每值临经前或经行时,口舌糜烂,如期反复发作者,称"经行口糜"。

考点 32★★　经行口糜的辨证论治

证候分型	治法	代表方剂
阴虚火旺证	滋阴降火	知柏地黄汤或上下相资汤
胃热熏蒸证	清胃泄热	凉膈散

考点 33★　经行风疹块的辨证论治

证候分型	治法	代表方剂
血虚证	养血祛风	当归饮子
风热证	疏风清热	消风散

考点 34★　经行发热的辨证论治

证候分型	治法	代表方剂
肝肾阴虚证	滋养肝肾,育阴清热	蒿芩地丹四物汤
血气虚弱证	补益血气,甘温除热	补中益气汤
瘀热壅阻证	化瘀清热	血府逐瘀汤加丹皮

考点 35 ★　经行情志异常的辨证论治

证候分型	治法	代表方剂
心血不足证	补血养心,安神定志	甘麦大枣汤合养心汤,去川芎、半夏曲
肝经郁热证	清肝泄热,解郁安神	丹栀逍遥散酌加川楝子、生龙齿、代赭石
痰火上扰证	清热化痰,宁心安神	生铁落饮加郁金、川连

考点 36 ★★　绝经前后诸证的定义

妇女在绝经前后,围绕着月经紊乱或绝经而出现烘热面赤,进而汗出,精神倦怠,烦躁易怒,头晕目眩,耳鸣心悸,失眠健忘,腰酸背痛,手足心热等症状,称"绝经前后诸证",又称"经断前后诸证"。本病相当于西医学的围绝经期综合征。

考点 37 ★　绝经前后诸证的病机

肾阴阳失调导致本病,另外,肾阴阳失调,常涉及其他脏腑,尤以心、肝、脾为主。

考点 38 ★★★　绝经前后诸证的辨证论治

证候分型	治法	代表方剂
肾阴虚证	滋养肾阴,佐以潜阳	左归丸合二至丸,加制首乌、龟甲

续表

证候分型	治法	代表方剂
肾阳虚证	温肾扶阳	右归丸加减
肾阴阳俱虚证	阴阳双补	二仙汤合二至丸,加菟丝子、何首乌、龙骨、牡蛎

考点39★　经断复来的定义

经断复来是指绝经期妇女月经停止1年或1年以上,又再次出现子宫出血,亦称为"年老经水复行"或"妇人经断复来"。

考点40★★　经断复来的辨证论治

证候分型	治法	代表方剂
脾虚肝郁证	健脾调肝,安冲止血	安老汤
肾阴虚证	滋阴清热,安冲止血	知柏地黄丸加阿胶、龟甲
湿热下注证	清热利湿,止血凉血	易黄汤加黄芩、茯苓、泽泻、侧柏叶、大小蓟
血热证	清热凉血,固冲止血	益阴煎加生牡蛎、茜根、地榆
湿毒瘀结证	利湿解毒,化瘀散结	萆薢渗湿汤合桂枝茯苓丸,去滑石,加黄芪、三七

考点41★　绝经妇女骨质疏松症的定义

绝经妇女骨质疏松症是指绝经后短时间内由于雌激素缺乏导致骨吸收亢进,全身骨量减少及骨脆性增加,易于骨折的一种与绝经有关的代谢性骨病,属于原发性骨质疏松,受累期多为绝经后 3~4 年，可延至 70 岁妇女。

考点 42 ★★　绝经妇女骨质疏松症的辨证论治

证候分型	治法	代表方剂
肾精亏虚证	补肾填精益髓	左归丸
阴虚内热证	滋阴清热，补肾强筋	知柏地黄丸
阴阳两虚证	补肾壮阳，益髓健骨	二仙汤加菟丝子、五味子、肉苁蓉、杜仲、茯苓
脾肾两虚证	益肾健脾	大补元煎

第六单元　带下病

考点 1 ★★　带下过多的病机

任脉不固，带脉失约。

考点 2 ★★★　带下过多的辨证论治

证候分型	治法	代表方剂
脾虚证	健脾益气，升阳除湿	完带汤
肾阳虚证	温肾培元，固涩止带	内补丸
阴虚夹湿证	滋肾益阴，清热利湿	知柏地黄汤
湿热下注证	清利湿热，佐以解毒杀虫	止带方
热毒蕴结证	清热解毒	五味消毒饮加土茯苓、败酱草、鱼腥草、薏苡仁

考点 3★　带下过少的病因病机

本病的主要病机是阴液不足，不能渗润阴道，常见病因是肝肾亏损，血枯瘀阻。

考点 4★★　带下过少的辨证论治

证候分型	治法	代表方剂
肝肾亏损证	滋补肝肾，养精益血	左归丸加知母、肉苁蓉、紫河车、麦冬
血枯瘀阻证	补血益精，活血化瘀	小营煎加丹参、桃仁、牛膝

第七单元　妊娠病

考点 1★★　妊娠病的治疗原则

胎元正常：治病与安胎并举。
胎元异常：下胎以益母。

考点 2★★　妊娠期间用药的注意事项

1. 凡峻下、滑利、祛瘀、破血、耗气、散气及一切有毒药品，都应慎用或禁用。
2. 禁用影响胎儿正常发育的药物。

3. 慎用影响母体妊娠的药物，病情需要时，适量使用，但需严格掌握剂量和用药时间。

4. "衰其大半而止"。

考点3★　妊娠恶阻的定义

妊娠早期出现恶心呕吐，头晕厌食，甚至食入即吐者，称"妊娠恶阻"。

考点4★★★　妊娠恶阻的病因病机

病机：冲气上逆，胃失和降。

病因：脾胃虚弱，肝胃不和，气阴两虚。

考点5★★★　妊娠恶阻的辨证论治

证候分型	治法	代表方剂
脾胃虚弱证	健脾和胃，降逆止呕	香砂六君子汤
肝胃不和证	清肝和胃，降逆止呕	橘皮竹茹汤或苏叶黄连汤加姜半夏、枇杷叶、竹茹、乌梅

考点6★★　妊娠腹痛的定义

妊娠期发生小腹疼痛，无腰酸、阴道出血，称之为"妊娠腹痛"，亦称"胞阻"。

考点 7★★　妊娠腹痛的辨证论治

证候分型	治法	代表方剂
血虚证	养血安胎止痛	当归芍药散加首乌、桑寄生
气滞证	疏肝解郁,养血安胎	逍遥散
虚寒证	暖宫止痛,养血安胎	胶艾汤加巴戟天、杜仲、补骨脂
血瘀证	养血活血,补肾安胎	桂枝茯苓丸合寿胎丸

考点 8★　异位妊娠的定义

受精卵在子宫体腔以外着床发育,称为异位妊娠,俗称"宫外孕"。

考点 9★★　异位妊娠的诊断

1. 主要症状　停经、阴道不规则出血、腹痛等,或有腹部包块、晕厥、休克。

2. 妇科检查

(1) 未破裂或流产　子宫略大、较软,可能触及一侧附件增粗,囊性,压痛明显。

(2) 已破裂或流产　阴道后穹隆饱满、触痛,宫颈举痛、摇摆痛明显,可能有子宫漂浮感。

(3) 实验室检查　尿妊娠试验阳性。B 超提示包块或后穹隆、腹腔有液性暗区。若破裂或流产,后穹隆穿刺可抽出暗红色不凝固血液。

考点 10 ★★★　　异位妊娠的辨证论治

证候分型		治法	代表方剂
未破损期		活血化瘀，消癥杀胚	宫外孕Ⅱ号方加蜈蚣、全蝎、紫草
已破损期	休克型	益气固脱，活血化瘀	生脉散合宫外孕Ⅰ号方
	不稳定型	活血祛瘀，佐以益气	宫外孕Ⅰ号方
	包块型	活血祛瘀消癥	宫外孕Ⅱ号方

考点 11 ★★　　胎漏、胎动不安的定义及鉴别

妊娠期间，阴道不时有少量出血，时出时止，或淋沥不断，而无腰酸、腹痛、小腹下坠者，称为"胎漏"，也称"胞漏""漏胎"。妊娠期间出现腰酸、腹痛、小腹下坠，或伴有少量阴道出血者，称"胎动不安"。

胎动不安与胎漏有别，胎漏仅见出血，胎动不安则既有腰腹疼痛，又可见阴道出血，故二者以有无腰腹疼痛为鉴别要点。

本病类似于西医学之"先兆流产"。

考点 12 ★　　胎漏、胎动不安的病因病机

病因：虚、瘀、热。
病机：冲任损伤，胎元不固。

考点 13 ★★★　胎漏、胎动不安的辨证论治

证候分型	治法	代表方剂
肾虚证	补肾健脾，益气安胎	寿胎丸加党参、白术或滋肾育胎丸
血热证	清热凉血，养血安胎	保阴煎或当归散
气血虚弱证	补气养血，固肾安胎	胎元饮
血瘀证	活血化瘀，补肾安胎	桂枝茯苓丸合寿胎丸

考点 14 ★★　堕胎、小产、暗产的定义

凡妊娠12周内，胚胎自然殒堕者，称为"堕胎"。妊娠12~28周内，胎儿已成形而自然殒堕者，称为"小产"，亦称"半产"。怀孕1个月不知受孕而殒堕者，称"暗产"。

考点 15 ★★　堕胎、小产、暗产的辨证论治

证候分型	治法	代表方剂
胎堕难留证	祛瘀下胎	脱花煎或生化汤加益母草
胎堕不全证	活血化瘀，佐以益气	脱花煎加人参、益母草、炒蒲黄

考点 16 ★★　滑胎的定义

凡堕胎或小产连续发生3次或3次以上者，称为"滑胎"，又称"数堕胎"。

考点 17 ★★　滑胎的病机

滑胎的主要机理为<u>母体冲任损伤和胎元不健</u>。

考点 18 ★★★　滑胎的辨证论治

证候分型		治法	代表方剂
肾虚证	肾气不足证	补肾健脾,固冲安胎	补肾固冲丸
	肾阳亏虚证	温补肾阳,固冲安胎	肾气丸去泽泻,加菟丝子、杜仲、白术
	肾精亏虚证	补肾填精,固冲安胎	育阴汤
脾肾虚弱证		补肾健脾,养血安胎	安奠二天汤
气血虚弱证		益气养血,固冲安胎	泰山磐石散
血热证		清热养血,滋肾安胎	保阴煎合二至丸加白术
血瘀证		祛瘀消癥,固冲安胎	桂枝茯苓丸合寿胎丸

考点 19 ★　胎萎不长的定义

妊娠 4~5 个月后,孕妇腹形与宫体增大明显小于正常妊娠月份,<u>胎儿存活而生长迟缓者</u>,称为"胎萎不长"。

考点 20 ★★　胎萎不长的辨证论治

证候分型	治法	代表方剂
气血虚弱证	补气益血养胎	胎元饮
脾肾不足证	补益脾肾,养胎长胎	寿胎丸合四君子汤
血寒宫冷证	温肾扶阳,养血育胎	长胎白术散加巴戟天、艾叶

考点 21★★　子满的定义

妊娠5～6个月后出现腹大异常,胸膈满闷,甚则遍身俱肿,喘息不得卧者,称"子满",又称"胎水肿满"。

考点 22★★　子满的辨证论治

治法:健脾利水,养血安胎。
代表方剂:鲤鱼汤加黄芪、桑白皮或当归芍药散。

考点 23★　子肿的定义

妊娠中晚期,孕妇出现肢体面目肿胀者称"子肿",又称"妊娠肿胀"。

考点 24★★　子气、子满、皱脚、脆脚的定义

①自膝至足肿,小水长者,属湿气为病,故名曰子气。②妊娠5～6个月后出现腹大异常,遍身俱肿,腹胀而喘,名曰子满。③但两脚肿而肤厚者,属湿,名曰皱脚。④皮薄者属水,名曰脆脚。

考点 25★★★　子肿的辨证论治

证候分型	治法	代表方剂
脾虚证	健脾利水	白术散加砂仁或健脾利水汤
肾虚证	补肾温阳,化气利水	真武汤或肾气丸
气滞证	理气行滞,除湿消肿	天仙藤散或正气天香散

考点 26 ★★　　子晕的定义

子晕又称"妊娠眩晕",是指妊娠期出现以头晕目眩,状若眩冒为主症,甚或眩晕欲厥者。子晕有轻重之分,若发生在妊娠中后期,多属重症,往往伴有视物模糊、恶心欲吐、头痛等,多为子痫先兆。

考点 27 ★★　　子晕的辨证论治

证候分型	治法	代表方剂
阴虚肝旺证	育阴潜阳	杞菊地黄丸加石决明、龟甲、钩藤、白蒺藜、天麻
脾虚肝旺证	健脾化湿,平肝潜阳	半夏白术天麻汤加钩藤、丹参、蔓荆子
气血虚弱证	调补气血	八珍汤加首乌、钩藤、石决明

考点 28 ★★　　子痫的定义

子痫又称"子冒""妊娠痫证",其主要症状是妊娠晚期或临产前及新产后,突然发生眩晕倒仆,昏不知人,两目上视,牙关紧闭,四肢抽搐,全身强直,须臾醒,醒复发,甚至昏迷不醒。

考点 29 ★★　　妊娠小便淋痛的病因病机

病因:总因于热。
基本病机:膀胱郁热,气化失司,水道不利。

考点 30★★　　妊娠小便淋痛的辨证论治

证候分型	治法	代表方剂
阴虚津亏证	滋阴清热，润燥通淋	知柏地黄丸加麦冬、五味子、车前子
心火偏亢证	清心泻火，润燥通淋	导赤散加玄参、麦冬
湿热下注证	清热利湿，润燥通淋	加味五苓散

考点 31★★　　妊娠小便不通的定义

妊娠期间，小便不通，甚至小腹胀急疼痛，心烦不得卧，称为"妊娠小便不通"，又称"转胞"或"胞转"。常见于妊娠中晚期。

考点 32★★　　妊娠小便不通的辨证论治

证候分型	治法	代表方剂
肾虚证	温肾补阳，化气行水	肾气丸去丹皮、附子，加巴戟天、菟丝子
气虚证	补中益气，导溺举胎	益气导溺汤

第八单元　产后病

考点 1★★★　　产后几个"三"

1. **三冲**　冲心、冲胃、冲肺。
2. **三病**　病痉，病郁冒，大便难。

3. **三急** 呕吐、盗汗、泄泻。

4. **三审** 先审小腹痛与不痛,以辨有无恶露停滞;次审大便通与不通,以验津液的盛衰;再审乳汁行与不行和饮食多少,以察胃气的强弱。

5. **三禁** 禁大汗以防亡阳;禁峻下以防亡阴;禁通利小便以防亡津液。

考点2★★ 产后血晕的定义

产妇分娩后突然头晕眼花,不能起坐,或心胸满闷,恶心呕吐,痰涌气急,心烦不安,甚则神昏口噤,不省人事,称为"产后血晕"。本病为产后危重急症之一,属于产后"三冲"范畴。

考点3★ 产后发热的定义

在产褥期间,出现发热持续不退,或突然高热寒战,并伴有其他症状者,称为"产后发热"。

考点4★★★ 产后发热的辨证论治

证候分型	治法	代表方剂
感染邪毒证	清热解毒,凉血化瘀	五味消毒饮合失笑散加减或解毒活血汤加减
外感证	养血祛风,疏解表邪	荆穗四物汤加防风、苏叶或参苏饮
血瘀证	活血化瘀,和营退热	生化汤加味或桃红消瘀汤
血虚证	补血益气,和营退热	补中益气汤加地骨皮

考点 5★　产后腹痛的定义

产妇在产褥期内，发生与分娩或产褥有关的小腹疼痛，称为"产后腹痛"。

考点 6★★　产后腹痛的辨证论治

证候分型	治法	代表方剂
气血两虚证	补血益气，缓急止痛	肠宁汤或内补当归建中汤或当归生姜羊肉汤
瘀滞子宫证	活血化瘀，温经止痛	生化汤加益母草或散结定痛汤或补血定痛汤

考点 7★　产后身痛的定义

产妇在产褥期内，出现肢体或关节酸楚、疼痛、麻木、重着者，称"产后身痛"，俗称"产后风"。

考点 8★★★　产后身痛的辨证论治

证候分型	治法	代表方剂
血虚证	养血益气，温经通络	黄芪桂枝五物汤加当归、秦艽、丹参、鸡血藤
风寒证	养血祛风，散寒除湿	独活寄生汤或趁痛散、防风汤
血瘀证	养血活血，化瘀祛湿	身痛逐瘀汤加毛冬青、忍冬藤、益母草、木瓜
肾虚证	补肾养血，强腰壮骨	养荣壮肾汤加秦艽、熟地黄

考点 9 ★★　产后恶露不绝的定义

产后血性恶露持续 10 天以上仍淋沥不断者，称为"恶露不绝"，又称"恶露不尽"。相当于西医学的子宫复旧不良、晚期产后出血等。

考点 10 ★★★　产后恶露不绝的辨证论治

证候分型	治法	代表方剂
气虚证	补气摄血固冲	补中益气汤加艾叶、阿胶、益母草
血瘀证	活血化瘀止血	生化汤加益母草、炒蒲黄
血热证	养阴清热止血	保阴煎加益母草、七叶一枝花、贯众

考点 11 ★　缺乳的定义

产妇在哺乳期内，乳汁甚少或全无，称为"缺乳"，又称"乳汁不行""乳汁不足"。

考点 12 ★★★　缺乳的辨证论治

证候分型	治法	代表方剂
气血虚弱证	补气养血，佐以通乳	通乳丹
肝郁气滞证	疏肝解郁，通络下乳	下乳涌泉散
痰浊阻滞证	健脾化痰通乳	苍附导痰丸合漏芦散

考点 13 ★★　产后抑郁的辨证论治

证候分型	治法	代表方剂
心脾两虚证	健脾益气,养心安神	归脾汤或养心汤或茯神散
瘀血内阻证	活血逐瘀,镇静安神	调经散或芎归泻心汤
肝郁气结证	疏肝解郁,镇静安神	逍遥散加夜交藤、合欢皮、磁石、柏子仁

考点 14 ★★　产后小便不通的辨证论治

证候分型	治法	代表方剂
气虚证	补气升清,化气行水	补中益气汤去升麻,加桔梗、茯苓、通草,或用春泽汤
肾虚证	温补肾阳,化气行水	济生肾气丸或金匮肾气丸
血瘀证	活血化瘀,行气利水	加味四物汤或小蓟饮子

考点 15 ★　产后小便淋痛的定义

产后出现尿频、尿急、淋沥涩痛等症状称"产后小便淋痛",又称"产后淋""产后溺淋"。

考点 16 ★★　产后小便淋痛的辨证论治

证候分型	治法	代表方剂
湿热蕴结证	清热利湿通淋	加味五淋散加益母草或八正散或分清饮
肾阴亏虚证	滋肾养阴通淋	化阴煎或知柏地黄汤
肝经郁热证	疏肝清热通淋	沉香散

第九单元　妇科杂病

考点1★★★　癥瘕的定义

妇女下腹结块，或胀，或痛，或满，或异常出血者，称为癥瘕。癥，有形可征，固定不移，推揉不散，痛有定处，病属血分。瘕，假聚成形，聚散无常，推之可移，痛无定处，病属气分。

考点2★★★　癥瘕的辨证论治

证候分型	治法	代表方剂
气滞血瘀证	行气活血，化瘀消癥	香棱丸或大黄䗪虫丸
痰湿瘀结证	化痰除湿，活血消癥	苍附导痰丸合桂枝茯苓丸
湿热瘀阻证	清热利湿，化瘀消癥	大黄牡丹汤
肾虚血瘀证	补肾活血，消癥散结	补肾祛瘀方或益肾调经汤

考点3★　盆腔炎的定义

女性内生殖器及其周围的结缔组织、盆腔腹膜发生的炎症，称为盆腔炎，分为急性和慢性两种。急性盆腔炎继续发展可转化为慢性盆腔炎。

考点4★★★　急、慢性盆腔炎的诊断

1. 急性盆腔炎的诊断

（1）病史　近期有经行、产后、妇产科手术、房事不洁等发病因素。

（2）临床表现　呈急性病容，辗转不安，面部潮红，高热不退，小腹部疼痛难忍，赤白带下或恶露量多，甚至伴有脓血，亦可伴有腹胀、腹泻、尿频、尿急等症状。

（3）检查　①妇科检查：小腹部紧张，压痛，反跳痛；阴道充血，脓血性分泌物量多；宫颈充血，宫体压痛拒按，宫体两侧压痛明显，甚则触及包块；盆腔形成脓肿，脓肿位置较低者则后穹隆饱满，有波动感。②辅助检查：血常规检查见白细胞升高，中性粒细胞升高更明显；阴道、宫腔分泌物或血培养可见致病菌；后穹隆穿刺可吸出脓液；B超可见盆腔内有炎性渗出液或肿块。

2. 慢性盆腔炎的诊断

（1）病史　既往有急性盆腔炎、阴道炎、节育或妇科手术史，或不洁性生活史。

（2）临床表现　下腹部疼痛，痛连腰骶，可伴有低热起伏，易疲劳，劳则复发，带下增多，月经不调，甚至不孕。

（3）检查　子宫触压痛，活动受限，宫体一侧或两侧附件增厚、压痛，甚则触及炎性肿块。

盆腔 B 超、子宫输卵管造影及腹腔镜检查有助于诊断。

考点 5 ★★★ 急、慢性盆腔炎的辨证论治

证候分型		治法	代表方剂
急性盆腔炎	热毒炽盛证	清热解毒，利湿排脓	五味消毒饮合大黄牡丹汤
	湿热瘀结证	清热利湿，化瘀止痛	仙方活命饮加薏苡仁、冬瓜仁
慢性盆腔炎	湿热瘀结证	清热利湿，化瘀止痛	银甲丸或当归芍药散加丹参、毛冬青、忍冬藤、田七片
	气滞血瘀证	活血化瘀，理气止痛	膈下逐瘀汤
	寒湿凝滞证	祛寒除湿，活血化瘀	少腹逐瘀汤
	气虚血瘀证	益气健脾，化瘀散结	理冲汤

考点 6 ★★ 不孕症的定义

凡女子婚后未避孕，有正常性生活，同居 1 年，而未受孕者，称原发性不孕，古称"全不产"。曾有过妊娠，而后未避孕，又连续 1 年未再受孕者，称继发性不孕，古称"断绪"。

考点7★★★　不孕症的辨证论治

证候分型		治法	代表方剂
肾虚证	肾气虚证	补肾益气，温养冲任	毓麟珠
	肾阳虚证	温肾暖宫，调补冲任	温胞饮或右归丸
	肾阴虚证	滋肾养血，调补冲任	养精种玉汤
肝气郁结证		疏肝解郁，理血调经	开郁种玉汤或百灵调肝汤
瘀滞胞宫证		逐瘀荡胞，调经助孕	少腹逐瘀汤或膈下逐瘀汤
痰湿内阻证		燥湿化痰，行滞调经	苍附导痰丸

考点8★★　阴痒的定义

妇女外阴及阴道瘙痒，甚则痒痛难忍，坐卧不宁，或伴有带下增多等，称为"阴痒"。

考点9★★★　阴痒的辨证论治

证候分型	治法	代表方剂
肝经湿热证	清热利湿，杀虫止痒	龙胆泻肝汤或萆薢渗湿汤，外用蛇床子散
肝肾阴虚证	滋阴补肾，清肝止痒	知柏地黄汤加当归、栀子、白鲜皮

考点10★　阴疮的定义

女子外阴部结块红肿，或溃烂成疮，黄水淋漓，局部肿痛，甚则溃疡如虫蚀状者，称"阴疮",又称"阴蚀""阴蚀疮"。

考点 11★★　阴疮的辨证论治

证候分型	治法	代表方剂
热毒证	清热利湿，解毒消疮	龙胆泻肝汤
寒湿证	温经散寒，除湿消疮	阳和汤或托里消毒散

考点 12★　阴挺的定义

子宫从正常位置沿阴道下降，宫颈外口达坐骨棘水平以下，甚至子宫全部脱于阴道口以外，称"阴挺"。常合并阴道前壁和后壁膨出，也称"阴脱""产肠不收""阴菌"等。本病相类于西医的"子宫脱垂"。

考点 13★★★　子宫脱垂的诊断和分度

根据患者平卧并用力向下屏气时子宫下降的程度，将子宫脱垂分为3度。

Ⅰ度　轻型，宫颈外口距处女膜缘<4cm，未达处女膜缘；重型，宫颈已达处女膜缘，阴道口可见宫颈。

Ⅱ度　轻型，宫颈脱出阴道口，宫体仍在阴道内；重型，宫颈及部分宫体脱出阴道口。

Ⅲ度　宫颈与宫体全部脱出于阴道口外。

考点 14 ★★★　子宫脱垂的辨证论治

证候分型	治法	代表方剂
气虚证	补中益气，升阳举陷	补中益气汤加金樱子、杜仲、续断
肾虚证	补肾固脱，益气升提	大补元煎加黄芪

第十单元　计划生育

考点 1 ★　宫内节育器的适应证和禁忌证

1. 适应证　已婚育龄妇女，愿意选用而无禁忌证者均可放置。

2. 禁忌证　①月经紊乱，如过多过频，重度痛经等。②生殖道炎症。③生殖器官肿瘤。④子宫畸形。⑤宫颈口过松、重度陈旧性宫颈裂伤或子宫脱垂。⑥严重全身性疾患。⑦必须排除妊娠。

考点 2 ★　人工流产的适应证和禁忌证

1. 适应证　①因避孕失败要求终止妊娠者。②因各种疾病不宜继续妊娠者。

2. 禁忌证　①各种疾病的急性期或有严重全身性疾患者。②生殖器官急性炎症者。③妊娠剧吐酸中毒尚未纠正者。④术前相隔 4 小时，2 次体温在 37.5℃ 以上者。

考点 3★　人工流产的并发症

①人工流产综合征。②子宫穿孔。③人流不全。④宫颈或宫颈管内口粘连。⑤术后感染。

考点 4★　药物流产的适应证

正常宫内妊娠 7 周以内；自愿要求药物终止妊娠的健康妇女；高危人流对象；对手术流产有恐惧心理者。

中医儿科学

中医儿科学复习攻略

第一单元　儿科学基础

考点1★★　年龄分期的标准和临床意义

1. **胎儿期**　从男女生殖之精相合而受孕,直至分娩断脐,胎儿出生。

2. **新生儿期**　从出生后脐带结扎开始,至生后满28天。此期应注意保暖。

3. **婴儿期**　出生28天后至满1周岁为婴儿期。此期容易发生肺系疾病、脾系疾病及各种传染病。

4. **幼儿期**　1周岁后至满3周岁为幼儿期。此期易于发生中毒、烫伤等意外事故。

5. **学龄前期**　3周岁后到满7周岁为学龄前期,学龄前期儿童容易发生意外伤害,应注意防护。

6. **学龄期**　7周岁后至青春期来临(女12岁,男13岁)称学龄期。此期应注意防止近视和龋齿。

7. **青春期**　一般女孩自11~12岁到17~18岁,男孩自13~14岁到18~20岁。青春期体格发育出现第二次高峰,容易出现各种身心疾病,应做好此时期的生理卫生教育。

考点2★★★ 常用体格发育生理常数

1. 体重正常值及临床意义 出生时体重约为3kg，出生后前半年平均每月增长约0.7kg，后半年平均每月增长约0.5kg，1周岁以后平均每年增加约2kg。临床可用以下公式推算小儿体重：

　　<6个月　　体重(kg) = 3 + 0.7 × 月龄
　　7~12个月　体重(kg) = 7 + 0.5 × (月龄 - 6)
　　1岁以上　　体重(kg) = 8 + 2 × 年龄

2. 身长测定方法及正常值 出生时身长约为50cm。生后第一年增长约25cm，其中前3个月约增长12cm。第二年身长增长约10cm。2周岁后至青春期，每年身高增长约7cm。

推算2岁后至12岁儿童的身高：

　　身高 (cm) = 70 + 7 × 年龄

3. 囟门闭合时间 前囟应在小儿出生后的12~18个月闭合。后囟在部分小儿出生时就已闭合，未闭合者应在出生后2~4个月内闭合。

4. 头围和胸围的正常值 新生儿头围约为34cm，1周岁时约46cm，2周岁时约48cm。新生儿胸围约32cm，1岁时约44cm，接近头围。

5. 乳牙萌出时间及数目正常值 生后4~10个月乳牙开始萌出，乳牙约在2~2.5岁出齐。2岁以内乳牙颗数可用以下公式推算：

乳牙数 = 月龄 - 4（或6）

6. 呼吸、脉搏、血压与年龄增长的关系 小儿呼吸、脉搏的正常频率，随着年龄增长而逐渐减低；小儿血压的正常值，随着年龄增长而逐渐增高。

收缩压（mmHg） = 80 + 2 × 年龄

舒张压（mmHg） = 收缩压 × 2/3

考点3★ 小儿运动发育规律

小儿动作发育遵循一定的规律，发育顺序是由上向下、由粗到细、由不协调到协调。

粗动作发育过程可归纳为"二抬四撑六会坐，七滚八爬周会走"。

考点4★★★ 小儿生理病理特点

1. 小儿生理的基本特点 ①脏腑娇嫩，形气未充（稚阴稚阳）。②生机蓬勃，发育迅速（纯阳）。

2. 小儿病理的基本特点 ①发病容易，传变迅速。②脏气清灵，易趋康复。

考点5★★ 察指纹的具体方法

指纹的辨证纲要，可以归纳为"浮沉分表里，红紫辨寒热，淡滞定虚实，三关测轻重"。

考点6★★★ 小儿的中药用量

新生儿用成人量的1/6，乳婴儿用成人量的

1/3，幼儿用成人量的 1/2，学龄儿童用成人量的 2/3 或接近成人用量。

第二单元　儿童保健

考点 1 ★★　新生儿的特殊生理现象

新生儿两侧颊部各有一个脂肪垫隆起，称为"螳螂子"。新生儿上腭中线和齿龈部位有散在黄白色、碎米大小隆起颗粒，称为"马牙"。女婴生后 3~5 天乳房隆起如蚕豆到鸽蛋大小。女婴生后 5~7 天阴道有少量流血，持续 1~3 天自止者，是假月经。此外，还有新生儿生理性黄疸等。这些均属于新生儿的特殊生理状态。

考点 2 ★★★　母乳喂养的优点及断乳时间

1. 生后 6 个月之内以母乳为主要食品者，称为母乳喂养。

母乳喂养的优点：

（1）母乳中含有最适合婴儿生长发育的各种营养素，易于被消化和吸收。

（2）母乳中含有丰富的免疫活性物质，可增强婴儿抗感染能力。

（3）母乳温度及泌乳速度适宜，新鲜无细菌污染，简便经济。

（4）母乳喂养有利于增进母子感情。

（5）产后哺乳可促进母体子宫收缩复原，推迟月经复潮，不易怀孕，减少乳母患乳腺癌和卵巢肿瘤的可能性。

2. 出生 8~12 个月时可以完全断乳。

考点3★★　添加辅助食品的原则

由少到多，由稀到稠，由细到粗，由一种到多种，在婴儿健康、消化功能正常时逐步添加。

第三单元　新生儿疾病

考点1★★　胎怯的发病特点

胎怯，是指新生儿体重低下，身材短小，脏腑形气均未充实的一种病证，又称"胎弱"，以低出生体重儿多见。

考点2★　胎怯的病因病机

胎怯的病因为先天禀赋不足，病变脏腑关键在肾、脾两脏。

胎怯的关键病机是肾脾两虚。

考点 3★★★　胎怯的辨证论治

治疗以补肾培元为基本原则。

证候分型	治法	代表方剂
肾精薄弱证	益精充髓，补肾温阳	补肾地黄丸
脾肾两虚证	健脾益肾，温运脾阳	保元汤

考点 4★　硬肿症的发病特点

硬肿症是新生儿时期特有的一种严重疾病，是由多种原因引起的局部甚至全身皮肤和皮下脂肪硬化及水肿，常伴有低体温及多器官功能低下的综合征。在寒冷的冬春季节多见，多发生在生后 7~10 天的新生儿，以胎怯儿多见。

考点 5★★　硬肿症的病机

本病的病变脏腑在脾、肾，阳气虚衰、寒凝血涩是本病的主要病机。

考点 6★★★　硬肿症的辨证论治

证候分型	治法	代表方剂
寒凝血涩证	温经散寒，活血通络	当归四逆汤
阳气虚衰证	益气温阳，通经活血	参附汤

考点7★　胎黄的发病特点

胎黄以婴儿出生后皮肤、面目出现黄疸为特征，因与胎禀因素有关，故称"胎黄"或"胎疸"。相当于西医学的新生儿黄疸。

考点8★★　胎黄的病变脏腑

胎黄的病变脏腑在肝胆、脾胃。

考点9★★★　胎黄的诊断

1. 生理性黄疸　生理性黄疸大多在生后2~3天出现，4~6天达高峰，足月儿在生后2周消退，早产儿可持续至3~4周。黄疸程度较轻（足月儿血清总胆红素≤221μmol/L，早产儿≤257μmol/L）。除有轻微食欲不振外，一般无其他临床症状。

2. 病理性黄疸　出现早（在生后24小时内即出现黄疸）、发展快（血清总胆红素每日上升幅度>85.5μmol/L或每小时上升幅度>8.5μmol/L）、程度重（足月儿血清总胆红素>221μmol/L，早产儿>257μmol/L）、消退迟（黄疸持续时间，足月儿>2周，早产儿>4周）或消退后复现，3周后仍不消退。常伴有不欲吮乳、口渴便秘、发热，或精神萎靡、肢凉纳呆、大便溏薄，甚或右胁下痞块质硬、肚腹膨胀、青筋显露等。

考点 10 ★★★　　胎黄的辨证论治

证候分型		治法	代表方剂
常证	湿热郁蒸证	清热利湿退黄	茵陈蒿汤
	寒湿阻滞证	温中化湿退黄	茵陈理中汤
	气滞血瘀证	行气化瘀消积	血府逐瘀汤
变证	胎黄动风证	平肝息风，利湿退黄	羚角钩藤汤
	胎黄虚脱证	大补元气，温阳固脱	参附汤合生脉散

考点 11 ★★　　胎黄的光照治疗

1. 最好选择蓝光。

2. 尽量裸露，用黑布遮盖，保护眼睛和生殖器。

3. 光疗时不显性失水增加，因此光疗时液体入量应增加 15%～20%。

4. 光疗时可出现发热、腹泻、皮疹、青铜症等，停止光疗可痊愈。

第四单元　肺系病证

考点 1 ★★　　小儿感冒的特点

感冒是感受外邪引起的一种疾病，以发热、鼻塞流涕、喷嚏、咳嗽为主要临床特征，是儿科最常见的疾病。小儿具有肺脏娇嫩、脾常不足、肝火易亢的生理特点,患感冒后易出现夹痰、夹滞、夹惊的兼夹证。

考点 2 ★★★　小儿感冒的辨证论治

	证候分型	治法	代表方剂
主证	风寒感冒证	辛温解表,疏风散寒	荆防败毒散
	风热感冒证	辛凉解表,疏风清热	银翘散
	暑邪感冒证	清暑解表,化湿和中	新加香薷饮
	时邪感冒证	清瘟解表消毒	银翘散合普济消毒饮
兼证	感冒夹痰证	风寒夹痰者,辛温解表,宣肺化痰;风热夹痰者,辛凉解表,清肺化痰	在疏风解表基础上,风寒夹痰者加二陈汤、三拗汤;风热夹痰者加桑菊饮、黛蛤散
	感冒夹滞证	解表兼以消食导滞	在疏风解表基础上加用保和丸
	感冒夹惊证	解表兼以清热镇惊	在疏风解表基础上加用镇惊丸

考点 3 ★　乳蛾的辨证论治

证候分型	治法	代表方剂
风热搏结证	疏风清热,利咽消肿	银翘马勃散
热毒炽盛证	清热解毒,利咽消肿	牛蒡甘桔汤
肺胃阴虚证	养阴润肺,软坚利咽	养阴清肺汤

中医儿科学

考点 4 ★　咳嗽的病因病机

主要外因为感受风邪，主要内因为肺脾虚弱。病变部位在肺，常涉及脾，基本病机为肺失宣肃。

考点 5 ★★★　咳嗽的辨证论治

咳嗽辨证首辨外感内伤，次辨寒热虚实。基本治疗原则为宣通肺气。

证候分型		治法	代表方剂
外感咳嗽	风寒咳嗽证	疏风散寒，宣肺止咳	杏苏散、金沸草散
	风热咳嗽证	疏风解热，宣肺止咳	桑菊饮
	风燥咳嗽证	疏风清肺，润燥止咳	清燥救肺汤、桑杏汤
内伤咳嗽	痰热咳嗽证	清热化痰，宣肺止咳	清金化痰汤、清气化痰汤
	痰湿咳嗽证	燥湿化痰，宣肺止咳	二陈汤
	气虚咳嗽证	健脾补肺，益气化痰	六君子汤
	阴虚咳嗽证	滋阴润燥，养阴清肺	沙参麦冬汤

考点 6 ★★　肺炎喘嗽的发病特点

肺炎喘嗽是小儿时期常见的一种肺系疾病，临床以发热、咳嗽、痰壅、气喘，肺部闻及中细湿啰音，X 线胸片见炎性阴影为主要表现，重者可见张口抬肩、呼吸困难、面色苍白、口唇青紫等。

考点 7 ★★★　肺炎喘嗽的病机

本病病位在肺,病机为肺气闭郁,痰热是其病理产物。

考点 8 ★★★　肺炎喘嗽的辨证论治

肺炎喘嗽治疗,以开肺化痰、止咳平喘为基本原则。

证候分型		治法	代表方剂
常证	风寒郁肺证	辛温宣肺,化痰止咳	华盖散
	风热郁肺证	辛凉宣肺,化痰止咳	麻杏石甘汤
	痰热闭肺证	清热涤痰,开肺定喘	麻杏石甘汤合葶苈大枣泻肺汤
	毒热闭肺证	清热解毒,泻肺开闭	黄连解毒汤合麻杏石甘汤
	阴虚肺热证	养阴清肺,润肺止咳	沙参麦冬汤
	肺脾气虚证	补肺益气,健脾化痰	人参五味子汤
变证	心阳虚衰证	温补心阳,救逆固脱	参附龙牡救逆汤
	邪陷厥阴证	清心开窍,平肝息风	羚角钩藤汤合牛黄清心丸

考点 9 ★　哮喘的发病特点

哮喘是小儿时期常见的肺系疾病。临床以反复发作,发作时喘促气急、喉间哮鸣、呼吸困难、张口抬肩、摇身撷肚为主要特征。

考点 10 ★★　哮喘的病机

哮喘的病机关键在痰伏于肺,形成夙根,遇触即发。

考点 11 ★★★　　哮喘的辨证论治

证候分型		治法	代表方剂
发作期	风寒束肺证	温肺散寒，涤痰定喘	小青龙汤合三子养亲汤
	痰热阻肺证	清肺涤痰，止咳平喘	麻杏石甘汤合苏葶丸
	外寒内热证	解表清里，止咳定喘	大青龙汤
	肺实肾虚证	泻肺平喘，补肾纳气	偏于肺实者，用苏子降气汤；偏于肾虚者，用都气丸合射干麻黄汤
缓解期	肺脾气虚证	补肺固表，健脾益气	玉屏风散合人参五味子汤
	脾肾阳虚证	温补脾肾，固摄纳气	金匮肾气丸
	肺肾阴虚证	养阴清热，敛肺补肾	麦味地黄丸

考点 12 ★　　反复呼吸道感染的发病特点

反复呼吸道感染指呼吸道感染（包括上呼吸道感染和下呼吸道感染）年发病在一定次数以上者。以感冒、乳蛾、咳嗽、肺炎喘嗽在一段时间内反复发作、经久不愈为主要临床特征。反复感染患儿称为复感儿。

考点 13 ★★★　　反复呼吸道感染的诊断

按不同年龄每年呼吸道感染的次数诊断。

年龄（岁）	上呼吸道感染	上呼吸道感染	
		气管支气管炎	肺炎
0~2	7	3	2
3~5	6	2	2
6~14	5	2	2

考点 14 ★★★　反复呼吸道感染的辨证论治

证候分型	治法	代表方剂
肺脾气虚证	补肺固表,健脾益气	玉屏风散合六君子汤
营卫失调证	调和营卫,益气固表	黄芪桂枝五物汤
脾肾两虚证	温补肾阳,健脾益气	金匮肾气丸合理中丸
肺脾阴虚证	养阴润肺,益气健脾	生脉散合沙参麦冬汤

第五单元　脾系病证

考点 1 ★　鹅口疮的发病特点

鹅口疮是以口腔、舌上满布白屑为主要临床特征的一种口腔疾病。因其状如鹅口,故称鹅口疮。因其色白如雪片,故又名"雪口"。

考点 2 ★★★　鹅口疮的辨证论治

证候分型	治法	代表方剂
心脾积热证	清心泻脾	清热泻脾散
虚火上浮证	滋阴降火	知柏地黄丸

考点 3 ★　口疮的发病特点

小儿口疮,以齿龈、舌体、两颊、上颚等处出现黄白色溃疡,疼痛流涎,或伴发热为特征。若满口糜烂,色红作痛者,称为口糜;溃疡只发生在口唇两侧,称为燕口疮。

考点4★★★　　口疮的辨证论治

证候分型	治法	代表方剂
风热乘脾证	疏风散火,清热解毒	银翘散
心火上炎证	清心凉血,泻火解毒	泻心导赤散
虚火上浮证	滋阴降火,引火归原	六味地黄丸加肉桂

考点5★　泄泻的发病特点

泄泻是以大便次数增多,粪质稀薄或如水样为特征的一种小儿常见病。本病一年四季均可发生,以夏秋季节发病率为高。2岁以下小儿发病率高。

考点6★★★　泄泻的辨证论治

泄泻的治疗,以运脾化湿为基本原则。

证候分型		治法	代表方剂
常证	湿热泻证	清肠解热,化湿止泻	葛根黄芩黄连汤
	风寒泻证	疏风散寒,化湿和中	藿香正气散
	伤食泻证	运脾和胃,消食化滞	保和丸
	脾虚泻证	健脾益气,助运止泻	参苓白术散
	脾肾阳虚泻证	温补脾肾,固涩止泻	附子理中汤合四神丸
变证	气阴两伤证	健脾益气,酸甘敛阴	人参乌梅汤
	阴竭阳脱证	挽阴回阳,救逆固脱	生脉散合参附龙牡救逆汤

考点7★★　厌食的发病特点

厌食是小儿时期的一种常见病证,临床以较长时期厌恶进食,食量减少为特征。

考点8★★　厌食的病因病机

其病变脏腑主要在脾胃。病机为脾胃不和,纳化失职。

考点9★★★　厌食的辨证论治

厌食的治疗,以运脾开胃为基本原则。

证候分型	治法	代表方剂
脾失健运证	调和脾胃,运脾开胃	不换金正气散
脾胃气虚证	健脾益气,佐以助运	异功散、参苓白术散
脾胃阴虚证	滋脾养胃,佐以助运	养胃增液汤、益胃汤

考点10★　积滞的发病特点

积滞是指小儿内伤乳食,停聚中焦,积而不化,气滞不行所形成的一种胃肠疾患。以不思乳食,食而不化,脘腹胀满,嗳气酸腐,大便溏薄或秘结酸臭为特征。

考点11★★　积滞的病因病机

积滞病位在脾、胃,基本病理改变为乳食停聚中脘,积而不化,气滞不行。

考点 12 ★★★　积滞与厌食的鉴别

积滞以不思乳食，食而不化，脘腹胀满，嗳气酸腐，大便溏泄或便秘，气味酸臭为特征。厌食为长期食欲不振，厌恶进食，一般无脘腹胀满、大便酸臭等症状。

考点 13 ★★★　积滞的辨证论治

本病治疗以消食化积、理气行滞为基本原则。

证候分型	治法	代表方剂
乳食内积证	消乳化湿，和中导滞	乳积者，选消乳丸；食积者，选保和丸
脾虚夹积证	健脾助运，消食化滞	健脾丸

考点 14 ★★★　疳证的发病特点

疳证是由喂养不当或多种疾病影响，导致脾胃受损，气液耗伤而形成的一种慢性疾病。临床以形体消瘦，面色无华，毛发干枯，精神萎靡或烦躁，饮食异常为特征。

考点 15 ★★★　疳证的病因病机

疳证的病变部位主要在脾、胃，基本病理改变为脾胃受损，气血津液耗伤。

考点 16 ★★★　疳证的辨证论治

证候分型		治法	代表方剂
常证	疳气证	调脾健运	资生健脾丸
	疳积证	消积理脾	肥儿丸
	干疳证	补益气血	八珍汤
兼证	眼疳证	养血柔肝，滋阴明目	石斛夜光丸
	口疳证	清心泻火，滋阴生津	泻心导赤散
	疳肿胀证	健脾温阳，利水消肿	防己黄芪汤合五苓散

考点 17 ★★　贫血的发病特点

营养性缺铁性贫血，是由于体内**铁缺乏**致使血红蛋白合成减少而引起的一种**小细胞低色素性贫血**。

考点 18 ★　贫血的病因病机

贫血的病变主要在脾、肾、心、肝。<u>血虚不荣是主要病理基础</u>。

考点 19 ★★　贫血的诊断

①有明确的缺铁病史。②皮肤黏膜逐渐苍白或苍黄，以**口唇、口腔黏膜及甲床**最为明显。③贫血为小细胞低色素性。

考点20★★★ 贫血的辨证论治

证候分型	治法	代表方剂
脾胃虚弱证	健运脾胃，益气养血	六君子汤
心脾两虚证	补脾养心，益气生血	归脾汤
肝肾阴虚证	滋养肝肾，益精生血	左归丸
脾肾阳虚证	温补脾肾，益阴养血	右归丸

考点21★★ 铁剂治疗

一般用硫酸亚铁口服，同时服维生素C有助吸收。服用至血红蛋白达正常水平后2个月左右再停药。

第六单元 心肝病证

考点1★★ 夜啼的发病特点

婴儿白天能安静入睡，入夜则啼哭不安，时哭时止，或每夜定时啼哭，甚则通宵达旦，称为夜啼。多见于新生儿及6个月内的小婴儿。

考点2★ 夜啼的病因

本病主要因脾寒、心热、惊恐所致。

考点3★★★　夜啼的辨证论治

证候分型	治法	代表方剂
脾寒气滞证	温脾散寒，行气止痛	乌药散合匀气散
心经积热证	清心导赤，泻火安神	导赤散
惊恐伤神证	定惊安神，补气养心	远志丸

考点4★　汗证的发病特点

汗证是指小儿在安静状态下，正常环境中，全身或局部出汗过多，甚则大汗淋漓的一种病证。多见于5岁以内的小儿。

考点5★★★　汗证的辨证论治

证候分型	治法	代表方剂
肺卫不固证	益气固表	玉屏风散合牡蛎散
营卫失调证	调和营卫	黄芪桂枝五物汤
气阴亏虚证	益气养阴	生脉散、当归六黄汤
湿热迫蒸证	清热泻脾	泻黄散

考点6★★　病毒性心肌炎的发病特点

病毒性心肌炎是指由病毒感染引起的心肌局限性或弥漫性的急性或慢性炎症病变，属于感染性心肌疾病。以神疲乏力、面色苍白、心悸、气短、肢冷、多汗为临床特征。本病发病以3~10

岁小儿为多。

考点7★★★　病毒性心肌炎的辨证论治

证候分型	治法	代表方剂
风热犯心证	清热解毒，宁心复脉	银翘散
湿热侵心证	清热化湿，宁心复脉	葛根黄芩黄连汤
气阴亏虚证	益气养阴，宁心复脉	炙甘草汤合生脉散
心阳虚弱证	温振心阳，宁心复脉	桂枝甘草龙骨牡蛎汤
痰瘀阻络证	豁痰化瘀，宁心通络	瓜蒌薤白半夏汤合失笑散

考点8★★　注意力缺陷多动障碍的发病特点

注意力缺陷多动障碍又称轻微脑功能障碍综合征，是一种较常见的儿童时期行为障碍性疾病，以注意力不集中，自我控制差，动作过多，情绪不稳，冲动任性，伴有学习困难，但智力正常或基本正常为主要临床特征。本病男孩多于女孩，多见于学龄期儿童。

考点9★★★　注意力缺陷多动障碍的辨证论治

以调和阴阳为治疗原则。

证候分型	治法	代表方剂
肝肾阴虚证	滋养肝肾，平肝潜阳	杞菊地黄丸
心脾两虚证	养心安神，健脾益气	归脾汤合甘麦大枣汤
痰火内扰证	清热泻火，化痰宁心	黄连温胆汤

考点 10 ★★★　　抽动障碍的发病特点

抽动障碍主要表现为不自主、无目的、反复、快速的一个部位或多部位肌群运动抽动和发声抽动，并可伴发其他行为症状，包括注意力不集中、多动、自伤和强迫障碍等。起病在 2~12 岁，发病无季节性，男孩发病率较女孩高约 3 倍。

考点 11 ★　　抽动障碍的病因病机

多由五志过极，风痰内蕴而引发。病位主要在肝，与心、脾、肾密切相关。肝风内动是本病主要病理特征。

考点 12 ★★★　　抽动障碍的辨证论治

抽动障碍的治疗，以平肝息风为基本原则。

证候分型	治法	代表方剂
气郁化火证	清肝泻火，息风镇惊	清肝达郁汤
脾虚痰聚证	健脾化痰，平肝息风	十味温胆汤
阴虚风动证	滋阴潜阳，柔肝息风	大定风珠

考点 13 ★★★　　惊风概述

惊风是小儿时期常见的急重病证，临床以抽搐、神昏为主要症状。惊风是一个证候，可发生在许多疾病中。一般以 1~5 岁的儿童发病率最高。临床抽搐时的主要表现可归纳为八种，即搐、搦、掣、颤、反、引、窜、视,古人称之为惊风八候。

考点 14 ★★　急惊风的发病特点

急惊风痰、热、惊、风四种证候具备,临床以高热、抽风、神昏为主要表现,多由外感时邪、内蕴湿热和暴受惊恐而引发。

考点 15 ★★★　急惊风的辨证论治

急惊风的治疗以清热、豁痰、镇惊、息风为基本法则。

证候分型	治法	代表方剂
风热动风证	疏风清热,息风定惊	银翘散
气营两燔证	清气凉营,息风开窍	清瘟败毒饮
邪陷心肝证	清心开窍,平肝息风	羚角钩藤汤
湿热疫毒证	清热化湿,解毒息风	黄连解毒汤合白头翁汤
惊恐惊风证	镇惊安神,平肝息风	琥珀抱龙丸

考点 16 ★　慢惊风的发病特点

慢惊风来势缓慢,抽搐无力,时作时止,反复难愈,常伴昏迷、瘫痪等。

考点 17 ★　慢惊风的病因病机

慢惊风病位在肝、脾、肾,性质以虚为主,也可见虚中夹实证。

考点 18 ★★★　慢惊风的辨证论治

证候分型	治法	代表方剂
脾虚肝亢证	温中健脾,缓肝理脾	缓肝理脾汤
脾肾阳衰证	温补脾肾,回阳救逆	固真汤合逐寒荡惊汤
阴虚风动证	育阴潜阳,滋肾养肝	大定风珠

考点 19 ★★　痫证的发病特点

痫证是以突然仆倒,昏不识人,口吐涎沫,两目上视,肢体抽搐,惊掣啼叫,喉中发出异声,片刻即醒,醒后一如常人为特征,具有反复发作特点的一种疾病。本病多发生于 4 岁以上的儿童。

考点 20 ★　痫证的病位

病位主要在心、肝、脾、肾。

考点 21 ★★★　痫证的辨证论治

证候分型	治法	代表方剂
惊痫证	镇惊安神	镇惊丸
痰痫证	豁痰开窍	涤痰汤
风痫证	息风止痉	定痫丸
瘀血痫证	化瘀通窍	通窍活血汤
脾虚痰盛证	健脾化痰	六君子汤
脾肾两虚证	补益脾肾	河车八味丸

第七单元　肾系病证

考点1★　水肿的发病特点

小儿水肿是由多种病证引起的体内水液潴留，泛滥肌肤，引起面目、四肢甚则全身浮肿及小便短少，严重的可伴有胸水、腹水为主要表现的常见病证。

考点2★★　水肿的病因病机

水肿的基本病机为水液泛滥。主要病因为外感风邪、湿热、疮毒。

考点3★★★　水肿的诊断

1. **急性肾小球肾炎**　本病发病前1~4周多有呼吸道或皮肤感染、猩红热等链球菌感染病史，或其他急性感染史。急性起病，主要症状为浮肿及尿量减少，血尿，高血压。

2. **肾病综合征**　单纯性肾病诊断标准：①全身水肿。②大量蛋白尿。③低蛋白血症。④高脂血症。其中以大量蛋白尿和低蛋白血症为必要条件。

考点 4 ★★★　水肿的辨证论治

	证候分型	治法	代表方剂
常证	风水相搏证	疏风解表，利水消肿	麻黄连翘赤小豆汤
	湿热内侵证	清热解毒，利水消肿	五味消毒饮合五皮饮
	肺脾气虚证	益气健脾，利水消肿	参苓白术散合玉屏风散
	脾肾阳虚证	温肾健脾，利水消肿	真武汤
	气阴两虚证	益气养阴，利水消肿	六味地黄丸加黄芪
变证	水凌心肺证	温阳逐水，泻肺宁心	己椒苈黄丸合参附汤
	邪陷心肝证	平肝息风，泻火利水	龙胆泻肝汤合羚角钩藤汤
	水毒内闭证	辛开苦降，辟秽解毒	温胆汤合附子泻心汤

考点 5 ★　尿频的发病特点

尿频是以小便频数为特征的疾病。多发于学龄前儿童，尤以婴幼儿发病率最高，女孩多于男孩。

考点 6 ★★★　尿频的辨证论治

证候分型	治法	代表方剂
湿热下注证	清热利湿，通利膀胱	八正散
脾肾气虚证	温补脾肾，升提固摄	缩泉丸
阴虚内热证	滋阴补肾，清热降火	知柏地黄丸

考点 7 ★　遗尿的发病特点

遗尿又称尿床,是指 3 周岁以上的小儿睡中小便自遗,醒后方觉的一种病证。

考点 8 ★★★　遗尿的辨证论治

证候分型	治法	代表方剂
肺脾气虚证	补肺益脾,固涩膀胱	补中益气汤合缩泉丸
肾气不足证	温补肾阳,固涩膀胱	菟丝子散
心肾失交证	清心滋肾,安神固脬	交泰丸合导赤散
肝经湿热证	清热利湿,泻肝止遗	龙胆泻肝汤

考点 9 ★★　五迟、五软的发病特点

五迟、五软是小儿生长发育障碍的病证。五迟指立迟、行迟、发迟、语迟、齿迟;五软指头项软、口软、手软、足软、肌肉软。

考点 10 ★★★　五迟、五软的辨证论治

证候分型	治法	代表方剂
肝肾亏损证	补肾填髓,养肝强筋	加味六味地黄丸
心脾两虚证	健脾养心,补益气血	调元散
痰瘀阻滞证	涤痰开窍,活血通络	通窍活血汤合二陈汤

第八单元 传染病

考点1★★★　麻疹的发病特点

麻疹是由外感麻毒时邪（麻疹病毒）引起的急性出疹性传染病。临床以发热，咳嗽，鼻塞流涕，泪水汪汪，周身皮肤依序布发麻粒大小的红色斑丘疹，皮疹消退时皮肤有糠状脱屑和色素沉着斑等为特征。本病一年四季都有发生，但好发于冬春季节，且常可引起流行。好发年龄为6个月至5岁。

考点2★★★　麻疹的辨证论治

治疗麻疹首辨顺证、逆证。

	证候分型	治法	代表方剂
顺证	邪犯肺卫证	辛凉透表，清宣肺卫	宣毒发表汤
	邪入肺胃证	清凉解毒，透疹达邪	清解透表汤
	阴津耗伤证	养阴益气，清解余邪	沙参麦冬汤
逆证	邪毒闭肺证	宣肺开闭，清热解毒	麻杏石甘汤
	邪毒攻喉证	清热解毒，利咽消肿	清咽下痰汤
	邪陷心肝证	平肝息风，清营解毒	羚角钩藤汤

考点3★　奶麻的发病特点

奶麻，又称假麻，西医学称为幼儿急疹，是由人疱疹病毒6型感染而引起的一种急性出疹性传染病,临床以持续高热3~5天,热退疹出为特征。好发年龄为6~18个月,3岁以后少见。一年四季都可发病,多见于冬春两季。

考点4★ 奶麻的病因病位

奶麻的发病原因为感受幼儿急疹时邪。其主要病变在肺、脾。

考点5★★★ 奶麻的辨证论治

证候分型	治法	代表方剂
邪郁肌表证	疏风清热,宣透邪毒	银翘散
毒透肌肤证	清热生津,以助康复	银翘散合养阴清肺汤

考点6★★ 风痧的发病特点

风痧即风疹,是由外感风痧时邪(风疹病毒)引起的一种急性出疹性传染病。临床以轻度发热,咳嗽,全身皮肤出现细沙样玫瑰色斑丘疹,耳后、枕部臖核肿大为主要特征。一年四季均可发生,但好发于冬春季节。多见于1~5岁的小儿。

考点7★★★ 风痧的辨证论治

证候分型	治法	代表方剂
邪犯肺卫证	疏风清热透疹	银翘散
邪入气营证	清气凉营解毒	透疹凉解汤

考点8★★　丹痧的发病特点

丹痧是因感受痧毒疫疠之邪所引起的急性时行疾病。临床以发热，咽喉肿痛或伴糜烂，全身布发弥漫性猩红色皮疹，疹后脱屑脱皮为特征。本病主要发生于冬春季节。各年龄均可发病，以2~8岁的儿童发病率较高。本病又称为"疫痧""疫疹""烂喉痧""烂喉丹痧"。

考点9★★★　麻疹、奶麻、风疹、丹痧的鉴别诊断

病名	麻疹	奶麻	风疹	丹痧
病原	麻疹病毒	人疱疹病毒6型	风疹病毒	乙型溶血性链球菌
初期症状	发热，咳嗽，流涕，泪水汪汪	突然高热，一般情况好	发热，咳嗽，流涕，枕部淋巴结肿大	发热，咽喉红肿化脓、疼痛
出疹与发热的关系	发热3~4天出疹，出疹时发热更高	发热3~4天出疹，热退疹出	发热0.5~1天出疹	发热数小时至1天出疹，出疹时热高
特殊体征	麻疹黏膜斑	无	耳后、枕部淋巴结肿大	环口苍白圈，草莓舌，帕氏线
周围血象	白细胞总数下降，淋巴细胞升高	白细胞总数下降，淋巴细胞升高	白细胞总数下降，淋巴细胞升高	白细胞总数升高，中性粒细胞升高

考点 10 ★★★　丹痧的辨证论治

丹痧以清热解毒，清利咽喉为基本治疗原则。

证候分型	治法	代表方剂
邪侵肺卫证	辛凉宣透，清热利咽	解肌透痧汤
毒炽气营证	清气凉营，泻火解毒	凉营清气汤
痧后阴伤证	养阴生津，清热润喉	沙参麦冬汤

考点 11 ★★★　水痘的发病特点

水痘是由水痘时邪（水痘－带状疱疹病毒）引起的一种传染性强的出疹性疾病。以发热、皮肤黏膜分批出现瘙痒性皮疹，丘疹、疱疹、结痂同时存在为主要特征。本病一年四季均可发生，以冬春二季发病率高。任何年龄皆可发病，但以6~9岁儿童为多见。本病一般预后良好，一次感染水痘大多可获终生免疫。

考点 12 ★★★　水痘的诊断

皮疹分批出现，此起彼落，在同一时期，丘疹、疱疹、干痂往往同时并见。

考点 13 ★★★　水痘的辨证论治

水痘以清热解毒利湿为治疗原则。

证候分型	治法	代表方剂
邪伤肺卫证	疏风清热,利湿解毒	银翘散
邪炽气营证	清气凉营,解毒化湿	清胃解毒汤

考点 14 ★★　手足口病的发病特点

手足口病是由感受手足口病时邪（柯萨奇病毒 A 组）引起的发疹性传染病，临床以手足肌肤、口咽部发生疱疹为特征。本病以夏秋季节为多见。常见于 5 岁以下小儿。

考点 15 ★★★　手足口病的诊断

1. 病前 1～2 周有手足口病患儿接触史。
2. 主要表现为口腔及手足部发生疱疹。
3. 血常规可见白细胞计数正常，淋巴细胞和单核细胞比值相对增高。

考点 16 ★★★　手足口病的辨证论治

手足口病以清热祛湿解毒为治疗原则。

证候分型	治法	代表方剂
邪犯肺脾证	宣肺解表,清热化湿	甘露消毒丹
湿热蒸盛证	清热凉营,解毒祛湿	清瘟败毒饮

考点 17 ★★　痄腮的发病特点

痄腮是由温毒时邪（腮腺炎病毒）引起的一种

急性传染病，西医称之为流行性腮腺炎。以发热、耳下腮部漫肿疼痛为主要临床特征。冬春两季易于流行。好发于3岁以上儿童，2岁以下婴幼儿少见。

考点 18 ★ 痄腮的病机

痄腮的主要病机为邪毒壅阻足少阳经脉，与气血相搏，凝滞于耳下腮部。

考点 19 ★★ 痄腮的诊断与鉴别诊断

1. 诊断 初病时可有发热。腮腺肿大，以耳垂为中心，向前、后、下扩大。白细胞总数可正常，淋巴细胞可相对增加。

2. 鉴别诊断 与化脓性腮腺炎相鉴别。化脓性腮腺炎中医名发颐。表现为两颊肿胀疼痛，表皮泛红，腮腺化脓，按压腮部可见口腔内腮腺管口有脓液溢出。多为一侧腮部肿痛，无传染性，常继发于热病之后。

考点 20 ★★★ 痄腮的辨证论治

	证候分型	治法	代表方剂
常证	邪犯少阳证	疏风清热，散结消肿	柴胡葛根汤、银翘散
	热毒壅盛证	清热解毒，软坚散结	普济消毒饮
变证	邪陷心肝证	清热解毒，息风开窍	清瘟败毒饮、凉营清气汤
	毒窜睾腹证	清肝泻火，活血止痛	龙胆泻肝汤

考点 21 ★★　传染性单核细胞增多症的发病特点

传染性单核细胞增多症（简称传单）是由传单时邪（EB 病毒）引起的急性传染病。临床表现多样，以发热、咽峡炎、淋巴结肿大、肝脾肿大、外周血中淋巴细胞增多并出现异型淋巴细胞增多为特征。

考点 22 ★★　传染性单核细胞增多症的辨证论治

证候分型	治法	代表方剂
邪犯肺胃证	疏风清热，宣肺利咽	银翘散
气营两燔证	清气凉营，解毒化痰	普济消毒饮
痰热流注证	清热化痰，通络散结	清肝化痰丸
湿热蕴滞证	清热解毒，行气化湿	甘露消毒丹
正虚邪恋证	益气生津，兼清余热	气虚邪恋，用竹叶石膏汤；阴虚邪恋，用青蒿鳖甲汤、沙参麦冬汤

考点 23 ★★　顿咳的发病特点

顿咳是小儿时期感受百日咳时邪（百日咳杆菌）引起的肺系传染病，临床以阵发性痉挛性咳嗽和咳后伴有较长的鸡鸣样吸气性吼声为特征。本病一年四季都可发生，但主要发生于冬春季节。5 岁以下婴幼儿最易发病。

考点 24 ★ 顿咳的病因病机

本病主要病因病机为外感时行邪毒侵入肺系，夹痰交结气道，导致肺失肃降。病变脏腑以肺为主。

考点 25 ★★★ 顿咳的辨证论治

证候分型	治法	代表方剂
邪犯肺卫证	疏风祛邪，宣肺止咳	三拗汤
痰火阻肺证	清热泻肺，涤痰镇咳	桑白皮汤合葶苈大枣泻肺汤
气阴耗伤证	养阴润肺，健脾益气	肺阴亏虚证用沙参麦冬汤，肺脾气虚证用人参五味子汤

第九单元　虫证

考点 1 ★ 蛔虫病的发病特点

蛔虫病是感染蛔虫卵引起的小儿常见肠道寄生虫病，以脐周疼痛，时作时止，饮食异常，大便下虫，或粪便镜检有蛔虫卵为主要特征。成虫寄生小肠，劫夺水谷精微，妨碍正常的消化吸收，严重者影响儿童生长发育。

考点 2 ★★　蛔虫病的辨证论治

证候分型	治法	代表方剂
肠虫证	驱蛔杀虫，调理脾胃	使君子散
蛔厥证	安蛔定痛，继则驱虫	乌梅丸
虫瘕证	行气通腑，散蛔驱虫	驱蛔承气汤

考点 3 ★　蛲虫病的发病特点

蛲虫病是由蛲虫寄生人体所致的小儿常见肠道寄生虫病，以夜间肛门及会阴附近奇痒并见到蛲虫为特征。蛲虫患儿是唯一的传染源。

第十单元　其他疾病

考点 1 ★★★　夏季热的发病特点

夏季热是婴幼儿在暑天发生的特有的季节性疾病。临床以长期发热、口渴、多饮、多尿、少汗或汗闭为特征。本病多见于 6 个月至 3 岁的婴幼儿，有严格的发病季节，多集中在 6、7、8 三个月。

考点 2 ★★　　夏季热的辨证论治

证候分型	治法	代表方剂
暑伤肺胃证	清暑益气，养阴生津	王氏清暑益气汤
上盛下虚证	温补肾阳，清心护阴	温下清上汤

考点 3 ★　　紫癜的发病特点

紫癜是小儿常见的出血性疾病之一，以血液溢于皮肤、黏膜之下，出现瘀点瘀斑，压之不退色为其临床特征。

考点 4 ★★★　　紫癜的诊断与鉴别诊断

1. 过敏性紫癜　紫癜多见于下肢伸侧及臀部、关节周围，为高出皮肤的鲜红色至深红色丘疹、红斑或荨麻疹，大小不一，多呈对称性，分批出现，血小板计数正常。

2. 血小板减少性紫癜　瘀点多为针尖样大小，一般不高出皮面，多不对称。血小板计数显著减少。

考点 5 ★★★　　紫癜的辨证论治

证候分型	治法	代表方剂
风热伤络证	疏风散邪，清热凉血	连翘败毒散
血热妄行证	清热解毒，凉血止血	犀角地黄汤
气不摄血证	健脾养心，益气摄血	归脾汤
阴虚火旺证	滋阴降火，凉血止血	大补阴丸、知柏地黄丸

考点 6 ★★　皮肤黏膜淋巴结综合征的发病特点

皮肤黏膜淋巴结综合征又称川崎病,是一种以全身血管炎性病变为主要病理特点的急性发热、出疹性疾病。以持续发热、多形红斑、球结膜充血、草莓舌和颈淋巴结肿大、手足硬肿为主要临床表现。本病好发于婴幼儿,男女比例为(1.3~1.5):1。

考点 7 ★★　皮肤黏膜淋巴结综合征的辨证论治

证候分型	治法	代表方剂
卫气同病证	辛凉透表,清热解毒	银翘散
气营两燔证	清气凉营,解毒化瘀	清瘟败毒饮
气阴两伤证	益气养阴,清解余热	沙参麦冬汤

考点 8 ★★　维生素 D 缺乏性佝偻病的发病特点

维生素 D 缺乏性佝偻病简称佝偻病,是由于儿童体内维生素 D 不足,致使钙磷代谢失常的一种慢性营养性疾病,以正在生长的骨骺端软骨板不能正常钙化,造成骨骼病变为其特征。本病主要见于 2 岁以内的婴幼儿。

考点 9 ★　维生素 D 缺乏性佝偻病的病机

本病病机主要是脾肾虚亏,常累及心、肺、肝。

考点 10 ★★★ 维生素 D 缺乏性佝偻病的辨证论治

证候分型	治法	代表方剂
肺脾气虚证	健脾补肺	人参五味子汤
脾虚肝旺证	健脾助运,平肝息风	益脾镇惊散
肾精亏损证	补肾填精,佐以健脾	补肾地黄丸

针灸学

针灸学复习攻略

第一单元　特定穴

考点1★★★　五输穴

1. 五输穴　十二经脉分布在肘、膝关节以下的井、荥、输、经、合穴,简称五输穴。

《灵枢·九针十二原》:"所出为井,所溜为荥,所注为输,所行为经,所入为合。"

2. 临床应用　井穴多用于急救,点刺十二井穴可抢救昏迷;荥穴主要用于热证,如胃火牙痛选胃经的荥穴内庭可以清泄胃火。

《难经》:"井主心下满,荥主身热,输主体重节痛,经主喘咳寒热,合主逆气而泄。"

3. 五输穴歌诀

肺经少商鱼际先,太渊经渠尺泽牵。
大肠商阳和二间,三间阳溪曲池见。
胃经厉兑内庭闲,陷谷解溪三里连。
脾经隐白大都坚,太白商丘阴陵建。
心经少冲少府前,神门灵道少海联。
小肠少泽前谷尖,后溪阳谷小海迁。
膀胱至阴通谷便,束骨昆仑委中点。
肾经涌泉然谷浅,太溪复溜阴谷陷。

针灸学

心包中冲劳宫殿,大陵间使曲泽恋。
三焦关冲液门面,中渚支沟天井现。
胆经窍阴侠溪边,临泣阳辅阳陵辨。
肝经大敦与行间,太冲中封曲泉遭。
注:十二经按流注次序编写,穴位按井、荥、输、经、合顺序编写。

4. 五输穴五行配属表

(1) 阴经经脉五输穴

经脉	五输穴				
	井(木)	荥(火)	输(土)	经(金)	合(水)
肺经(金)	少商	鱼际	太渊	经渠	尺泽
心包经(相火)	中冲	劳宫	大陵	间使	曲泽
心经(火)	少冲	少府	神门	灵道	少海
脾经(土)	隐白	大都	太白	商丘	阴陵泉
肝经(木)	大敦	行间	太冲	中封	曲泉
肾经(水)	涌泉	然谷	太溪	复溜	阴谷

(2) 阳经经脉五输穴

经脉	五输穴				
	井(金)	荥(水)	输(木)	经(火)	合(土)
大肠经(金)	商阳	二间	三间	阳溪	曲池
三焦经(相火)	关冲	液门	中渚	支沟	天井
小肠经(火)	少泽	前谷	后溪	阳谷	小海
胃经(土)	厉兑	内庭	陷谷	解溪	足三里
胆经(木)	足窍阴	侠溪	足临泣	阳辅	阳陵泉
膀胱经(水)	至阴	足通谷	束骨	昆仑	委中

考点2★★　原穴、络穴

1. 原穴　十二经脉在腕踝关节附近各有一重要经穴,是脏腑原气输注、经过和留止的部位。

2. 络穴　络脉从本经分出的穴位。

3. 原穴歌诀

肺渊包陵心神门,大肠合谷焦阳池。
小肠之原腕骨穴,足之三阴三原太。
胃原冲阳胆丘墟,膀胱之原京骨取。

4. 十五络穴歌诀

络穴共有十五种,肺缺膀飞心里通。
任鸠督长脾大包,包内焦外脾孙公。
大偏小正胃丰隆,肝蠡胆光肾大钟。

5. 十二经原穴与络穴表

经脉	原穴	络穴	经脉	原穴	络穴
手太阴肺经	太渊	列缺	手阳明大肠经	合谷	偏历
手厥阴心包经	大陵	内关	手少阳三焦经	阳池	外关
手少阴心经	神门	通里	手太阳小肠经	腕骨	支正
足太阴脾经	太白	公孙	足阳明胃经	冲阳	丰隆
足厥阴肝经	太冲	蠡沟	足少阳胆经	丘墟	光明
足少阴肾经	太溪	大钟	足太阳膀胱经	京骨	飞扬

考点3★　郄穴

1. 郄穴　十二经脉和奇经八脉中的阴跷脉、阳跷脉、阴维脉、阳维脉之经气深聚的部位称为郄穴。

2. 分布特点和组成 郄穴大多分布在四肢肘膝关节以下。十二经脉各有一个郄穴,阴阳跷脉及阴阳维脉也各有一个郄穴,合称为十六郄穴。

3. 临床应用 郄穴多用于治疗本经循行部位及所属脏腑的急性病证。一般来说,阴经郄穴多治疗血证,阳经郄穴多治疗急性痛证。

4. 十六郄穴歌诀

郄义即孔隙,本属气血集。
肺向孔最取,大肠温溜别。
胃经是梁丘,脾属地机穴。
心则取阴郄,小肠养老列。
膀胱金门守,肾向水泉施。
心包郄门刺,三焦会宗持。
胆郄在外丘,肝经中都是。
阳跷跗阳走,阴跷交信期。
阳维阳交穴,阴维筑宾知。

5. 十六郄穴表

经脉	郄穴	经脉	郄穴
手太阴肺经	孔最	手阳明大肠经	温溜
手厥阴心包经	郄门	手少阳三焦经	会宗
手少阴心经	阴郄	手太阳小肠经	养老
足太阴脾经	地机	足阳明胃经	梁丘
足厥阴肝经	中都	足少阳胆经	外丘
足少阴肾经	水泉	足太阳膀胱经	金门
阴维脉	筑宾	阳维脉	阳交
阴跷脉	交信	阳跷脉	跗阳

考点4★★　背俞穴、募穴

1. 背俞穴　背俞穴是脏腑之气输注于腰背部的腧穴。

2. 募穴　募穴是脏腑之气结聚于胸腹部的腧穴。

3. 临床应用　①主要用于治疗相关脏腑的病变。②治疗与脏腑经络相联属的组织器官的疾患。

4. 十二背俞穴歌诀

三椎肺俞厥阴四,心五肝九十胆俞。

十一脾俞十二胃,十三三焦椎旁居。

肾俞却与命门平,十四椎外穴是真。

大肠十六小十八,膀胱俞与十九平。

5. 十二募穴歌诀

天枢大肠肺中府,关元小肠巨阙心。

中极膀胱京门肾,胆日月肝期门寻。

脾募章门胃中脘,气化三焦石门针。

心包募穴何处取,胸前膻中觅浅深。

6. 背俞穴、募穴表

脏腑	背俞穴	募穴	脏腑	背俞穴	募穴
肺	肺俞	中府	大肠	大肠俞	天枢
心包	厥阴俞	膻中	三焦	三焦俞	石门
心	心俞	巨阙	小肠	小肠俞	关元
脾	脾俞	章门	胃	胃俞	中脘
肝	肝俞	期门	胆	胆俞	日月
肾	肾俞	京门	膀胱	膀胱俞	中极

考点5 ★★★　下合穴

1. 下合穴　六腑之气下合于足三阳经的六个腧穴。

2. 下合穴歌诀

胃经下合足三里，上下巨虚大小肠。
膀胱委中胆阳陵，三焦下合属委阳。

考点6 ★★★　八会穴

1. 八会穴　指脏、腑、气、血、筋、脉、骨、髓等精气所会聚的腧穴。

2. 八会穴歌诀

气会膻中血膈俞，脏会章门骨大杼。
筋会阳陵脉太渊，腑会中脘髓绝骨。

考点7 ★★★　八脉交会穴

1. 八脉交会穴　十二经脉与奇经八脉相通的八个腧穴。均位于腕踝部的上下。

2. 八脉交会穴歌诀

公孙冲脉胃心胸，内关阴维下总同。
临泣胆经连带脉，阳维目锐外关逢。
后溪督脉内眦颈，申脉阳跷络亦通。
列缺任脉连肺系，阴跷照海膈喉咙。

3. 八脉交会穴表

所属经脉	穴名	所通经脉	会合部位
手太阴肺经	列缺	任脉	肺、喉、胸、膈
足少阴肾经	照海	阴跷脉	
手太阳小肠经	后溪	督脉	耳、目内眦、项、肩胛
足太阳膀胱经	申脉	阳跷脉	
足太阴脾经	公孙	冲脉	心、胸、胃
手厥阴心包经	内关	阴维脉	
足少阳胆经	足临泣	带脉	耳后、目外眦、颊、颈、肩
手少阳三焦经	外关	阳维脉	

第二单元　腧穴的定位方法

考点1★★　骨度分寸定位法

部位	起止点	折量寸	度量法
头部	前发际正中至后发际正中	12	直寸
	眉间（印堂）至前发际正中	3	直寸
	第7颈椎棘突下（大椎）至后发际正中	3	直寸
	眉间（印堂）至后发际正中第7颈椎棘突下（大椎）	18	直寸
	前额两发角（头维）之间	9	横寸
	耳后两乳突（完骨）之间	9	横寸

针灸学

续表

部位	起止点	折量寸	度量法
胸腹胁部	胸骨上窝（天突）至胸剑联合中点（歧骨）	9	直寸
	胸剑联合中点（歧骨）至脐中	8	直寸
	脐中至耻骨联合上缘（曲骨）	5	直寸
	两乳头之间	8	横寸
	腋窝顶点至第11肋游离端（章门）	12	直寸
背腰部	肩峰缘至后正中线	8	横寸
	肩胛骨内缘（近脊柱侧点）至后正中线	3	横寸
上肢部	腋前、后纹头至肘横纹（平尺骨鹰嘴）	9	直寸
	肘横纹（平尺骨鹰嘴）至腕掌（背）侧横纹	12	直寸
下肢部	耻骨联合上缘至股骨内上髁上缘	18	直寸
	胫骨内侧髁下方至内踝尖	13	直寸
	股骨大转子至腘横纹	19	直寸
	腘横纹至外踝尖	16	直寸

考点2★★★ 手指同身寸定位法

指依据患者本人手指所规定的分寸以量取腧穴的定位方法，又称指寸法。

1. 中指同身寸 以患者中指中节桡侧两端纹

头间的距离作为1寸。

2. 拇指同身寸 以患者拇指指间关节的宽度作为1寸。

3. 横指同身寸 又称"一夫法"。令患者将食指、中指、无名指及小指四指相并,以中指中节横纹为标准,其四指的宽度作为3寸。

第三单元 手太阴肺经、腧穴

考点1★ 主治概要

1. 胸、肺、咽喉部与肺脏有关病证 咳嗽,气喘,咽喉肿痛,咯血,胸痛等。

2. 经脉循行部位的其他病证 肩背痛,肘臂挛痛,手腕痛等。

考点2★★★ 手太阴肺经腧穴定位

1. 中府 在胸部,横平第1肋间隙,锁骨下窝外侧,前正中线旁开6寸。

2. 尺泽 在肘区,肘横纹上,肱二头肌腱桡侧缘凹陷中。

3. 孔最 在前臂前区,腕掌侧远端横纹上7寸,尺泽与太渊连线上。

4. 列缺 在前臂,腕掌侧远端横纹上1.5

寸，拇短伸肌腱与拇长展肌腱之间，拇长展肌腱沟的凹陷中。简便取穴法：两手虎口自然平直交叉，一手食指按在另一手桡骨茎突上，指尖下凹陷中是穴。

5. 太渊 在腕前区，桡骨茎突与舟状骨之间，拇长展肌腱尺侧凹陷中。

6. 鱼际 在手外侧，第1掌骨桡侧中点赤白肉际处。

7. 少商 在手指，拇指末节桡侧，指甲根角侧上方0.1寸（指寸）。

考点3★★★ 常用腧穴的主治病证

穴位名称	肺系病证	穴位局部病证	特殊主治
中府	√	√	
尺泽	√	√	急性吐泻，中暑，小儿惊风等急症
孔最	√	√	善治咳血；痔血
列缺	√		头痛、牙痛、项部强痛、口眼㖞斜等头面部疾患
太渊	√	√	无脉症
鱼际	√		小儿疳积
少商	√		癫狂

第四单元　手阳明大肠经、腧穴

考点1★　　主治概要

1. 头面五官病　齿痛，咽喉肿痛，鼻衄，口眼㖞斜，耳聋等。

2. 神志病、热病　昏迷，发热，眩晕，癫狂等。

3. 肠胃病　腹胀，腹痛，肠鸣，泄泻等。

4. 皮肤病　瘾疹，痤疮，神经性皮炎等。

5. 经脉循行部位的其他病证　手臂酸痛，半身不遂，手臂麻木等。

考点2★★★　　手阳明大肠经腧穴定位

1. 商阳　在手指，食指末节桡侧，指甲根角侧上方0.1寸（指寸）。

2. 合谷　在手背，第2掌骨桡侧的中点处。简便取穴法：以一手的拇指指间关节横纹，放在另一手拇、食指之间的指蹼缘上，当拇指尖下是穴。

3. 阳溪　在腕区，腕背侧远端横纹桡侧，桡骨茎突远端，解剖学"鼻烟窝"凹陷中。

4. 偏历　在前臂，阳溪穴与曲池穴连线上，腕背侧远端横纹上3寸处。

5. **手三里** 在前臂，阳溪穴与曲池穴连线上，肘横纹下2寸处。

6. **曲池** 在肘区，在尺泽与肱骨外上髁连线中点凹陷处。

7. **肩髃** 在三角肌区，肩峰外侧缘前端与肱骨大结节两骨间凹陷中。简便取穴法：屈臂外展，肩峰外侧缘呈现前后两个凹陷，前下方的凹陷即是本穴。

8. **扶突** 在胸锁乳突肌区，横平喉结，胸锁乳突肌前、后缘中间。

9. **迎香** 在面部，鼻翼外缘中点旁，鼻唇沟中。

考点3★★★　常用腧穴的主治病证

穴位名称	肠胃病	头面五官病	热病	穴位局部病证	特殊主治
商阳		√	√		昏迷、急症
合谷		√	√		发热恶寒等外感病证，多汗，经闭、滞产等妇产科病证
阳溪		√		√	
偏历		√		√	水肿
手三里	√	√			
曲池	√	√	√		癫狂，瘾疹、湿疹、瘰疬等皮外科疾患

续表

穴位名称	肠胃病	头面五官病	热病	穴位局部病证	特殊主治
肩髃				√	瘾疹
扶突				√	颈部手术针麻用穴
迎香		√		√	胆道蛔虫症

第五单元 足阳明胃经、腧穴

考点1★ 主治概要

1. **胃肠病** 食欲不振，胃痛，呕吐，噎膈，腹胀，泄泻，痢疾，便秘等。

2. **头面五官病** 目赤痛痒，目翳，眼睑瞤动。

3. **神志病、热病** 癫狂，发热等。

4. **皮肤病** 瘾疹，痤疮，神经性皮炎等。

5. **经脉循行部位的其他病证** 下肢痿痹，转筋。

考点2★★★ 足阳明胃经腧穴定位

1. **承泣** 在面部，眼球与眶下缘之间，瞳孔直下。

2. **四白** 在面部，眶下孔处。

3. **地仓** 在面部，口角旁约0.4寸（指寸）。

4. **颊车** 在面部，下颌角前上方1横指（中指），闭口咬紧牙时咬肌隆起，放松时按之凹陷处。

5. **下关** 在面部，颧弓下缘中央与下颌切迹之间凹陷中。

6. **头维** 在头部，当额角发际上0.5寸，头正中线旁开4.5寸。

7. **人迎** 在颈部，横平喉结，胸锁乳突肌前缘，颈总动脉搏动处。

8. **梁门** 在上腹部，脐中上4寸，前正中线旁开2寸。

9. **天枢** 在腹部，横平脐中，前正中线旁开2寸。

10. **归来** 在下腹部，脐中下4寸，前正中线旁开2寸。

11. **梁丘** 在股前区，髌底上2寸，股外侧肌与股直肌腱之间（髂前上棘与髌骨外上缘连线上）。

12. **足三里** 在小腿外侧，犊鼻下3寸，胫骨前嵴外1横指处，犊鼻与解溪连线上。

13. **上巨虚** 在小腿外侧，犊鼻穴下6寸，犊鼻与解溪连线上。

14. **下巨虚** 在小腿外侧，犊鼻穴下9寸，犊鼻与解溪连线上。

15. **条口** 在小腿外侧，犊鼻下8寸，犊鼻与解溪连线上。

16. 丰隆 在小腿外侧,外踝尖上8寸,胫骨前肌外缘,条口旁开1寸。

17. 解溪 在踝区,踝关节前面中央凹陷处,拇长伸肌腱与趾长伸肌腱之间。

18. 内庭 在足背,第2、3趾间,趾蹼缘后方赤白肉际处。

19. 厉兑 在足趾,第2趾末节外侧,趾甲根角侧后方0.1寸(指寸)。

考点3★★★ 常用腧穴的主治病证

穴位名称	肠胃病	神志病、热病	穴位局部病证	特殊主治
承泣			√	
四白			√	胆道蛔虫症
地仓			√	
颊车			√	
下关			√	
头维			√	
人迎			√	高血压
梁门	√		√	
天枢	√			妇科疾患
归来	√			妇科疾患
梁丘	√		√	乳痈、乳痛等乳疾

针灸学

续表

穴位名称	肠胃病	神志病、热病	穴位局部病证	特殊主治
足三里	√	√	√	乳痈、肠痈等外科疾患，虚劳诸证，为强壮保健要穴
上巨虚	√		√	
下巨虚	√		√	乳痈
条口	√		√	肩臂痛
丰隆	√	√	√	咳嗽、痰多等痰饮病证
解溪	√	√	√	
内庭	√	√	√	齿痛、咽喉肿痛、鼻衄等五官热性病证，善清胃火
厉兑		√		实热性五官病证

第六单元 足太阴脾经、腧穴

考点1★ 主治概要

1. **脾胃病** 胃痛，呕吐，腹痛，泄泻，便秘等。

2. 妇科病 月经过多，崩漏等。

3. 前阴病 阴挺，不孕，遗精，阳痿等。

4. 经脉循行部位的其他病证 下肢痿痹，胸胁痛等。

考点2★★★ 足太阴脾经腧穴定位

1. 隐白 在足趾，大趾末节内侧，趾甲根角侧后方0.1寸（指寸）。

2. 太白 在跖区，第1跖趾关节近端赤白肉际凹陷中。

3. 公孙 在跖区，第1跖骨基底部的前下方赤白肉际处。

4. 三阴交 在小腿内侧，内踝尖上3寸，胫骨内侧缘后际。

5. 地机 在小腿内侧，阴陵泉下3寸，胫骨内侧缘后际。

6. 阴陵泉 在小腿内侧，胫骨内侧髁下缘与胫骨内侧缘之间的凹陷中。

7. 血海 在股前区，髌底内侧端上2寸，股内侧肌隆起处。简便取穴法：患者屈膝，医者以左手掌心按于患者右膝髌骨上缘，第2~5指向上伸直，拇指约呈45°斜置，拇指尖下是穴。对侧取法仿此。

8. 大横 在腹部，脐中旁开4寸。

9. 大包　在侧胸部,腋中线上,当第 6 肋间隙处。

考点 3★★★　常用腧穴的主治病证

穴位名称	脾胃病	妇科病	神志病	穴位局部病证	特殊主治
隐白	√	√	√		尿血、便血等出血证,惊风
太白	√				体重节痛
公孙	√		√		逆气里急、气上冲心(奔豚气)等冲脉病证
三阴交	√	√		√	遗精、阳痿、遗尿等生殖泌尿系统疾患,阴虚诸证,湿疹
地机	√	√		√	小便不利、水肿等脾不运化水湿病证
阴陵泉	√			√	祛湿要穴
血海		√		√	瘾疹、湿疹、丹毒等血热性皮肤病
大横	√				
大包				√	气喘,全身疼痛,岔气,四肢无力

第七单元　手少阴心经、腧穴

考点1★　主治概要

1. **心、胸、神志病**　心痛，心悸，癫狂痫等。
2. **经脉循行部位的其他病证**　肩臂疼痛，胁肋疼痛，腕臂痛等。

考点2★★★　手少阴心经腧穴定位

1. **极泉**　在腋区，腋窝正中，腋动脉搏动处。
2. **少海**　在肘前区，横平肘横纹，肱骨内上髁前缘。
3. **通里**　在前臂前区，腕掌侧远端横纹上1寸，尺侧腕屈肌腱的桡侧缘。
4. **阴郄**　在前臂前区，腕掌侧远端横纹上0.5寸，尺侧腕屈肌腱的桡侧缘。
5. **神门**　在腕前区，腕掌侧远端横纹尺侧端，尺侧腕屈肌腱的桡侧凹陷处。
6. **少冲**　在手指，小指末节桡侧，指甲根角侧上方0.1寸（指寸）。

考点3★★★　常用腧穴的主治病证

穴位名称	心病、神志病	穴位局部病证	特殊主治
极泉	√	√	瘰疬
少海	√	√	头项痛，瘰疬
通里	√	√	舌强不语、暴喑
阴郄	√		骨蒸盗汗，吐血、衄血等血证
神门	√		高血压，胸胁痛
少冲	√		热病

第八单元　手太阳小肠经、腧穴

考点1★　主治概要

1. **头面五官病**　头痛，目翳，咽喉肿痛等。
2. **神志病、热病**　昏迷，发热，疟疾等。
3. **经脉循行部位的其他病证**　项背强痛，腰背痛，手指及肘臂挛痛等。

考点2★★★　手太阳小肠经腧穴定位

1. **少泽**　在手指，小指末节尺侧，指甲根角侧上方0.1寸（指寸）。

2. 后溪 在手内侧,第5掌指关节尺侧近端赤白肉际凹陷中。

3. 养老 在前臂后区,腕背横纹上1寸,尺骨头桡侧凹陷中。

4. 支正 在前臂后区,腕背侧远端横纹上5寸,尺骨尺侧与尺侧腕屈肌之间。

5. 天宗 在肩胛区,肩胛冈中点与肩胛骨下角连线上1/3与下2/3交点凹陷中。

6. 颧髎 在面部,颧骨下缘,目外眦直下凹陷中。

7. 听宫 在面部,耳屏正中与下颌骨髁突之间的凹陷中。

考点3★★★ 常用腧穴的主治病证

穴位名称	头面五官病	神志病、热病	穴位局部病证	特殊主治
少泽	√	√		乳痈、乳少等乳疾
后溪	√	√	√	疟疾
养老	√		√	痛证
支正		√	√	疣症
天宗			√	气喘,乳痈
颧髎	√			
听宫	√	√		

针灸学

第九单元　足太阳膀胱经、腧穴

考点1★　主治概要

1. **脏腑病证**　十二脏腑及其相关组织器官病证。
2. **神志病**　癫、狂、痫等。
3. **头面五官病**　头痛、鼻塞、鼻衄等。
4. **经脉循行部位的其他病证**　项、背、腰、下肢病证等。

考点2★★★　足太阳膀胱经腧穴定位

1. **睛明**　在面部，目内眦内上方眶内侧壁凹陷中。
2. **攒竹**　在面部，眉头凹陷中，额切迹处。
3. **天柱**　在颈后区，横平第2颈椎棘突上际，斜方肌外缘凹陷中。
4. **大杼**　在脊柱区，第1胸椎棘突下，后正中线旁开1.5寸。
5. **风门**　在脊柱区，第2胸椎棘突下，后正中线旁开1.5寸。
6. **肺俞**　在脊柱区，第3胸椎棘突下，后正中线旁开 1.5 寸。

7. **心俞** 在脊柱区,第 5 胸椎棘突下,后正中线旁开 1.5 寸。

8. **膈俞** 在脊柱区,第 7 胸椎棘突下,后正中线旁开 1.5 寸。

9. **肝俞** 在脊柱区,第 9 胸椎棘突下,后正中线旁开 1.5 寸。

10. **胆俞** 在脊柱区,第 10 胸椎棘突下,后正中线旁开 1.5 寸。

11. **脾俞** 在脊柱区,第 11 胸椎棘突下,后正中线旁开 1.5 寸。

12. **胃俞** 在脊柱区,第 12 胸椎棘突下,后正中线旁开 1.5 寸。

13. **肾俞** 在脊柱区,第 2 腰椎棘突下,后正中线旁开 1.5 寸。

14. **大肠俞** 在脊柱区,第 4 腰椎棘突下,后正中线旁开 1.5 寸。

15. **膀胱俞** 在骶区,第 2 骶椎棘突下,旁开 1.5 寸,约平第 2 骶后孔。

16. **次髎** 在骶区,正对第 2 骶后孔中。

17. **承扶** 在股后区,臀横纹的中点。

18. **委阳** 在膝部,腘横纹上,股二头肌腱的内侧缘。

19. **委中** 在膝后区,腘横纹中点。

20. **膏肓** 在脊柱区,第 4 胸椎棘突下,后正中线旁开3寸。

21. **志室** 在腰区,第2腰椎棘突下,后正中线旁开3寸。

22. **秩边** 在骶区,横平第4骶后孔,骶正中嵴旁开3寸。

23. **承山** 在小腿后区,腓肠肌两肌腹与肌腱交角处。

24. **飞扬** 在小腿后区,昆仑穴直上7寸,腓肠肌外下缘与跟腱移行处。

25. **昆仑** 在踝区,外踝尖与跟腱之间的凹陷中。

26. **申脉** 在踝区,外踝尖直下,外踝下缘与跟骨之间凹陷中。

27. **束骨** 在跖区,第5跖趾关节的近端,赤白肉际处。

28. **至阴** 在足趾,小趾末节外侧,趾甲根角侧后方0.1寸(指寸)。

考点3★★★ 常用腧穴的主治病证

穴位名称	十二脏腑及其相关组织器官病证	神志病	头面五官病	穴位局部病证	特殊主治
睛明			√		急性腰扭伤,坐骨神经痛

续表

穴位名称	十二脏腑及其相关组织器官病证	神志病	头面五官病	穴位局部病证	特殊主治
攒竹			√		呃逆，急性腰扭伤
天柱		√	√		后头痛、项强、肩背腰痛等痹证，热病
大杼				√	咳嗽
风门				√	感冒、咳嗽、发热、头痛等表证
肺俞	√				盗汗、骨蒸潮热等阴虚病证
心俞	√	√			咳嗽、吐血、盗汗、遗精
膈俞					呕吐、呃逆、气喘等上逆之证，瘾疹、皮肤瘙痒，潮热、盗汗
肝俞	√	√	√	√	
胆俞	√				肺痨、潮热
脾俞	√			√	
胃俞	√				
肾俞	√			√	月经不调、带下、不孕等妇科病证
大肠俞	√			√	

续表

穴位名称	十二脏腑及其相关组织器官病证	神志病	头面五官病	穴位局部病证	特殊主治
膀胱俞	√			√	腹痛、便秘、痔疾
次髎	√			√	妇科、男科病证
承扶				√	痔疾
委阳				√	腹满,小便不利
委中				√	腹痛、急性吐泻,丹毒
膏肓				√	咳嗽、气喘、肺痨等肺系虚损病证,盗汗、健忘、遗精等虚劳诸疾
志室				√	遗精、阳痿等肾虚病证
秩边				√	便秘、痔疾,阴痛
承山				√	痔疾
飞扬			√	√	痔疾
昆仑		√			后头痛、项强、腰骶疼痛、足踝肿痛等痛证,滞产

续表

穴位名称	十二脏腑及其相关组织器官病证	神志病	头面五官病	穴位局部病证	特殊主治
申脉		√		√	头痛、眩晕
束骨		√	√	√	
至阴			√		胎位不正、滞产

第十单元　足少阴肾经、腧穴

考点1★　主治概要

1. **头和五官病**　头痛，目眩，咽喉肿痛，齿痛，耳聋，耳鸣等。

2. **妇科病、前阴病**　月经不调，遗精，阳痿，小便频数等。

3. **经脉循行部位的其他病证**　下肢厥冷，内踝肿痛等。

考点2★★★　足少阴肾经腧穴定位

1. **涌泉**　在足底，屈足卷趾时足心最凹陷中。约当足底第2、3趾蹼缘与足跟连线的前1/3与后2/3交点凹陷中。

2. **然谷**　在足内侧，足舟骨粗隆下方，赤白肉际处。

3. **太溪** 在踝区,内踝尖与跟腱之间的凹陷中。

4. **大钟** 在跟区,内踝后下方,跟骨上缘,跟腱附着部前缘凹陷中。

5. **照海** 在踝区,内踝尖下 1 寸,内踝下缘边际凹陷中。

6. **复溜** 在小腿内侧,太溪穴上 2 寸,当跟腱的前缘。

7. **肓俞** 在腹部,脐中旁开 0.5 寸。

考点 3★★★　常用腧穴的主治病证

穴位名称	泌尿生殖系统疾病及肾病	妇科病	头面五官病	穴位局部病证	特殊主治
涌泉	√			√	昏厥、中暑、小儿惊风、癫狂痫等急症及神志疾患,咯血、咽喉肿痛、喉痹等肺系病证、奔豚气
然谷	√	√			咯血、咽喉肿痛,消渴,泄泻,小儿脐风、口噤
太溪	√	√	√		咳嗽、气喘、咯血、胸痛等肺部疾患
大钟	√	√		√	痴呆,咯血,气喘

续表

穴位名称	泌尿生殖系统疾病及肾病	妇科病	头面五官病	穴位局部病证	特殊主治
照海	√	√	√		失眠、癫痫等精神、神志疾患
复溜	√			√	腹胀、腹泻等胃肠疾患,汗证
肓俞		√			腹痛、腹泻、便秘等胃肠病证,疝气

第十一单元　手厥阴心包经、腧穴

考点1★　主治概要

1. **心胸、神志病**　心痛,心悸,心烦,胸闷,癫狂病等。

2. **胃腑病证**　胃痛,呕吐等。

3. **经脉循行部位的其他病证**　上臂内侧痛,肘臂挛麻,腕痛,掌中热等。

考点2★★★　手厥阴心包经腧穴定位

1. **天池**　在胸部,第4肋间隙,前正中线旁开5寸。

2. 曲泽 在肘前区，肘横纹上，肱二头肌腱的尺侧缘凹陷中。

3. 郄门 在前臂前区，腕掌侧远端横纹上5寸，掌长肌腱与桡侧腕屈肌腱之间。

4. 间使 在前臂前区，腕掌侧远端横纹上3寸，掌长肌腱与桡侧腕屈肌腱之间。

5. 内关 在前臂前区，腕掌侧远端横纹上2寸，掌长肌腱与桡侧腕屈肌腱之间。

6. 大陵 在腕前区，腕掌侧远端横纹中，掌长肌腱与桡侧腕屈肌腱之间。

7. 劳宫 在掌区，横平第3掌指关节近端，第2、3掌骨之间偏于第3掌骨。简便取穴法：握拳，中指尖下是穴。

8. 中冲 在手指，中指末端最高点。

考点3★★★ 常用腧穴的主治病证

穴位名称	心胸、神志病	胃腑病证	穴位局部病证	特殊主治
天池	√			乳痈，瘰疬
曲泽	√	√	√	暑热病
郄门	√			疔疮
间使	√	√		热病，疟疾，腋肿
内关	√	√		中风，眩晕
大陵	√	√	√	

续表

穴位名称	心胸、神志病	胃腑病证	穴位局部病证	特殊主治
劳宫	√			中风昏迷、中暑等急症，口疮、口臭，鹅掌风
中冲				中风昏迷、中暑、昏厥、小儿惊风等急症，舌强肿痛

第十二单元　手少阳三焦经、腧穴

考点1★　主治概要

1. **头面五官病**　头、目、耳、颊、咽喉病等。
2. **热病**　发热等。
3. **经脉循行部位的其他病证**　胁肋痛，肩臂外侧痛，上肢挛急、麻木、不遂等。

考点2★★★　手少阳三焦经腧穴定位

1. **关冲**　在手指，第4指末节尺侧，指甲根角侧上方0.1寸（指寸）。

2. **中渚**　在手背，第4、5掌骨间，第4掌指关节近端凹陷中。

3. **阳池**　在腕后区，腕背侧远端横纹中，指伸肌腱尺侧缘凹陷中。

4. **外关** 在前臂后区,腕背侧远端横纹上2寸,尺骨与桡骨间隙中点。

5. **支沟** 在前臂后区,腕背侧远端横纹上3寸,尺骨与桡骨间隙中点。

6. **肩髎** 在三角肌区,肩峰角与肱骨大结节两骨间凹陷中。

7. **翳风** 在颈部,耳垂后方,乳突下端前方凹陷中。

8. **角孙** 在头部,耳尖正对发际处。

9. **耳门** 在耳区,耳屏上切迹与下颌骨髁突之间的凹陷中。

10. **丝竹空** 在面部,眉梢凹陷处。

考点3★★★ 常用腧穴的主治病证

穴位名称	头面五官病	热病	穴位局部病证	特殊主治
关冲	√	√		
中渚	√	√	√	
阳池	√			消渴,口干
外关	√	√	√	瘰疬,胁肋痛
支沟	√	√		便秘,暴喑,瘰疬,胁肋痛
肩髎			√	风疹
翳风	√			瘰疬

续表

穴位名称	头面五官病	热病	穴位局部病证	特殊主治
角孙	√			
耳门	√			
丝竹空	√			癫痫

第十三单元　足少阳胆经、腧穴

考点1★　主治概要

1. **头面五官病**　侧头、目、耳、咽喉病等。
2. **肝胆病**　黄疸、口苦、胁痛等。
3. **神志病、热病**　癫狂、发热等。
4. **经脉循行部位的其他病证**　胁肋痛,下肢痹痛、麻木、不遂等。

考点2★★★　足少阳胆经腧穴定位

1. **瞳子髎**　在面部,目外眦外侧0.5寸凹陷中。
2. **听会**　在面部,耳屏间切迹与下颌骨髁突之间的凹陷中。
3. **完骨**　在头部,耳后乳突后下方凹陷中。
4. **阳白**　在头部,眉上1寸,瞳孔直上。

针灸学

5. **头临泣** 在头部,前发际上0.5寸,瞳孔直上。

6. **风池** 在颈后区,枕骨之下,胸锁乳突肌上端与斜方肌上端之间的凹陷中。

7. **肩井** 在肩胛区,第7颈椎棘突与肩峰最外侧点连线的中点。

8. **日月** 在胸部,第7肋间隙中,前正中线旁开4寸。

9. **带脉** 在侧腹部,第11肋骨游离端垂线与脐水平线的交点上。

10. **环跳** 在臀部,股骨大转子最凸点与骶管裂孔连线的外1/3与内2/3交点处。

11. **风市** 在股部,腘底上7寸。直立垂手,掌心贴于大腿时,中指尖所指凹陷中,髂胫束后缘。

12. **阳陵泉** 在小腿外侧,腓骨小头前下方凹陷中。

13. **光明** 在小腿外侧,外踝尖上5寸,腓骨前缘。

14. **悬钟** 在小腿外侧,外踝尖上3寸,腓骨前缘。

15. **丘墟** 在踝区,外踝的前下方,趾长伸肌腱的外侧凹陷中。

16. **足临泣** 在足背,第4、5跖骨底结合部的前方,第5趾长伸肌腱外侧凹陷中。

17. 侠溪　在足背，第4、5趾间，趾蹼缘后方赤白肉际处。

18. 足窍阴　在足趾，第4趾末节外侧，趾甲根角侧后方0.1寸（指寸）。

考点3★★★　常用腧穴的主治病证

穴位名称	头面五官病	肝胆病	神志病、热病	穴位局部病证	特殊主治
瞳子髎	√				
听会	√				
完骨	√		√	√	
阳白	√				
头临泣	√		√		
风池		√		√	感冒、鼻塞、鼽衄、目赤肿痛、口眼㖞斜等外风所致的病证
肩井				√	难产、乳痈、乳汁不下等妇产科及乳房疾患，瘰疬
日月		√			
带脉				√	月经不调、经闭、赤白带下等妇科经带病证，疝气
环跳				√	风疹
风市				√	遍身瘙痒

续表

穴位名称	头面五官病	肝胆病	神志病热病	穴位局部病证	特殊主治
阳陵泉		√	√	√	
光明	√			√	胸乳胀痛
悬钟			√	√	髓海不足疾患
丘墟	√			√	疟疾
足临泣				√	月经不调、乳痈、瘰疬、疟疾
侠溪	√			√	乳痈
足窍阴	√		√	√	

第十四单元 足厥阴肝经、腧穴

考点1★ 主治概要

1. **肝胆病** 黄疸,胸胁胀痛,呕逆及肝风内动所致的中风、头痛、眩晕、惊风等。

2. **妇科病、前阴病** 月经不调、痛经、崩漏、带下、遗尿、小便不利等。

3. **经脉循行部位的其他病证** 下肢痹痛、麻木、不遂等。

考点 2★★★　足厥阴肝经腧穴定位

1. **大敦**　在足趾,足大趾末节外侧,趾甲根角侧后方0.1寸(指寸)。
2. **行间**　在足背,第1、2趾间,趾蹼缘后方赤白肉际处。
3. **太冲**　在足背,第1、2跖骨间,跖骨底结合部前方凹陷中,或触及动脉搏动。
4. **蠡沟**　在小腿内侧,内踝尖上5寸,胫骨内侧面的中央。
5. **曲泉**　在膝部,腘横纹内侧端,半腱肌腱内缘凹陷中。
6. **章门**　在侧腹部,第11肋游离端的下际。
7. **期门**　在胸部,第6肋间隙,前正中线旁开4寸。

考点 3★★★　常用腧穴的主治病证

穴位名称	肝胆病	泌尿生殖系统疾病	穴位局部病证	特殊主治
大敦		√		癫痫,善寐
行间	√	√		胸胁满痛
太冲	√	√	√	
蠡沟		√	√	
曲泉		√	√	

针灸学

续表

穴位名称	肝胆病	泌尿生殖系统疾病	穴位局部病证	特殊主治
章门	√			腹痛、腹胀、肠鸣、腹泻、呕吐等胃肠病证
期门	√			奔豚气，乳痈

第十五单元 督脉、腧穴

考点1★ 主治概要

1. **脏腑病** 五脏六腑相关病证。
2. **神志病、热病** 失眠，健忘，癫痫，昏迷，发热，中暑，惊厥等。
3. **头面五官病** 头痛，眩晕，口、齿、鼻、目等疾患。
4. **经脉循行部位的其他病证** 头项、脊背、腰骶疼痛，下肢痿痹等。

考点2★★ 督脉腧穴定位

1. **长强** 在会阴区，尾骨下方，尾骨端与肛门连线的中点处。

2. **腰阳关** 在脊柱区，第 4 腰椎棘突下凹陷中，后正中线上。

3. **命门** 在脊柱区，第 2 腰椎棘突下凹陷中，后正中线上。

4. **至阳** 在脊柱区，第 7 胸椎棘突下凹陷中，后正中线上。

5. **身柱** 在脊柱区，第 3 胸椎棘突下凹陷中，后正中线上。

6. **大椎** 在脊柱区，第 7 颈椎棘突下凹陷中，后正中线上。

7. **哑门** 在颈后区，第 2 颈椎棘突上际凹陷中，后正中线上。

8. **风府** 在颈后区，枕外隆凸直下，两侧斜方肌之间凹陷中。

9. **百会** 在头部，前发际正中直上 5 寸。

10. **上星** 在头部，前发际正中直上 1 寸。

11. **素髎** 在面部，鼻尖的正中央。

12. **水沟** 在面部，人中沟的上 1/3 与下 2/3 交界处。

13. **印堂** 在头部，两眉毛内侧端中间的凹陷中。

考点3★★★ 常用腧穴的主治病证

穴位名称	脏腑病	神志病	经脉循行部位	特殊主治
长强	√	√	√	
腰阳关			√	月经不调、赤白带下等妇科病证;遗精、阳痿等男科病证
命门			√	月经不调、赤白带下、痛经、经闭、不孕等妇科病证;遗精、阳痿、精冷不育、小便频数等肾阳不足病证
至阳	√		√	咳嗽,气喘
身柱		√	√	疔疮发背,外感病证
大椎		√	√	外感病证;骨蒸潮热;风疹、痤疮
哑门		√	√	暴喑、舌强不语
风府		√	√	咽喉肿痛、失音、目痛、鼻衄等内、外风证
百会		√		脱肛、阴挺、胃下垂等气失固摄而致的下陷性病证
上星			√	热病、疟疾
素髎			√	昏厥、惊厥、新生儿窒息休克、呼吸衰竭等急危重证

续表

穴位名称	脏腑病	神志病	经脉循行部位	特殊主治
水沟		√	√	昏迷、晕厥、中风、中暑、休克、呼吸衰竭等急危重证;闪挫腰痛;风水面肿
印堂		√	√	小儿惊风,产后血晕,子痫

第十六单元　任脉、腧穴

考点1★　主治概要

1. **脏腑病**　腹部、胸部相关内脏病。
2. **妇科病、前阴病**　月经不调,痛经,崩漏,带下,遗精,阳痿,小便不利,遗尿等。
3. **颈及面口病**　瘿气,梅核气,咽喉肿痛,暴喑,口㖞,齿痛等。
4. **神志病**　癫痫,失眠等。
5. **虚证**　部分腧穴有强壮作用,主治虚劳、虚脱等证。

考点 2★★★　任脉腧穴定位

1. 中极　在下腹部,脐中下 4 寸,前正中线上。

2. 关元　在下腹部,脐中下 3 寸,前正中线上。

3. 气海　在下腹部,脐中下 1.5 寸,前正中线上。

4. 神阙　在脐区,脐中央。

5. 下脘　在上腹部,脐中上 2 寸,前正中线上。

6. 建里　在上腹部,脐中上 3 寸,前正中线上。

7. 中脘　在上腹部,脐中上 4 寸,前正中线上。

8. 上脘　在上腹部,脐中上 5 寸,前正中线上。

9. 膻中　在胸部,横平第 4 肋间隙,前正中线上。

10. 天突　在颈前区,胸骨上窝正中央,前正中线上。

11. 廉泉　在颈前区,喉结上方,舌骨上缘凹陷中,前正中线上。

12. 承浆　在面部,颏唇沟的正中凹陷处。

考点3 ★★★　　常用腧穴的主治病证

穴位名称	脏腑病	泌尿生殖系统疾病	神志病	虚证	穴位局部病证	特殊主治
中极		√			√	
关元	√	√		√	√	保健灸常用穴
气海	√	√		√	√	保健灸常用穴
神阙	√	√		√		保健灸常用穴
下脘	√				√	痞块
建里	√				√	水肿
中脘	√		√		√	黄疸，脏躁，哮喘
上脘	√				√	黄疸
膻中					√	胸中气机不畅的病证
天突	√				√	瘿气、梅核气、噎膈等气机不畅病证
廉泉					√	
承浆			√		√	暴喑

第十七单元　内科病证的针灸治疗

考点1 ★★★　　头痛

　　主穴　百会、太阳、风池、阿是穴、合谷。

趣记 凤阳百合。

考点 2★★ 面痛

主穴 攒竹、四白、下关、地仓、合谷、太冲、内庭。

考点 3★★★ 腰痛

主穴 大肠俞、阿是穴、委中。
趣记 大常委。

考点 4★★★ 痹证

主穴 阿是穴，局部经穴。
配穴 ①行痹配膈俞、血海。②痛痹配肾俞、关元。③着痹配阴陵泉、足三里。④热痹配大椎、曲池。

考点 5★★ 坐骨神经痛

主穴

1. 足太阳经证 腰夹脊、秩边、委中、承山、昆仑。

2. 足少阳经证 腰夹脊、环跳、阳陵泉、悬钟、丘墟。

考点 6★★★ 中风

1. 中经络
主穴 水沟、内关、三阴交、极泉、尺泽、

委中。

趣记 关中三尺泉水。

2. 中脏腑

（1）闭证 水沟、十二井穴、太冲、丰隆、劳宫。

趣记 十二井水冲龙宫。

（2）脱证 关元、神阙。

考点7★★★ 眩晕

1. 实证

主穴 百会、风池、太冲、内关。

趣记 白痴冲关，眩晕。

2. 虚证

主穴 百会、风池、肝俞、肾俞、足三里。

趣记 肝肾二叔会三里池。

考点8★★★ 面瘫

主穴 攒竹、阳白、四白、颧髎、颊车、地仓、合谷、太冲。

趣记 攒四驾车冲谷仓髎阳白。

考点9★★★ 痿证

主穴

1. 上肢 肩髃，曲池，外关，合谷，颈、胸段夹脊穴。

2. **下肢** 髀关、足三里、阳陵泉、悬钟、三阴交、解溪、腰部夹脊穴。

考点 10 ★★★　痫病

1. **发作期**
   主穴　水沟、百会、后溪、内关、涌泉。
   趣记　泉水会溪内。
2. **间歇期**
   主穴　印堂、鸠尾、间使、太冲、丰隆、腰奇。
   趣记　唐太监骑龙尾。

考点 11 ★★★　不寐

主穴　百会、安眠、神门、三阴交、照海、申脉。
趣记　三百海参安神。

考点 12 ★★　郁证

主穴　百会、印堂、水沟、内关、神门、太冲。
趣记　水神冲关拜堂。

考点 13 ★　痴呆

主穴　百会、印堂、四神聪、内关、太溪、悬钟。

趣记　会堂内有四神，太玄。

考点 14 ★★★　心悸

主穴　内关、神门、郄门、心俞、巨阙。
趣记　巨阙叔关二门。

考点 15 ★★★　感冒

主穴　列缺、合谷、风池、大椎、太阳。
趣记　大谷池缺太阳。

考点 16 ★★★　咳嗽

1. 外感咳嗽
主穴　肺俞、列缺、合谷。
2. 内伤咳嗽
主穴　肺俞、太渊、三阴交。

考点 17 ★★★　哮喘

1. 实证
主穴　列缺、尺泽、肺俞、中府、定喘。
趣记　肺喘缺中泽。
2. 虚证
主穴　肺俞、膏肓、肾俞、太渊、太溪、足三里、定喘。
趣记　肺肾二叔搞定三太太。

针灸学

考点 18 ★★★　　呕吐

　　主穴　中脘、足三里、内关。
　　趣记　中关足。

考点 19 ★★★　　胃痛

　　主穴　中脘、足三里、内关。
　　趣记　中关足。

考点 20 ★★★　　泄泻

1. 急性泄泻
　　主穴　天枢、上巨虚、阴陵泉、水分。
　　趣记　泉水上天。

2. 慢性泄泻
　　主穴　神阙、天枢、足三里、公孙。
　　趣记　公孙天神住山里。

考点 21 ★★　　痢疾

　　主穴　天枢、上巨虚、合谷、三阴交。
　　趣记　三天和尚。

考点 22 ★★★　　便秘

　　主穴　天枢、大肠俞、上巨虚、支沟。
　　趣记　天上大沟。

考点 23 ★★ 阳痿

主穴 关元、三阴交、肾俞。

考点 24 ★★ 癃闭

1. 实证
主穴 中极、膀胱俞、秩边、阴陵泉、三阴交。
2. 虚证
主穴 关元、脾俞、肾俞、三焦俞、秩边。

考点 25 ★★ 消渴

主穴 胃脘下俞、肺俞、脾俞、肾俞、太溪、三阴交。
趣记 三消四叔交太溪。

第十八单元 妇儿科病证的针灸治疗

考点 1 ★★★ 月经不调

1. 月经先期
主穴 关元、三阴交、血海。
趣记 先交关元血。
2. 月经后期
主穴 气海、三阴交、归来。

趣记　后交归来气。

3. 月经先后无定期

主穴　关元、三阴交、肝俞。

趣记　先后交肝元。

考点2★★★　痛经

1. 实证

主穴　中极、次髎、地机、三阴交。

趣记　三次中地。

2. 虚证

主穴　关元、足三里、三阴交。

趣记　三元三。

考点3★★★　崩漏

1. 实证

主穴　关元、三阴交、隐白。

趣记　三百元治实崩。

2. 虚证

主穴　气海、三阴交、肾俞、足三里。

趣记　三三肾海治虚崩。

考点4★★　绝经前后诸证

主穴　肾俞、肝俞、太溪、气海、三阴交。

趣记　肝肾二叔气三太。

考点5★★　带下病

主穴　带脉、中极、白环俞、三阴交。
趣记　阴中白带。

考点6★★★　缺乳

主穴　乳根、膻中、少泽。
趣记　膻中少乳。

考点7★★★　遗尿

主穴　关元、中极、膀胱俞、三阴交。
趣记　关中三叔。

第十九单元　皮外骨伤科病证的针灸治疗

考点1★★★　瘾疹

主穴　曲池、合谷、血海、膈俞、三阴交。
趣记　三哥去海河。

考点2★★★　蛇串疮

主穴　局部阿是穴、相应夹脊穴。

配穴 ①肝胆火盛配行间、侠溪。②脾胃湿热配阴陵泉、内庭。③瘀血阻络配血海、三阴交。④便秘配天枢。⑤心烦配神门。

考点3★　　神经性皮炎

主穴 阿是穴、曲池、合谷、血海、膈俞。
趣记 阿哥去海河。

考点4★★　　乳癖

主穴 膻中、乳根、屋翳、期门、足三里、太冲。
趣记 乳中污气太充足。

考点5★★　　颈椎病

主穴 颈夹脊、天柱、风池、曲池、悬钟、阿是穴。

考点6★★★　　落枕

主穴 外劳宫、天柱、阿是穴、后溪、悬钟。
趣记 后天选老公。

考点7★★　　漏肩风

主穴 肩髃、肩髎、肩贞、阿是穴、阳陵泉、条口透承山。

考点8★★　扭伤

主穴　阿是穴、局部腧穴。

腰部：阿是穴、大肠俞、腰痛点、委中。
颈部：阿是穴、风池、绝骨、后溪。
肩部：阿是穴、肩髃、肩髎、肩贞。
肘部：阿是穴、曲池、小海、天井。
腕部：阿是穴、阳溪、阳池、阳谷。
髋部：阿是穴、环跳、秩边、居髎。
膝部：阿是穴、膝眼、膝阳关、梁丘。
踝部：阿是穴、申脉、解溪、丘墟。

考点9★　肘劳

主穴　阿是穴。
配穴　①手阳明经筋证配曲池、手三里、三间。②手太阳经筋证配阳谷、小海。③手少阳经筋证配外关、天井。

第二十单元　五官科病证的针灸治疗

考点1★★　目赤肿痛

主穴　睛明、太阳、风池、合谷、太冲。

趣记 何故太阳净明,风太冲。

考点2★★★ 耳鸣耳聋

1. 实证
主穴 听会、翳风、中渚、侠溪。
趣记 侠溪听中医。

2. 虚证
主穴 听宫、翳风、太溪、肾俞。
趣记 深宫太医。

考点3★★★ 牙痛

主穴 合谷、颊车、下关。
趣记 何故下车。

考点4★★★ 咽喉肿痛

1. 实证
主穴 少商、合谷、尺泽、关冲。
趣记 何故斥责关少。

2. 虚证
主穴 太溪、照海、列缺、鱼际。
趣记 溪海缺鱼。

考点5★ 近视

主穴 睛明、承泣、风池、光明。
配穴 ①心脾两虚配心俞、脾俞、足三里。

②肝肾不足配肝俞、肾俞、太溪、太冲。

第二十一单元　其他病证的针灸治疗

考点1★★　晕厥
主穴　水沟、百会、内关、足三里。
配穴　①虚证配气海、关元。②实证配合谷、太冲。
趣记　水沟里关会。

考点2★★　内脏绞痛

1. 心绞痛
主穴　内关、郄门、阴郄、膻中。
趣记　关中二郄。

2. 胆绞痛
主穴　胆囊穴、阳陵泉、胆俞、日月。
趣记　二胆日月泉。

3. 肾绞痛
主穴　肾俞、膀胱俞、中极、三阴交、阴陵泉。
趣记　身胖中三拳。

考点3★ 肥胖症

主穴 曲池、天枢、阴陵泉、丰隆、太冲。

附★★★ 常用配穴

1. **肝阳上亢证** 太溪配太冲（或行间、侠溪）。
2. **痰湿证** 中脘、丰隆、阴陵泉、头维、公孙。
3. **瘀血证** 血海、膈俞、三阴交（妇科多用）。
4. **血虚证** 脾俞、足三里。
5. **气虚证** 气海、足三里。
6. **肝郁气滞证** 太冲、行间、章门、侠溪。
7. **肾虚证** 肾俞、太溪。
8. **胃热证** 内庭。
9. **肝火证** 行间。
10. **外感热证** 大椎、曲池。
11. **脾胃虚弱证** 脾俞、胃俞。
12. **肝肾亏虚证** 肝俞、肾俞。
13. **心胆气虚证** 心俞、胆俞。
14. **风寒证** 风门。

诊断学基础

诊断学基础复习攻略

第一单元　症状学

考点1★　感染性发热的病因

临床最多见,各种病原体所引起的急、慢性感染均能引起感染性发热。常见病因见下表:

病原体	常见疾病
病毒	病毒性上呼吸道感染、病毒性肝炎、流行性乙型脑炎、脊髓灰质炎、麻疹、流行性感冒、流行性腮腺炎、水痘等
细菌	伤寒、结核病、布氏杆菌病、细菌性心内膜炎、肺炎链球菌肺炎、猩红热、急性细菌性痢疾、丹毒、流行性脑脊髓膜炎等
支原体	肺炎支原体肺炎
立克次体	斑疹伤寒、恙虫病
螺旋体	钩端螺旋体病、回归热
真菌	放线菌病、念珠菌病、隐球菌病
寄生虫	疟疾、急性血吸虫病、阿米巴肝病

诊断学基础

考点 2 ★★★　发热的热型和临床意义

	体温曲线	常见疾病
稽留热	持续于 39℃~40℃以上，达数日或数周，24 小时波动范围不超过 1℃	肺炎链球菌肺炎、伤寒、斑疹伤寒的发热极期
弛张热	体温在 39℃以上，但波动幅度大，24 小时内体温差达 2℃以上，最低时一般仍高于正常水平	败血症、风湿热、重症肺结核、化脓性炎症
间歇热	高热期与无热期交替出现，体温动幅度可达数度，无热期（间歇期）可持续 1 日至数日，反复发作	疟疾、急性肾盂肾炎
回归热	骤然升至 39℃以上，持续数日后又骤然下降至正常水平，高热期与无热期各持续若干日后即有规律地交替一次	回归热、霍奇金病、周期热
波状热	逐渐升高达 39℃或以上，数天后逐渐下降至正常水平，数天后再逐渐升高，如此反复多次	布鲁菌病

考点 3 ★　头痛的问诊要点

1. 头痛的性质　三叉神经痛表现为颜面部发作性电击样疼痛；舌咽神经痛的特点是咽后部发作性疼痛并向耳及枕部放射；血管性头痛为搏动样头痛。

2. 头痛伴呕吐　见于脑膜炎、脑炎、脑肿瘤等引起的颅内压增高等。

考点 4★★★　胸痛的问诊要点

	性质
心绞痛	压榨样痛,可伴有窒息感
心肌梗死	疼痛更为剧烈并有恐惧、濒死感
干性胸膜炎	尖锐刺痛或撕裂痛,伴呼吸时加重,屏气时消失
肺梗死	突然剧烈刺痛或绞痛,常伴有呼吸困难与发绀
心脏神经症	胸痛在体力活动后反而减轻

考点 5★★★　腹痛的问诊要点

1. 部位　急性阑尾炎早期疼痛在脐周或上腹部,数小时后转移至右下腹;小肠绞痛位于脐周;结肠疾病疼痛多位于下腹或左下腹;膀胱炎、盆腔炎症及异位妊娠破裂引起的疼痛在下腹部。

2. 性质与程度　消化性溃疡常有慢性、周期性、节律性中上腹隐痛或灼痛,如突然呈剧烈的刀割样、烧灼样持续性疼痛,可能并发急性穿孔;胆石症、泌尿道结石及肠梗阻时呈剧烈绞痛;剑突下钻顶样痛是胆道蛔虫梗阻的特征;肝癌疼痛多呈进行性锐痛;慢性肝炎与淤血性肝肿大多为持续性胀痛。

考点 6★★★　咳嗽与咯痰的问诊要点

1. 音色　犬吠样——喉头炎症水肿或气管受

压；鸡鸣样吼声——百日咳；金属调咳嗽——可由纵隔肿瘤或支气管癌直接压迫气管。

2. 痰的性质与量 粉红色泡沫痰是肺水肿的特征。

考点7★★ 咯血的病因

1. 支气管疾病 常见于支气管扩张症、支气管肺癌、支气管内膜结核和慢性支气管炎等。

2. 肺部疾病 如肺结核、肺炎链球菌肺炎、肺脓肿等。肺结核为我国最常见的咯血原因。

3. 心血管疾病 如风湿性心脏病二尖瓣狭窄所致的咯血等。

4. 其他 如血小板减少性紫癜、白血病、血友病、肺出血型钩端螺旋体病、肾综合征出血热等。

考点8★★★ 呼吸困难的临床表现

1. 肺源性呼吸困难

	表现	常见于
吸气性	三凹征	喉、气管、大支气管的狭窄与梗阻
呼气性	伴有广泛哮鸣音	支气管哮喘、喘息型慢性支气管炎、慢性阻塞性肺气肿
混合性	吸气与呼气均感费力	重症肺炎、重症肺结核、大面积肺不张、大块肺梗死、大量胸腔积液和气胸

2. 心源性呼吸困难

夜间阵发性呼吸困难。左心衰竭时，因肺淤血常出现阵发性呼吸困难，多在夜间入睡后发生。发作时，患者被迫坐起喘气和咳嗽，重者面色青紫、大汗、呼吸有哮鸣声，咳浆液性粉红色泡沫样痰，两肺底湿啰音，心率增快，此种呼吸又称为心源性哮喘。常见于高血压性心脏病、冠状动脉粥样硬化性心脏病、风湿性心瓣膜病、心肌炎等引起的左心衰竭。

3. 几种特殊原因导致的不同呼吸改变

		对呼吸的影响	临床意义
中毒性呼吸困难	代酸	深大而规则——Kussmaul 呼吸	尿毒症、糖尿病酮症酸中毒
	药物及毒物中毒	慢——潮式呼吸	吗啡、巴比妥类、有机磷农药中毒
中枢性呼吸困难		慢、深	脑出血、颅内压增高
癔症性呼吸困难		浅、快	癔症

考点9★★　水肿的临床表现

1. 心源性水肿　特点是下垂性水肿。

2. 肾源性水肿　特点为早晨起床后眼睑或颜面水肿。

3. 肝源性水肿　常伴有肝功能受损及门静脉高压等表现，可见肝掌、蜘蛛痣等。

4. 内分泌源性水肿 见于甲状腺功能减退症等黏液性水肿,特点是按压形成后的皮肤凹陷在按压结束后很快恢复(非凹陷性)。

考点 10 ★★★　恶心与呕吐的病因

1. 反射性呕吐　消化系统疾病,如急慢性胃炎、消化性溃疡、胃肿瘤、幽门梗阻、非溃疡性消化不良等引起的呕吐常与进食有关,多伴有恶心先兆,吐后感轻松;肠源性呕吐见于急性肠炎、急性阑尾炎、肠梗阻等,肠梗阻者常伴腹痛、肛门停止排便排气;急慢性肝炎、急慢性胆囊炎、胆石症、胆道蛔虫、急性胰腺炎、急性腹膜炎等呕吐的特点是有恶心先兆,呕吐后不觉轻松。

2. 中枢性呕吐

(1) 中枢神经系统疾病　①脑血管疾病:如高血压脑病、脑梗死、脑出血、椎-基底动脉供血不足等。②感染:如脑炎、脑膜炎、脑脓肿、脑寄生虫等。

(2) 全身疾病　①感染。②内分泌与代谢紊乱:如早孕反应、甲状腺危象、Addison 病危象、糖尿病酮症酸中毒、水和电解质及酸碱平衡紊乱等。③其他:如休克、缺氧、中暑、急性溶血。

(3) 药物反应与中毒　如洋地黄、吗啡、雌激素、雄激素、环磷酰胺,以及有机磷中毒、毒蕈中毒、酒精中毒、食物中毒等。

考点 11★★★　呕血与黑便的病因

1. 食管疾病

2. 胃及十二指肠疾病　最常见的原因是消化性溃疡。

3. 肝、胆、胰的疾病

上消化道大出血前三位的病因是：消化性溃疡、食管与胃底静脉曲张破裂、急性胃黏膜病变。

考点 12★★　上消化道出血量的估计

临床或检查结果	估计出血量
大便潜血试验阳性	5mL 以上
黑便	60mL 以上
呕血	胃内蓄积血量达 300mL
头昏、眼花、口干、乏力、皮肤苍白、心悸不安、出冷汗，甚至昏倒	一次达 400mL 以上
周围循环衰竭	800～1000mL 以上

考点 13★★　呕血与黑便的伴随症状

1. 伴慢性、周期性、节律性上腹痛，见于消化性溃疡。

2. 伴蜘蛛痣、肝掌、黄疸、腹壁静脉曲张、腹水、脾肿大，见于肝硬化门静脉高压。

3. 伴皮肤黏膜出血者，见于血液病及急性传染病。

4. 伴右上腹痛、黄疸、寒战高热者，见于急性梗阻性化脓性胆管炎。

考点 14★★★　各型黄疸的实验室检查特点

1. 溶血性黄疸　血清总胆红素增多，以非结合胆红素为主，结合胆红素一般正常，尿胆原增多，尿胆红素阴性，具有溶血性贫血的改变，如贫血、网织红细胞增多、血红蛋白尿、骨髓红细胞系增生旺盛等。

2. 肝细胞性黄疸　血清结合及非结合胆红素均增多。尿中尿胆原通常增多，尿胆红素阳性。大便颜色通常改变不明显。有转氨酶升高等肝功能受损的表现。

3. 胆汁淤积性黄疸（阻塞性黄疸）　血清结合胆红素明显增多。尿胆原减少或阴性，尿胆红素阳性。大便颜色变浅。反映胆道梗阻的指标改变，如血清碱性磷酸酶及脂蛋白-X增高等。

考点 15 ★★　抽搐的伴随症状

抽搐伴随症状	可能的疾病
不伴意识丧失	破伤风、狂犬病、低钙抽搐、癔症性抽搐
高热	颅内与全身的感染性疾病、小儿高热惊厥
高血压	高血压脑病、高血压脑出血、妊娠高血压综合征
脑膜刺激征	各种脑膜炎及蛛网膜下腔出血
瞳孔散大、意识丧失、大小便失禁	癫痫大发作
肢体偏瘫	脑血管疾病及颅内占位

考点 16 ★★★　意识障碍的临床表现

1. **嗜睡**　是最轻的意识障碍，患者处于病理的睡眠状态，表现为持续性的睡眠状态。

2. **昏睡**　患者近乎不省人事，处于熟睡状态，不易被唤醒。

3. **昏迷**　意识丧失，任何强大的刺激都不能被唤醒。

4. **意识模糊**　轻度意识障碍，意识障碍程度较嗜睡重。

5. **谵妄**　谵妄是一种以兴奋性增高为主的急性高级神经中枢活动失调状态。

考点 17★ 意识障碍的伴随症状

伴发热	先发热后出现意识障碍——严重感染性疾病；先出现意识障碍后出现发热——脑出血、脑肿瘤、脑外伤等
伴呼吸缓慢	吗啡或巴比妥类中毒、颅内高压
伴呼吸深大	尿毒症、糖尿病酮症酸中毒
伴瞳孔散大	酒精中毒、癫痫、低血糖昏迷等
伴瞳孔缩小	海洛因、吗啡、巴比妥类、有机磷中毒
伴高血压	脑出血、高血压脑病、肾炎
伴脑膜刺激征	脑膜炎及蛛网膜下腔出血

第二单元 检体诊断

考点 1★ 叩诊的方法及常见叩诊音

	生理情况	病理状态
清音	正常肺部的叩诊音	
浊音	肺的边缘所覆盖的心脏或肝脏部分	肺组织含气量减少（如肺炎）
鼓音	胃泡区及腹部	肺空洞、气胸或气腹
过清音		肺气肿
实音	心脏、肝脏	大量胸腔积液或肺实变

考点 2★　嗅诊常见异常气味及临床意义

痰液	血腥味，见于大咯血患者
	痰液恶臭，提示支气管扩张症或肺脓肿
脓液	恶臭味考虑气性坏疽的可能
呕吐物	粪臭味见于肠梗阻
	酒味见于饮酒或醉酒等
	浓烈的酸味见于幽门梗阻或狭窄等
呼气味	浓烈的酒味见于酒后或醉酒
	刺激性蒜味见于有机磷农药中毒
	烂苹果味见于糖尿病酮症酸中毒
	氨味见于尿毒症
	腥臭味见于肝性脑病

考点 3★　体温测量

1. 口腔温度　正常值为 36.3℃ ~ 37.2℃。口测法温度虽较可靠，但对婴幼儿及意识障碍者则不宜使用。

2. 肛门温度　正常值为 36.5℃ ~ 37.7℃。肛门温度较口腔温度高 0.3℃ ~ 0.5℃。适用于小儿及神志不清的患者。

3. 腋下温度　正常值为 36℃ ~ 37℃。腋测法较安全、方便，不易发生交叉感染。

考点4★★★　血压测量

根据《中国高血压防治指南》(2010年修订版),血压水平的定义和分类标准见下表:

分类	收缩压(mmHg)		舒张压
正常血压	<120	和	<80
正常高值	120~139	和/或	80~89
高血压	≥140	和/或	≥90
1级高血压	140~159	和/或	90~99
2级高血压	160~179	和/或	100~109
3级高血压	≥180	和/或	≥110
单纯收缩期高血压	≥140	和	<90

脉压增大和减小。脉压>40mmHg称为脉压增大,见于主动脉瓣关闭不全、动脉导管未闭、动静脉瘘、高热、甲状腺功能亢进症、严重贫血、动脉硬化等。脉压<30mmHg称为脉压减小,见于主动脉瓣狭窄、心力衰竭、休克、心包积液、缩窄性心包炎等。

考点5 ★★★ 面容检查

	急性病容	慢性病容	甲亢面容	黏液性水肿面容	二尖瓣面容	伤寒面容	苦笑面容	满月面容	肢肥大症面容
关键词	面色潮红	面色晦暗	眼球突出,目光闪烁	睑厚面宽,颜面浮肿	双颊紫红	表情淡漠,无欲状态	牙关紧闭,面肌痉挛	面圆如满月,伴痤疮	头颅增大,耳鼻增大,脸面变长
见于	肺炎、急性化脓性阑尾炎、流脑	肝硬化、慢性肾炎等消耗性疾病	甲亢	甲减	风心病、二狭	伤寒、脑脊髓膜炎、脑炎	破伤风	库欣综合征、长期应用肾上腺皮质激素的患者	肢端肥大症

考点6 ★★ 体位检查

1. 自动体位 见于轻病或疾病早期。
2. 被动体位 见于极度衰弱或意识丧失的患者。

3. 强迫体位

体位	仰卧位	俯卧位	侧卧位	坐位（端坐呼吸）	辗转体位	角弓反张位
见于	急性腹膜炎	脊柱疾病	一侧胸膜炎及大量胸腔积液	心肺功能不全	胆绞痛、肾绞痛、肠绞痛	破伤风及小儿脑膜炎

考点7★★★ 步态检查

步态	痉挛性偏瘫步态（划圈样）	剪刀步态	醉酒步态	慌张步态	蹒跚步态(鸭步)	共济失调步态	间歇性跛行
见于	急性脑血管疾病后遗症	脑瘫或截瘫患者	小脑病变、酒精中毒	震颤麻痹	佝偻病、大骨节病、进行性肌营养不良、先天性双髋关节脱位	小脑或脊髓后索病变，如脊髓痨	严重下肢动脉硬化等

考点8★★★ 皮疹、皮下出血、蜘蛛痣检查

1. 皮疹的检查

	表现	见于
斑疹	局部皮肤发红，不高出皮肤	麻疹初起、斑疹伤寒、丹毒、风湿性多形性红斑

续表

	表现	见于
丘疹	直径小于1cm，除局部颜色改变外还隆起皮面	药物疹、湿疹、猩红热、麻疹
斑丘疹	丘疹周围合并皮肤发红的底盘	药物疹、湿疹、猩红热、风疹
玫瑰疹	鲜红色的圆形斑疹，压之退色，松开时复现	伤寒或副伤寒
荨麻疹	边缘清楚的红色或苍白色的瘙痒性皮肤损害	过敏

2. 皮下出血的检查

瘀点	紫癜	瘀斑	血肿
<2mm	3~5mm	>5mm	片状出血伴皮肤显著隆起

3. 蜘蛛痣 蜘蛛痣出现部位多在上腔静脉分布区，如面、颈、手背、上臂、前胸和肩部等处。蜘蛛痣的发生与雌激素增多有关，常见于慢性肝炎、肝硬化，是肝脏对体内雌激素的灭活能力减弱所致。健康妇女在妊娠期间、月经前或月经期偶尔也可出现蜘蛛痣。

考点9★★★ 局部和全身浅表淋巴结肿大

1. 局限性淋巴结肿大 ①左锁骨上窝淋巴结：腹腔脏器癌（胃癌、肝癌、结肠癌等）转移。②右锁骨上窝：胸腔脏器癌（肺癌、食管癌等）。③颈部：鼻咽癌。④腋下：乳腺癌。

2. 全身淋巴结肿大 常见于传单、淋巴细胞性白血病。

考点 10★★ 头颅形状、大小检查

通常以头围来表示头颅的大小。

1. 小颅 婴幼儿前囟过早闭合可引起小头畸形，同时伴有智力发育障碍（痴呆症）。

2. 方颅 前额左右突出，头顶平坦呈方颅畸形，见于小儿佝偻病、先天性梅毒。

3. 巨颅 额、头顶、颞和枕部膨大呈圆形，颜面部相对很小，头皮静脉明显怒张。

由于颅内高压，压迫眼球，形成双目下视、巩膜外露的特殊面容，称为落日现象，见于脑积水。

考点 11★★★ 眼部检查

1. 眼睑闭合不全 双侧眼睑闭合不全常见于甲状腺功能亢进症；单侧眼睑闭合不全常见于面神经麻痹。

2. 瞳孔大小

（1）缩小（<2mm） 常见于虹膜炎，有机磷农药中毒，毒蕈中毒，吗啡、氯丙嗪、毛果芸香碱等药物影响。

（2）扩大（>5mm） 见于外伤、青光眼绝

对期、视神经萎缩、完全失明、濒死状态、颈交感神经刺激和阿托品、可卡因等药物影响。

3. 双侧瞳孔大小不等 脑外伤、脑肿瘤、脑疝及中枢神经梅毒。

4. 瞳孔对光反射迟钝或消失 见于昏迷病人。

考点 12 ★★★ 颈部血管检查

1. 颈静脉怒张 右心衰竭、缩窄性心包炎、心包积液及上腔静脉梗阻。颈静脉搏动见于三尖瓣关闭不全。

2. 颈动脉搏动（安静状态下明显搏动） 发热、甲亢、高血压、主闭或严重贫血。

考点 13 ★★★ 甲状腺检查

甲状腺肿大分为三度：①Ⅰ度：不能看出但能触及。②Ⅱ度：既可看出肿大又能触及，但在胸锁乳突肌以内区域。③Ⅲ度：肿大超出胸锁乳突肌外缘。

考点 14 ★★★ 气管检查

1. 将气管推向健侧 大量胸腔积液、气胸或纵隔肿瘤及单侧甲状腺肿大。

2. 将气管拉向患侧 肺不张、肺硬化、胸膜粘连。

考点 15 ★　胸部体表标志及分区

1. 胸骨角　两侧胸骨角分别与左、右第 2 肋软骨相连接，通常以此作为标记来计数前胸壁上的肋骨和肋间隙。

2. 第 7 颈椎棘突　为背部颈、胸交界部的骨性标志，其下即为第 1 胸椎棘突。

3. 肩胛下角　被检查者取直立位，两手自然下垂时，肩胛下角平第 7 肋骨或第 7 肋间隙，或相当于第 8 胸椎水平。

考点 16 ★★　肺和胸膜视诊

1. 呼吸加深的诊断学意义　严重代谢性酸中毒时，病人出现节律匀齐，深而大（吸气慢而深，呼气短促），不感呼吸困难的呼吸，称为库斯莫尔（Kussmaul）呼吸，又称酸中毒大呼吸，见于尿毒症、糖尿病酮症酸中毒等疾病。

2. 呼吸节律的诊断学意义

（1）潮式呼吸　常见于脑炎、脑膜炎、颅内压增高、脑干损伤等。

（2）间停呼吸　又称比奥（Biot）呼吸，常为临终前的危急征象。

考点 17 ★★★ 肺和胸膜触诊

触觉语颤改变的意义：

触觉语颤	见于
增强	1. 肺实变：肺炎链球菌肺炎、肺梗死、肺结核、肺脓肿及肺癌。 2. 压迫性肺不张：胸腔积液上方受压而萎瘪的肺组织及受肿瘤压迫的肺组织。 3. 较浅而大的肺空洞：肺结核、肺脓肿、肺肿瘤所致的空洞
减弱或消失	1. 肺泡内含气量增多：如肺气肿及支气管哮喘发作时。 2. 支气管阻塞：如阻塞性肺不张、气管内分泌物增多。 3. 胸壁距肺组织距离加大：如胸腔积液、气胸、胸膜高度增厚及粘连、胸壁水肿或高度肥厚、胸壁皮下气肿。 4. 体质衰弱。 5. 大量胸腔积液、严重气胸时，语颤可消失

考点 18 ★ 肺部叩诊

1. 正常肺部叩诊音 正常肺部叩诊音呈清音。

2. 肺部定界叩诊 ①肺下界下移见于肺气肿。②肺下界上移见于肺不张、肺萎缩、胸腔积液、气胸。

3. 肺部病理性叩诊音的意义

（1）浊音或实音　①肺组织含气量减少或消失：如肺炎、肺结核、肺梗死、肺不张、肺水肿、肺硬化。②肺内不含气的病变：如肺肿瘤、肺包囊虫病、未穿破的肺脓肿。③胸膜腔病变：如胸腔积液、胸膜增厚粘连等。④胸壁疾病：如胸壁水肿、肿瘤等。

（2）鼓音　①气胸。②直径大于 3～4cm 的浅表肺大疱、肺空洞，如空洞型肺结核、液化破溃了的肺脓肿或肺肿瘤。

（3）过清音　肺气肿、支气管哮喘发作。

考点 19 ★★★　啰音听诊

1. 干啰音　干啰音是支气管有病变的表现。如两肺都出现干啰音，见于急慢性支气管炎、支气管哮喘、支气管肺炎、心源性哮喘等。局限性干啰音是由局部支气管狭窄所致，常见于支气管局部结核、肿瘤、异物或黏稠分泌物附着。局部而持久的干啰音见于肺癌早期或支气管内膜结核。

2. 湿啰音（水泡音）　湿啰音是肺与支气管有病变的表现。湿啰音两肺散在性分布，常见于支气管炎、支气管肺炎、血行播散型肺结核、肺水肿；两肺底分布，多见于肺淤血、肺水肿早期及支气管肺炎；一侧或局限性分布，常见于肺炎、肺结核、支气管扩张症、肺脓肿、肺癌及肺出血等。

考点 20 ★　胸膜摩擦音听诊

胸膜摩擦音在吸气和呼气时皆可听到，一般以吸气末或呼气开始时较为明显。屏住呼吸时胸膜摩擦音消失，可借此与心包摩擦音区别。胸膜摩擦音是干性胸膜炎的重要体征，主要见于以下几种情况：①胸膜炎症：如结核性胸膜炎、化脓性胸膜炎以及其他原因引起的胸膜炎症。②原发性或继发性胸膜肿瘤。③肺部病变累及胸膜：如肺炎、肺梗死等。④胸膜高度干燥：如严重脱水等。⑤其他：如尿毒症等。

考点 21 ★★★　呼吸系统常见疾病的体征（肺实变、肺气肿、胸腔积液、肺不张及气胸）

1. 肺实变

（1）望诊　两侧胸廓对称，患侧呼吸动度可局限性减弱或消失。

（2）触诊　气管居中，患侧语音震颤增强。

（3）叩诊　患侧呈实音。

（4）听诊　患侧肺泡呼吸音消失，可听到病理性支气管呼吸音，支气管语音增强。

2. 肺气肿

（1）望诊　胸廓呈桶状，两侧呼吸动度减弱。

（2）触诊　气管居中。语音震颤减弱。

（3）叩诊　两肺过清音，严重者心界叩不出；

肺下界下降,肺下界移动度减低。

(4) 听诊 两肺肺泡呼吸音减弱,呼气延长,听觉语音减弱,心音较遥远。

3. 胸腔积液

(1) 望诊 患侧胸廓饱满,呼吸动度减弱或消失。

(2) 触诊 气管移向对侧,患侧语音震颤减弱或消失。

(3) 叩诊 患侧叩诊浊音或实音。

(4) 听诊 患侧呼吸音减弱或消失,液面上方可听到病理性支气管呼吸音。

4. 阻塞性肺不张

(1) 望诊 患侧胸廓下陷,肋间隙变窄,呼吸动度减弱或消失。

(2) 触诊 气管移向患侧,语颤减弱或消失。

(3) 叩诊 患侧呈浊音或实音。

(4) 听诊 呼吸音消失,听觉语音减弱或消失。

5. 气胸

(1) 望诊 患侧胸廓饱满,肋间隙增宽,呼吸动度减弱或消失。

(2) 触诊 气管移向对侧,患侧语音震颤减弱或消失。

(3) 叩诊 患侧呈鼓音。左侧气胸时,心界叩不出;右侧气胸时,肝浊音界下移。

（4）听诊 患侧呼吸音减弱或消失。

考点 22 ★★★ 心脏视诊

1. 心前区隆起 ①某些先天性心脏病，如法洛四联症、肺动脉瓣狭窄。②儿童时期患慢性风湿性心脏病伴右心室增大。

2. 心尖搏动

（1）心尖搏动的位置改变 ①左心室增大时，心尖搏动向左下移位。②右心室增大时，心尖搏动向左移位。③肺不张、粘连性胸膜炎时，心尖搏动移向患侧。④胸腔积液、气胸时，心尖搏动移向健侧。⑤大量腹水、肠胀气、腹腔巨大肿瘤或妊娠等，心尖搏动位置向外上移位。

（2）心尖搏动强度及范围的改变 左心室肥大、甲亢、重症贫血、发热等疾病时心尖搏动增强；心包积液、左侧气胸或胸腔积液、肺气肿等，心尖搏动减弱甚或消失；负性心尖搏动见于粘连性心包炎、显著右心室增大者。

考点 23 ★★★ 心脏触诊

1. 心脏常见震颤的临床意义

时期	部位	临床意义
收缩期	胸骨右缘第 2 肋间	主动脉狭窄
	胸骨左缘第 2 肋间	肺动脉狭窄
	胸骨左缘第 3、4 肋间	室间隔缺损

续表

时期	部位	临床意义
舒张期	心尖部	二尖瓣狭窄
连续性	胸骨左缘第 2 肋间及其附近	动脉导管未闭

2. 心包摩擦感 心包摩擦感通常在胸骨左缘第 4 肋间最易触及，以收缩期明显。坐位稍前倾或深呼气末更易触及。

考点 24 ★ 心脏叩诊

1. 叩诊方法 采用间接叩诊法，沿肋间隙从外向内、自下而上叩诊，板指与肋间隙平行并紧贴胸壁。叩诊心脏左界时，从心尖搏动外 2~3 cm 处由外向内进行叩诊。如心尖搏动不明显，则自第 6 肋间隙左锁骨中线外的清音区开始，然后按肋间隙逐渐上移，至第 2 肋间隙为止；叩诊心脏右界时，自肝浊音界的上一肋间隙开始，逐一叩诊至第 2 肋间隙。

2. 心脏浊音界改变的临床意义

（1）*左心室增大* 心脏浊音界向左下扩大，心脏浊音区呈靴形，称为主动脉型心脏。见于主闭及高血压性心脏病。

（2）*左心房增大或合并肺动脉段扩大* 心脏浊音区外形呈梨形，称为二尖瓣型心脏。见于二尖瓣狭窄。

（3）心包积液　坐位时心脏浊音界呈三角烧瓶形。

（4）左、右心室增大　心界向两侧扩大，成为普大型心脏，见于扩张型心肌病等。

考点 25 ★★　心脏瓣膜听诊区

听诊区	最响部位
二尖瓣	左侧第5肋间隙，锁骨中线内侧
三尖瓣	胸骨下剑突偏左或偏右处
主动脉瓣	胸骨右缘第2肋间隙
主动脉瓣第二听诊区	胸骨左缘第3、4肋间隙（主动脉关闭不全时，舒张期杂音在此最响）
肺动脉瓣	胸骨左缘第2肋间隙

考点 26 ★★　心音听诊

1. 正常心音　如上所述，正常心音有4个，成年人可以听到 S_1 和 S_2，儿童和部分青少年可听到 S_3，一般听不到 S_4。

2. 心音改变及其临床意义

（1） P_2 增强见于肺动脉高压、二尖瓣狭窄、左心功能不全、室间隔缺损、动脉导管未闭、肺心病；P_2 减弱见于肺动脉瓣狭窄或关闭不全。

（2）钟摆律或胎心律见于心肌有严重病变时，如大面积急性心肌梗死、重症心肌炎等。

（3） S_2 分裂临床较常见，以肺动脉瓣区明显。

见于右室排血时间延长,肺动脉瓣关闭明显延迟(如肺动脉瓣狭窄),或左心室射血时间缩短,主动脉关闭时间提前(如二尖瓣关闭不全、室间隔缺损等)。

3. 奔马律及开瓣音

(1) 舒张早期奔马律最常见,是病理性第三心音,又称 S_3 奔马律或室性奔马律,在心尖部容易听到。舒张早期奔马律的出现,提示心脏有严重的器质性病变,见于各种原因的心力衰竭、急性心肌梗死、重症心肌炎等。

(2) 开瓣音(二尖瓣开放拍击音)见于二尖瓣狭窄而瓣膜弹性尚好时,是二尖瓣分离术适应证的重要参考条件。

考点 27★★★ 各瓣膜区常见杂音听诊

1. 最响部位与病变部位的关系

最响部位	提示病变部位
心尖部	二尖瓣
胸骨下剑突偏左或偏右处	三尖瓣
主动脉瓣区	主动脉瓣
肺动脉瓣区	肺动脉瓣
胸骨左缘3、4肋间	室间隔缺损

2. 杂音的性质与所提示的病变

杂音性质	提示病变
心尖区粗糙的吹风样收缩期杂音	二尖瓣关闭不全
心尖区柔和而高调的吹风样杂音	相对性二尖瓣关闭不全
心尖区舒张中晚期隆隆样杂音	二尖瓣狭窄的特征性杂音
主动脉瓣第二听诊区叹气样舒张期杂音	主动脉瓣关闭不全
主动脉瓣第二听诊区响亮而粗糙的全收缩期杂音	室间隔缺损或肥厚型梗阻性心肌病
主动脉瓣区收缩期杂音	各种病因的主动脉狭窄
肺动脉瓣区及其附近机器声样连续性杂音	动脉导管未闭
听诊时杂音如海鸥鸣或鸽鸣样	感染性心内膜炎及梅毒性主动脉瓣关闭不全

考点 28 ★ 心包摩擦音听诊

在胸骨左缘第 3、4 肋间处较易听到，病人坐位稍前倾，深呼气后屏住呼吸时易于听到，见于急性心包炎。

考点 29 ★★ 血管检查及周围血管征

1. 视诊　毛细血管搏动征见于脉压增大的疾病，如：主闭、重症贫血、甲亢。

2. 触诊

名称	特点	意义
水冲脉	脉搏骤起骤落急促而有力	常见于主闭、发热、贫血及甲亢
交替脉	节律正常强弱交替	高血压心脏病、急性心肌梗死、主闭所致的左心衰竭
重搏脉		伤寒、败血症、低血容量休克
奇脉	吸气时脉搏减弱或消失	心包积液、缩窄性心包炎是心包填塞重要体征
无脉	脉搏消失	严重休克及多发性大动脉炎

3. 周围血管征 包括头部随脉搏呈节律性点头运动、颈动脉搏动明显、毛细血管搏动征、水冲脉、枪击音与杜氏双重杂音,均由脉压增大所致,常见于<u>主闭、发热、贫血及甲亢</u>。

考点 30 ★★★ 循环系统常见疾病的体征

病变	视诊(心尖搏动)	触诊(心尖搏动)	叩诊	听诊
二狭	<u>二尖瓣面容</u>,心尖搏动略向左移	向左移,心尖部触及<u>舒张期震颤</u>	梨形	心尖部 S_1 亢进,较局限的递增型<u>隆隆样舒张中晚期杂音</u>,可伴<u>开瓣音</u>,P_2 亢进,肺动脉瓣区<u>格-斯杂音</u>

续表

病变	视诊（心尖搏动）	触诊（心尖搏动）	叩诊	听诊
二闭	向左下移位	向左下移位，常呈抬举性	心浊音界向左下扩大	心尖部 S_1 减弱，心尖部有3/6级或以上较粗糙的吹风样全收缩期杂音，范围广泛，常向左腋下及左肩胛下角传导
主狭	向左下移位	向下移位，呈抬举性，主动脉瓣区收缩期震颤	心浊音界向左下扩大	心尖部 S_1 减弱，A_2 减弱，主动脉瓣区可听到高调、粗糙的递增-递减型收缩期杂音，向颈部传导
主闭	颜面较苍白，颈动脉搏动明显，向左下移位且范围较广，点头运动及毛细血管搏动征	向左下移位并呈抬举性，有水冲脉	心浊音界向左下扩大，靴形	心尖部 S_1 减弱，A_2 减弱或消失，主动脉瓣第二听诊区叹气样递减型舒张期杂音，可向心尖部传导

考点31★ 腹部视诊

1. 腹部膨隆 ①腹内积气：可见于肠梗阻、肠麻痹、胃肠穿孔。②腹腔积液：大量积液可形成蛙腹，常见于肝硬化门脉高压症、右心衰竭、缩窄性心包炎。③腹腔巨大肿块：以巨大卵巢囊肿最常见。

2. 腹部凹陷 严重者呈舟状腹，见于恶性肿瘤、结核、糖尿病、慢性消耗性疾病的晚期。

考点 32★★★　腹部触诊

1. 腹壁紧张度 ①弥漫性腹肌紧张多见于胃肠道穿孔或实质脏器破裂所致的急性弥漫性腹膜炎，此时腹壁常强直，硬如木板，故称为板状腹。②局限性腹肌紧张多系局限性腹膜炎所致，如右下腹腹壁紧张多见于急性阑尾炎，右上腹腹壁紧张多见于急性胆囊炎；腹膜慢性炎症时，触诊如揉面团一样，称为揉面感，常见于结核性腹膜炎、癌性腹膜炎。

2. 压痛

（1）广泛性压痛　见于弥漫性腹膜炎。

（2）局限性压痛　常见的固定的压痛点有：①阑尾点：又称麦氏点，位于右髂前上棘与脐连线中外1/3交界处，考虑急性阑尾炎。②胆囊点：位于右侧腹直肌外缘与肋弓交界处，考虑胆囊病变。

3. 反跳痛 反跳痛表示炎症已波及腹膜壁层，腹膜紧张伴压痛、反跳痛称为腹膜刺激征，是急性腹膜炎的可靠体征。

考点 33 ★★★　腹内脏器触诊

1. 胆囊触诊

（1）墨菲征阳性　在深吸气时发炎的胆囊下移时碰到用力按压的拇指引起疼痛，患者因疼痛而突然屏气，又称胆囊触痛征。见于急性胆囊炎。

（2）库瓦济埃征阳性　当胰头癌压迫胆总管导致阻塞，出现黄疸进行性加深，胆囊显著肿大，但无压痛，又称无痛性胆囊增大征阳性。

2. 脾脏触诊　临床上常将脾肿大分为三度：①轻度：脾脏在肋下不超过 3cm。②中度：超过 3cm 但在脐水平线以上。③高度：超过脐水平线或前正中线，又称巨脾。

考点 34 ★　肝脏叩诊

病理情况下，肝浊音界向上移位见于右肺不张、气腹及鼓肠等；肝浊音界向下移位见于肺气肿、右侧张力性气胸等。肝浊音界扩大见于肝炎、肝脓肿、肝淤血、肝癌和多囊肝等；肝浊音界缩小见于急性肝坏死、晚期肝硬化和胃肠胀气等；肝浊音界消失，代之以鼓音，是急性胃肠穿孔的重要征象，亦可见于人工气腹。肝炎、肝脓肿时可出现肝区叩击痛。

考点35★★　　胃泡鼓音区和移动性浊音叩诊

1. 胃泡鼓音区　胃泡鼓音区上界为膈及肺下缘，下界为肋弓，左界为脾脏，右界为肝左缘。此区明显扩大见于幽门梗阻；明显缩小见于胸腔积液、心包积液、脾肿大及肝左叶肿大等。此区鼓音消失见于急性胃扩张或溺水者。

2. 移动性浊音　当腹腔内有1000mL以上游离液体时，患者仰卧位叩诊，腹中部呈鼓音，腹部两侧呈浊音；侧卧位时，叩诊上侧腹部转为鼓音，下侧腹部呈浊音。这种因体位不同而出现浊音区变动的现象称为移动性浊音阳性，见于肝硬化门静脉高压症、右心衰竭、肾病综合征、严重营养不良以及渗出性腹膜炎（如结核性或自发性）等引起的腹水。

考点36★★　　腹部听诊

1. 肠鸣音　①肠鸣音亢进，多见于机械性肠梗阻。②肠鸣音消失，多见于急性腹膜炎或麻痹性肠梗阻。

2. 振水音　见于胃扩张、幽门梗阻及胃液分泌过多。

考点37★★★　　腹部常见疾病的体征

1. 肝硬化　黄疸、蜘蛛痣、肝掌，肝脏轻度肿大/缩小，质硬，无压痛，脾大、脾亢、蛙状腹，移动性浊音阳性，液波震颤，食管胃底静脉曲张、腹壁静脉曲张、痔核。

2. 幽门梗阻 反复呕吐大量发酵的隔日食物。主要体征：空腹时上腹部饱满和胃型、蠕动波及逆蠕动波，并出现振水音。

3. 急性腹膜炎 腹膜刺激征（腹壁紧张、压痛及反跳痛）。胃肠穿孔时，叩诊肝浊音区缩小或消失，听诊肠鸣音减弱或消失。

4. 急性阑尾炎

（1）右下腹部麦氏点有显著而固定的压痛及反跳痛是诊断阑尾炎的重要依据。

（2）结肠充气试验阳性提示阑尾炎。

（3）腰大肌征阳性提示盲肠后位的阑尾炎。

5. 急性胆囊炎 右肋下胆囊区有腹壁紧张、压痛及反跳痛，墨菲征阳性。

6. 急性胰腺炎

（1）水肿型 表情痛苦，无腹壁紧张与反跳痛。上腹部或左上腹部有中度压痛，但常与主诉腹痛不相符。

（2）出血坏死型 休克、腹膜刺激征、移动性浊音阳性、腹胀和肠鸣音减弱或消失、上腹部可触及包块。

7. 肠梗阻 腹部膨胀，腹壁紧张，有压痛。

（1）绞窄性肠梗阻有反跳痛。

（2）机械性肠梗阻时，可见肠型及蠕动波，听诊肠鸣音亢进，呈金属性音调。

（3）麻痹性肠梗阻时视诊无肠型，听诊肠鸣音减弱或消失。

考点38★★ 肛门、直肠指诊

1. 有剧烈触痛，多见于肛裂与感染。
2. 触痛并有波动感，多见于肛门、直肠周围脓肿。
3. 柔软光滑而有弹性包块，多见于直肠息肉。
4. 质地坚硬、表面凹凸不平的包块，多见于直肠癌。
5. 指套带有黏液、脓液或血液，多见于炎症并有组织破坏。

考点39★ 脊柱检查

1. 脊柱弯曲度 ①脊柱后凸：多发生于胸段，见于佝偻病、脊柱结核、强直性脊柱炎、脊柱退行性变等。②脊柱前凸：多发生于腰段，见于大量腹水、腹腔巨大肿瘤、髋关节结核及髋关节后脱位等。③脊柱侧凸：姿势性侧凸的特点为弯曲度多不固定，如平卧或向前弯腰时可使侧弯消失，多见于儿童发育期坐立位姿势不良、椎间盘突出症、脊髓灰质炎等；器质性侧凸时，改变体位不能使侧凸得到纠正，见于佝偻病、脊椎损伤、胸膜肥厚等。

2. 脊柱压痛与叩击痛 正常人脊柱无压痛与叩击痛,若某一部位有压痛与叩击痛,提示该处有病变,如脊椎结核、脊椎骨折、脊椎肿瘤、椎间盘突出等。

考点40★★ 四肢、关节检查

1. 匙状甲(反甲) 常见于缺铁性贫血,偶见于风湿热。

2. 杵状指(趾) 常见于支气管扩张、支气管肺癌、慢性肺脓肿、脓胸以及发绀型先天性心脏病、亚急性感染性心内膜炎等。

3. 指关节变形 以类风湿关节炎引起的梭形关节最常见。

考点41★★ 中枢性和周围性面神经麻痹的鉴别

	面部表现	口角
中枢性	病灶对侧颜面下部肌肉麻痹	歪向病灶侧
周围性	病灶同侧全部面肌瘫痪	歪向病灶对侧

考点42★ 感觉功能检查、感觉障碍及其常见类型

1. 末梢型 表现为肢体远端对称性完全性感觉缺失,呈手套状、袜子状分布,多见于多发性

神经炎。

2. 神经根型 感觉障碍范围与某种神经根的节段分布一致，呈节段型或带状，在躯干呈横轴走向，在四肢呈纵轴走向。疼痛较剧烈，常伴有放射痛或麻木感，见于椎间盘突出症、颈椎病和神经根炎等。

3. 内囊型 表现为病灶对侧半身感觉障碍、偏瘫、同向偏盲，常称为三偏征，常见于脑血管疾病。

考点 43★★　运动功能检查

1. 肌力 肌力是指肢体随意运动时肌肉收缩的力量。肌力分级分为6级：

0级：无肢体活动，也无肌肉收缩，为完全性瘫痪。

1级：可见肌肉收缩，但无肢体活动。

2级：肢体能在床面上做水平移动，但不能抬起。

3级：肢体能抬离床面，但不能抵抗阻力。

4级：能做抵抗阻力的动作，但较正常差。

5级：正常肌力。

其中，0级为全瘫，1~4级为不完全瘫痪（轻瘫），5级为正常肌力。

2. 肌张力 肌张力是肌肉在松弛状态下的紧张度和被动运动时的阻力。张力过低或缺失见于周围神经、脊髓灰质前角及小脑病变。折刀样张力过高见于锥体束损害,铅管样肌张力过高见于锥体外系损害。

3. 不自主运动

(1) 震颤　①静止性震颤:帕金森病。②动作性震颤:小脑病变。③扑翼样震颤:肝性脑病。

(2) 舞蹈症　儿童脑风湿病变。

(3) 手足搐搦　低钙血症和碱中毒。

考点 44★★★　　中枢性和周围性瘫痪的鉴别

	中枢性瘫痪	周围性瘫痪
瘫痪分布	范围较广,单瘫、偏瘫、截瘫	范围较局限,以肌群为主
肌张力	增强	降低
肌萎缩	不明显	明显
膝腱反射	亢进	减弱或消失
病理反射	有	无
肌束颤动	无	可有

考点 45★★★　　神经反射检查

浅反射　腹壁反射:上部腹壁反射消失说明病变在胸髓 7~8 节;中部腹壁反射消失说明病变在胸髓 9~10 节;下部腹壁反射消失说明病变在胸髓 11~12 节;一侧腹壁反射消失,多见于同侧锥体束病损;上、中、下腹壁反射均消失见于昏迷或急腹症患者。肥胖者、老年人、经产妇也可见腹壁反射消失。

	神经反射	临床意义
病理反射	巴宾斯基征	锥体束病变，其中巴宾斯基征意义最大
	奥本海姆征	
	戈登征	
	查多克征	
	霍夫曼征	
	肌阵挛	
脑膜刺激征	颈强直	见于各种脑膜炎、蛛网膜下腔出血。
	凯尔尼格征	颈强直也可见于颈椎病、颈部肌肉病变。
	布鲁津斯基征	凯尔尼格征也可见于坐骨神经痛、腰骶神经根炎

第三单元 实验室诊断

考点1★ 血红蛋白测定和红细胞计数，红细胞形态变化

1. 红细胞及血红蛋白减少 以血红蛋白为标准，成年男性 Hb < 120g/L，成年女性 Hb < 110g/L，即为贫血。临床上根据血红蛋白减低程度将贫血分为4级：①轻度：Hb 小于参考值低限但大于90g/L。②中度：Hb 90～60g/L。③重度：Hb 60～30g/L。④极重度：Hb < 30g/L。

（1）生理性减少　见于妊娠中、后期，6个月至2岁的婴幼儿，老年人。

（2）病理性减少　①红细胞生成减少：骨髓造血功能障碍。②红细胞破坏过多。③红细胞丢失过多：如各种失血性贫血等。

2. 红细胞及血红蛋白增多　单位容积循环血液中血红蛋白量、红细胞数高于参考值高限。诊断标准：成年男性 Hb > 170g/L，RBC > 6.0 × 10^{12}/L；成年女性 Hb > 160g/L，RBC > 5.5 × 10^{12}/L。

（1）相对性增多　因血浆容量减少，血液浓缩所致，见于严重腹泻、频繁呕吐、糖尿病酮症酸中毒。

（2）绝对性增多　①继发性：组织缺氧所致，生理性见于新生儿及高原生活者，病理性见于严重的慢性心、肺疾病，如阻塞性肺气肿、肺源性心脏病。②原发性：见于真性红细胞增多症。

考点 2 ★★　白细胞计数及白细胞分类计数，中性粒细胞核象变化

白细胞总数：成人（4~10）× 10^9/L。成人白细胞数 > 10.0 × 10^9/L 称为白细胞增多，< 4.0 × 10^9/L 称为白细胞减少。白细胞总数的增减主要受中性粒细胞数量的影响。

1. 中性粒细胞增多　生理性增多见于新生

儿、妊娠后期、分娩、剧烈运动或劳动后。病理性增多分为反应性增多和异常增生性增多两种。

反应性增多见于：①急性感染：化脓性感染最常见。②严重组织损伤。③急性大出血及急性溶血。④急性中毒：如代谢性酸中毒（尿毒症、糖尿病酮症酸中毒）。⑤恶性肿瘤。

异常增生性增多见于：①急、慢性粒细胞白血病。②骨髓增殖性疾病。

2. 中性粒细胞减少 中性粒细胞绝对值 $<2.0\times10^9/L$ 称为粒细胞减少症；$<0.5\times10^9/L$ 称为粒细胞缺乏症。病理性减少见于：单核-巨噬细胞系统功能亢进，如脾功能亢进。

3. 中性粒细胞核象变化

（1）核左移 常见于感染，特别是急性化脓性感染，也可见于急性大出血、急性溶血反应、急性中毒等。核左移伴白细胞总数增高，称为再生性左移。表示机体反应性强，骨髓造血功能旺盛。核左移而白细胞总数不增高，甚至减少，称为退行性左移。表示机体反应性低下，骨髓造血功能减低，见于再生障碍性贫血、粒细胞缺乏症。

（2）核右移 常伴有白细胞总数减少，为骨髓造血功能减低或缺乏造血物质所致。常见于巨幼细胞贫血、恶性贫血。在感染的恢复期出现一过性核右移是正常现象；若在疾病进展期突然出现核右移，提示预后不良。

考点 3 ★　血小板计数

正常成人血小板计数的参考值是 $(100 \sim 300) \times 10^9/L$。

考点 4 ★★　血清蛋白测定

血清总蛋白及白蛋白减低见于肝脏疾病：①急性或局限性肝损害：血清蛋白检查可无明显异常。②慢性肝病：如慢性肝炎、肝硬化、肝癌时可有白蛋白减少，球蛋白增加，A/G 比值减低。③A/G 比值倒置：表示肝功能严重损害，如重度慢性肝炎、肝硬化。

考点 5 ★★　尿胆红素定性试验

1. **参考值**　正常定性为阴性。
2. **临床意义**　尿胆红素定性试验阳性提示血液中 CB 增高。肝细胞性黄疸为阳性；阻塞性黄疸为强阳性；溶血性黄疸为阴性。

考点 6 ★★　3 种类型黄疸实验室检查鉴别表

类型	总胆红素(STB)	结合胆红素(CB)	非结合胆红素(UCB)	CB/STB	尿胆原	尿胆红素
溶血性黄疸	↑↑	轻度↑或正常	↑↑	<20%	强(+)	(-)

续表

类型	总胆红素(STB)	结合胆红素(CB)	非结合胆红素(UCB)	CB/STB	尿胆原	尿胆红素
阻塞性黄疸	↑↑	↑↑	轻度↑或正常	>50%	(-)	强(+)
肝细胞性黄疸	↑↑	↑	↑	20%~50%	(+)或(-)	(+)

考点7★★★ 血清酶及同工酶检查

1. 血清氨基转移酶测定

（1）肝脏疾病

1）急性病毒性肝炎时，ALT与AST均显著升高，以ALT升高更加明显。

2）急性重症肝炎AST明显升高，但在病情恶化时，黄疸进行性加深，酶活性反而降低，即出现"胆-酶分离"现象，提示肝细胞严重坏死，预后不良。

（2）心肌梗死 急性心肌梗死后6~8小时，AST增高。

2. 碱性磷酸酶及其同工酶测定 胆道阻塞：各种肝内、外胆道阻塞性疾病，如胰头癌、胆道结石、原发性胆汁性肝硬化、肝内胆汁淤积等，ALP明显升高，以ALP_1为主。尤其是癌性梗阻时，100%出现ALP_1，且$ALP_1 > ALP_2$。

考点8★ 甲、乙、丙型病毒性肝炎标志物检查

1. 甲型肝炎病毒标志物检查

（1）抗-HAV IgM 阳性说明机体正在感染 HAV，感染1周后产生，是早期诊断甲肝的特异性指标

（2）抗-HAV IgG 阳性，其是保护性抗体，一般在感染 HAV 3 周后出现在血清中，且持久存在，是获得免疫力的标志，提示既往感染，可作为流行病学调查的指标。

2. 乙型肝炎病毒标志物检查

检测项目	阳性（+）意义
HBsAg（表面抗原）	感染 HBV 的标志，见于 HBV 携带者或乙肝患者
抗-HBs（表面抗体）	注射过乙肝疫苗或曾感染过 HBV，目前 HBV 已被清除者——保护性抗体
HBeAg（e抗原）	有 HBV 复制，传染性强
抗-HBe（e抗体）	HBV 大部分被清除或抑制，传染性降低
抗-HBc（核心抗体）	曾经或正在感染 HBV，是诊断急性乙肝和判断病毒复制的重要指标

3. 丙型肝炎病毒标志物检查

（1）HCV-RNA 阳性见于 HCV 现症感染，提示 HCV 复制活跃，传染性强。HCV-RNA 阴性而抗-HCV IgG 阳性，提示既往感染的可能性大。

(2) 抗-HCV 阳性是诊断 HCV 感染的重要依据。

(3) 抗-HCV IgM 阳性是诊断丙型肝炎的早期指标之一,是病毒复制指标。

(4) 抗-HCV IgG 阳性表明已有 HCV 感染,输血后 80%~90% 的肝炎患者出现阳性。

考点 9 ★　肾小球功能试验

1. 内生肌酐清除率（Ccr）测定

(1) Ccr 是测定肾小球滤过功能最常用的方法,也是反映肾小球滤过功能的主要指标。

(2) 临床意义 为判断肾小球损害的敏感指标,能较早地反映肾小球滤过功能。

2. 血清尿素氮测定 临床意义：反映肾小球滤过功能,但不是敏感的特异性指标。

考点 10 ★★★　昼夜尿比密试验（莫氏试验）

莫氏试验可了解肾脏的稀释-浓缩功能,是反映远端肾小管和集合管功能状态的敏感试验。

考点 11 ★★★　糖类检查

1. 空腹血糖（FBG）测定

(1) 参考值　空腹血糖：葡萄糖氧化酶法 3.9~6.1mmol/L（70~110mg/L）。

(2) FBG 增高　生理性增高见于餐后 1~2

小时、高糖饮食、剧烈运动、情绪激动等。病理性增高见于：①各型糖尿病。②内分泌疾病：如甲状腺功能亢进症、肢端肥大症、巨人症、嗜铬细胞瘤、肾上腺皮质功能亢进症、胰高血糖素瘤等。③应激性因素：如颅脑外伤、急性脑血管病、中枢神经系统感染、心肌梗死、大面积烧伤等。④肝脏和胰腺疾病：如严重肝损害、坏死性胰腺炎、胰腺癌等。⑤其他：如呕吐、脱水、缺氧、麻醉等。

（3）FBG 减低　生理性减低见于饥饿、长时间剧烈运动等。病理性减低见于：①胰岛素分泌过多：如胰岛 B 细胞增生或肿瘤、胰岛素用量过大、口服降糖药等。②对抗胰岛素的激素缺乏：如生长激素、肾上腺皮质激素、甲状腺激素缺乏等。③肝糖原储存缺乏：如重型肝炎、肝硬化、肝癌等严重肝病。④急性酒精中毒。⑤消耗性疾病：如严重营养不良、恶病质等。

2. 血清糖化血红蛋白检测

（1）参考值　HbA1 5%~8%，HbA1c 4%~6%。

（2）临床意义　反映的是近 2~3 个月的平均血糖水平。

考点 12 ★　血脂测定

1. 血清胆固醇（TC）测定

（1）TC 增高　TC 增高是冠心病的危险因素

之一，常见于动脉粥样硬化所致的心、脑血管疾病及糖尿病。

（2）TC 降低　见于严重肝脏疾病，如急性重型肝炎、肝硬化等；甲状腺功能亢进症。

2. 血清甘油三酯（TG）测定

（1）TG 增高　是动脉粥样硬化的危险因素之一，常见于动脉粥样硬化症、冠心病。

（2）TG 减低　见于甲状腺功能亢进症、肾上腺皮质功能减退症、严重肝脏疾病等。

3. 血清脂蛋白测定

（1）HDL - C（高密度脂蛋白）具有抗动脉粥样硬化作用（好东西）。

（2）LDL - C（低密度脂蛋白）升高是动脉粥样硬化的潜在危险因素（坏东西）。

考点 13 ★★★　血、尿淀粉酶（AMS）测定

1. 参考值　Somogyi 法：血清 800～1800U/L，尿液 1000～12000U/L。

2. 临床意义　急性胰腺炎发病后 6～12 小时血清 AMS 开始增高，12～24 小时达高峰，3～5 天后恢复正常。如达 3500U/L 应怀疑此病，超过 5000U/L 即有诊断价值。尿 AMS 于发病后 12～24 小时开始增高。

考点 14 ★★★　心肌蛋白检测（cTnT、cTnI）

1. 心肌肌钙蛋白 T（cTnT）测定

（1）*诊断 AMI*　cTnT 是诊断 AMI 的确定性标志物。对诊断 AMI 的特异性优于 CK-MB 和 LDH；对亚急性及非 Q 波性心肌梗死或 CK-MB 无法诊断的心肌梗死患者更有诊断价值。

（2）*判断微小心肌损伤*　用于判断不稳定型心绞痛是否发生了微小心肌损伤，这种心肌损伤只有检测 cTnT 才能确诊。

2. 心肌肌钙蛋白 I（cTnI）测定　①诊断 AMI。②用于判断是否有微小心肌损伤，如不稳定型心绞痛、急性心肌炎。

考点 15 ★★　血清甲胎蛋白（AFP）检测

AFP 是目前诊断原发性肝细胞癌最特异的标志物，血清中 AFP > 300μg/L 可作为诊断阈值。

考点 16 ★★　尿液一般性状检查

1. 尿量

（1）*多尿*　尿量超过 2500mL/24h 者称为多尿。

（2）*少尿或无尿*　尿量少于 400mL/24h（或 17mL/h）者称为少尿；尿量少于 100mL/24h 者，称为无尿或尿闭。

2. 颜色和透明度

小便颜色或性状	见于
血尿	泌尿系统炎症、结石、肿瘤、结核等；也可见于血液系统疾病，如血小板减少性紫癜、血友病等
血红蛋白尿（浓茶色或酱油色）	蚕豆病、阵发性睡眠性血红蛋白尿、血型不合的输血反应及恶性疟疾
胆红素尿	肝细胞性及阻塞性黄疸
乳糜尿	丝虫病
脓尿和菌尿	泌尿系统感染，如肾盂肾炎、膀胱炎

3. 气味 ①烂苹果样气味，见于糖尿病酮症酸中毒。②蒜臭味，见于有机磷中毒。

4. 比重 尿比重的高低，主要取决于肾小管的浓缩稀释功能。正常人尿比重波动在 1.015～1.025。

（1）增高 见于急性肾炎、糖尿病、肾病综合征及肾前性少尿等。

（2）减低 见于慢性肾炎、慢性肾衰竭、尿崩症等。

（3）固定 常在 1.010 左右，称为等张尿，提示肾实质严重损害。

考点 17★★★ 尿液化学检查

1. 尿蛋白 尿蛋白呈阳性或定量检查超过 150mg/24h 者，称为蛋白尿。

（1）生理性蛋白尿 见于剧烈运动、寒冷、精神紧张等,为暂时性,尿中蛋白含量少。

(2) 病理性蛋白尿 ①肾小球性蛋白尿:见于肾小球肾炎、肾病综合征等。②肾小管性蛋白尿:见于肾盂肾炎、间质性肾炎等。

2. 尿酮体 一般检查法为阴性。尿酮体阳性见于糖尿病酮症酸中毒、妊娠剧吐、重症不能进食等脂肪分解增强的疾病。

考点 18 ★★ 尿液显微镜检查

1. 细胞 ①镜下血尿:尿外观无血色,红细胞>3 个/HP 以上。②镜下脓尿:白细胞或脓细胞>5 个/HP。

2. 管型 ①红细胞管型:见于急性肾炎、慢性肾炎急性发作。②透明管型:正常人也可偶有;肾实质病变时,明显增多。③蜡样管型:肾小管病变严重,预后较差。

考点 19 ★★★ 粪便一般性状检查

大便颜色或性状	提示疾病
水样或粥样	感染性或非感染性腹泻,如急性胃肠炎、甲状腺功能亢进症
米泔样	霍乱
黏液脓样或脓血便	痢疾、溃疡性结肠炎、直肠癌
果酱样	阿米巴痢疾

续表

大便颜色或性状	提示疾病
鲜血便	肠道下段出血，如痔疮、肛裂、直肠癌等
柏油样	上消化道出血
灰白色	阻塞性黄疸
细条状	直肠癌
绿色粪便	消化不良

考点 20★★　潜血试验

正常为阴性。阳性见于消化性溃疡活动期、胃癌、钩虫病、消化道炎症、出血性疾病等。消化道癌症呈持续阳性，消化性溃疡呈间断阳性。

考点 21★　痰液检查

痰颜色	可能的疾病
红色	肺结核、支气管扩张、肺癌
粉红色泡沫痰	急性肺水肿
铁锈色	肺炎链球菌肺炎
棕褐色	阿米巴肺脓肿

考点 22★　渗出液与漏出液的鉴别要点

渗出液与漏出液鉴别的基本规律：

1. 从总体而言，漏出液都是"＜、阴性"，渗出液都是"＞、阳性"。

2. 例外——葡萄糖，渗出液低于正常血糖水平（为什么？因为被细菌消耗了）。

	漏出液	渗出液
原因	非炎症所致	炎症、肿瘤或物理、化学刺激
外观	淡黄、浆液性	不定，可为黄色、脓性、血性、乳糜性
透明度	透明或微混	多混浊
比重	<1.018	>1.018
凝固	不自凝	能自凝
黏蛋白定性	阴性	阳性
蛋白质定量	25g/L以下	30g/L以上
葡萄糖定量	与血糖相近	常低于血糖水平
细胞计数	常 $<100\times10^6$/L	常 $>500\times10^6$/L
细胞分类	以淋巴细胞为主	不同病因，分别以中性粒细胞或淋巴细胞为主
细菌检查	阴性	可找到病原菌
乳酸脱氢酶	<200U	>200U

考点23★ 常见中枢神经系统疾病的脑脊液特点

	压力（kPa）	外观	细胞数（$\times10^6$/L）及分类	蛋白质定性	葡萄糖（mmol/L）	细菌
正常	侧卧位 0.69~1.76	无色透明	0~8个，多为淋巴细胞	阴性	2.5~4.5	无

续表

	压力 (kPa)	外观	细胞数 (×10⁶/L) 及分类	蛋白质 定性	葡萄糖 (mmol/L)	细菌
化脓性脑膜炎	显著增高	混浊,脓性,可有脓块	显著增加,中性粒细胞为主	+++以上	明显减少甚至消失	有致病菌
结核性脑膜炎	增高	微浊,毛玻璃样,静置后有薄膜形成	增加,以淋巴细胞为主	+~+++	减少	抗酸染色可找到结核杆菌
病毒性脑膜炎	稍增高	清晰或微浊	增加,以淋巴细胞为主	+~++	正常	无

第四单元 心电图诊断

考点1★★★ 心电图各波段的意义

每个心动周期在心电图上可表现为四个波（P波、QRS波群、T波和U波）、三个段（P-R段、S-T段和T-P段）、两个间期（P-R间期和Q-T间期）和一个J点（即QRS波群终末部与S-T段起始部的交接点）。

P波：为心房除极波，反映左、右心房除极过程中的电位和时间变化。

P-R段：是电激动过程在房室交界区以及希氏束、室内传导系统所产生的微弱电位变化，一般呈零电位，显示为等电位线（基线）。

P-R间期：自P波的起点至QRS波群的起点，反映激动从窦房结发出后经心房、房室交界、房室束、束支及浦肯野纤维网传到心室肌所需的时间。

QRS波群：为左、右心室除极的波，反映左、右心室除极过程中的电位和时间变化。

S-T段：从QRS波群终点至T波起点的一段平线，反映心室早期缓慢复极的电位和时间变化。

T波：为心室复极波，反映心室晚期快速复极的电位和时间变化。

Q-T间期：从QRS波群的起点至T波终点，代表左、右心室除极与复极全过程的时间。

U波：为T波后的一个小波，产生机制未明。

考点2★★ 心电图各波段正常范围及变化的临床意义

1. P波 正常P波在多数导联呈钝圆形，有时可有切迹，但切迹双峰之间的距离<0.04s。正常P

波在 aVR 导联倒置，Ⅰ、Ⅱ、aVF、$V_3 \sim V_6$ 导联直立，其余导联（Ⅲ、aVL、V_1、V_2）可直立、低平、双向或倒置。正常 P 波的时间≤0.11s；电压在肢导联<0.25mV，胸导联<0.2mV。

2. P-R 间期　正常成年 P-R 间期为 0.12~0.20s。

3. QRS 波群

（1）时间　正常成人 QRS 波群时间为 0.06~0.10s，V_1 导联 VAT<0.03s，V_5 导联 VAT<0.05s。QRS 波群时间或 VAT 延长，见于心室肥大、心室内传导阻滞及预激综合征。

（2）形态与电压　如果 6 个肢体导联中，每个 QRS 波群中向上及向下波电压的绝对值之和都小于 0.5mV 或/和每个胸导联 QRS 波群中向上及向下波电压的绝对值之和都小于 1.0mV，称为低电压，多见于肺气肿、心包积液、全身水肿、心肌梗死、心肌病、黏液性水肿、缩窄性心包炎等，也见于少数正常人。个别导联的 QRS 波群振幅很小，无病理意义。

（3）Q 波　正常人除 aVR 导联可呈 QS 或 QR 型外，其他导联 Q 波的振幅不得超过同导联 R 波的 1/4，时间<0.04s。正常情况下，V_1、V_2 导联不应有 Q 波，但可呈 QS 型，V_3 导联极少有 Q 波。超过正常范围的 Q 波称为异常 Q 波，常见于心肌梗死。

4. S-T段 正常情况下，S-T段表现为一等电位线。在任何导联，S-T段下移不应超过0.05mV；S-T段抬高在 $V_1 \sim V_3$ 导联不超过0.3mV，其他导联均不应超过0.1mV。

考点3★★ 心房、心室肥大

1. 心房肥大的心电图表现 记忆关键：心电图上反映心房的是P波，时间反应左心房，振幅反映右心房。

（1）*右心房肥大* P波高尖，电压>0.25mV，Ⅱ、Ⅲ、aVF突出。

（2）*左心房肥大* P波增宽，时间>0.11s，双峰间距≥0.04s，以在 V_1 导联上最为显著。

2. 心室肥大 记忆关键：心室在心电图上主要表现为R波，V_1 在右，V_5 在左。

（1）*左心室肥大* ①左室电压增高的表现，R_{V_5} 或 R_{V_6} >2.5mV；R_{V_5} 或 R_{V_6} + S_{V_1} >3.5mV（女性）或>4.0mV（男性）。②心电轴左偏。③QRS波群时间延长到0.10~0.11s。④ST-T改变，以R波为主的导联中，S-T段下移≥0.05mV，T波低平、双向或倒置。

左室肥大常见于高血压心脏病、二尖瓣关闭不全、主动脉瓣病变、心肌病等。

（2）*右心室肥大* ①V_1 R/S>1，V_5 R/S<1，V_1 或 V_3R 的QRS波群呈RS、RSR′、R或QR型。

②心电轴右偏,重症可 > +110°。③$R_{V_1} + S_{V_5}$ > 1.2mV,aVR 导联的 R/Q 或 R/S > 1,R_{aVR} > 0.5mV。④V_1 或 V_3R 等右胸导联 ST-T 下移 > 0.05mV,T 波低平、双向或倒置。

考点4★★★　心肌梗死及心肌缺血

1. 基本图形

(1) 缺血型 T 波改变　缺血发生于心内膜面,T 波高而直立;若发生于心外膜面,出现对称性 T 波倒置。

(2) 损伤型 S-T 段改变　面向损伤心肌的导联出现 S-T 段明显抬高,可形成单相曲线。

(3) 坏死型 Q 波出现　面向坏死区的导联出现异常 Q 波(宽度≥0.04s,深度≥1/4R)R 波振幅降低甚至消失而呈 QS 波。

2. 心肌梗死的图形演变及分期

(1) 进展期　心肌梗死数分钟后出现 T 波高耸,S-T 段斜行上移或弓背向上抬高,时间在 6 小时以内。

(2) 急性期　心肌梗死后 6 小时至 7 天。S-T 段逐渐升高呈弓背型,并可与 T 波融合成单向曲线,此时可出现异常 Q 波,继而 S-T 段逐渐下降至等电位线,直立的 T 波开始倒置,并逐渐加深。此期坏死型 Q 波、损伤型 S-T 段抬高及缺血性 T 波倒置可同时并存。

（3）愈合期　心肌梗死后 7~28 天，抬高的 S-T 段基本恢复至基线，坏死型 Q 波持续存在，缺血型 T 波由倒置较深逐渐变浅。

（4）陈旧期　急性心肌梗死后 29 天及以后。S-T 段和 T 波不再变化，常遗留下坏死的 Q 波，常持续存在终生，亦可能逐渐缩小。

3. 心肌梗死的定位诊断

部位	特征性 ECG 改变导联	对应性改变导联
前间壁	$V_1 \sim V_3$	
前壁	$V_3 \sim V_5$	
广泛前壁	$V_1 \sim V_6$	
下壁	Ⅱ、Ⅲ、aVF	Ⅰ、aVF
右室	$V_3R \sim V_7R$	多伴下壁梗死

第五单元　影像诊断

考点 1★★　MRI 诊断的临床应用

MRI 高度的软组织分辨能力，不用对比剂就能清楚显示心脏、血管、体内腔道、肌肉、韧带以及脏器之间的关系等，是颅脑、体内脏器、脊髓、骨与关节软骨、肌肉、滑膜、韧带等部位病变的首选检查方法。

考点 2★★★　呼吸系统常见病的影像学表现

1. 慢性支气管炎　X 线表现：肺纹理增多、增粗、扭曲，肺纹理伸展至肺野外带。

2. 支气管扩张症　确诊主要靠胸部 CT 检查，尤其是高分辨力 CT（HRCT）。柱状扩张时可见"轨道征"或"戒指征"；囊状扩张时可见葡萄串样改变；扩张的支气管腔内充满黏液栓时，可见"指状征"。

3. 大叶性肺炎　X 线表现：

（1）实变期　均匀性密度增高的片状阴影，病变范围呈肺段性或大叶性分布，在大片密实阴影中常可见到透亮的含气支气管影，即支气管充气征。

（2）消散期　实变区密度逐渐减退，表现为散在性的斑片状影，大小不等，继而可见到增粗的肺纹理，最后可完全恢复正常。

4. 肺结核

（1）原发型肺结核（Ⅰ型）　表现为原发综合征及胸内淋巴结结核。①原发综合征：是由肺内原发灶、淋巴管炎及淋巴结炎三者组成的哑铃状双极现象。②胸内淋巴结结核：表现为肺门和/或纵隔淋巴结肿大而突向肺野。

（2）血行播散型肺结核（Ⅱ型）

1）急性粟粒型肺结核：大小一致、密度均

等、均匀分布的粟粒样阴影。

2) 亚急性或慢性血行播散型肺结核：X线可见以两上、中肺野为主的大小不一、密度不同、分布不均的多种性质（渗出、增殖、钙化、纤维化、空洞等）病灶。

（3）继发性肺结核　包括浸润型肺结核（成人最常见）、慢性纤维空洞型肺结核。病变多在肺尖和锁骨下区开始，X线可见渗出、增殖、播散、纤维和空洞等多种性质的病灶同时存在。慢性纤维空洞型肺结核X线主要表现为两肺上部多发厚壁的慢性纤维病变及空洞，周围有广泛的纤维索条影及散在的新老病灶，常伴有明显的胸膜肥厚，病变的肺因纤维化而萎缩，出现肺不张征象，上叶萎缩使肺门影向上移位，下肺野血管纹理牵引向上及下肺叶的代偿性肺气肿，使膈肌下降、平坦，肺纹理被拉长呈垂柳状。

考点3★★★　消化系统疾病影像学检查及常见疾病的影像学表现

1. 食管静脉曲张　X线钡剂造影可见：食管中下段黏膜皱襞明显增宽、迂曲，呈蚯蚓状或串珠状充盈缺损，管壁边缘呈锯齿状。

2. 食管癌　X线钡剂造影可见：①正常皱襞消失、中断、破坏，表面杂乱不规则。②管腔狭窄。③腔内充盈缺损。④不规则的龛影，早期较浅小，较大者表现为长径与食管长轴一致的长形龛影。⑤受累食管呈局限性僵硬。

3. 消化性溃疡

（1）**胃溃疡** 上消化道钡剂造影可见：直接征象：龛影，多见于胃小弯；龛影口周围有一圈黏膜水肿造成的透明带，这种黏膜水肿带是良性溃疡的特征性表现。胃溃疡引起的功能性改变包括：①痉挛性改变。②分泌增加。③胃蠕动增强或减弱。

（2）**十二指肠溃疡** 溃疡易造成球部变形，多见于球部。球部龛影或球部变形是十二指肠溃疡的直接征象。间接征象：①激惹征。②幽门痉挛，开放延迟。③胃分泌增多和胃张力及蠕动方面的改变。④球部固定压痛。

4. 胃癌 上消化道钡剂造影可见：①充盈缺损。②胃腔狭窄，胃壁僵硬。③龛影：多见于溃疡型癌，龛影形状不规则。④黏膜皱襞破坏、消失或中断。⑤肿瘤区蠕动消失。

5. 胃肠道穿孔 最多见于胃或十二指肠穿孔，立位X线透视或腹部平片可见两侧膈下有弧形或半月形透亮气体影。

6. 肠梗阻 典型X线表现为梗阻上段肠管扩张，积气、积液，立位或侧位水平位摄片可见肠管扩张，呈阶梯状气液平面。梗阻以下的肠管闭合，无气体或仅有少量气体。

考点4★★　泌尿系结石影像学表现

约90%的肾、输尿管、膀胱结石可由X线平片显示,称为阳性结石;疑为肾或输尿管结石时,首选腹部平片检查;必要时,选用CT。

肾结石X线征象:发生于单侧或双侧,可单个或多个,主要位于肾盂或肾盏内。阳性结石X线平片可见圆形、卵圆形或桑葚状致密影,密度高而均匀或浓淡不等,或呈分层状。阴性结石平片不能显影,造影可见肾盂内圆形或卵圆形密度减低影或充盈缺损,还可引起肾盂、肾盏积水扩张等。

内科学

内科学复习攻略

第一单元　呼吸系统疾病

考点1★★　慢性阻塞性肺疾病的临床表现

1. 症状　①慢性咳嗽。②咳痰。③气短及呼吸困难为 COPD 的典型症状，多表现为呼气性呼吸困难。

2. 体征　早期可无异常体征，随着疾病的进展出现桶状胸，呼吸变浅，频率增快，双肺语颤减弱，叩诊呈过清音，心浊音界缩小，肺下界和肝浊音界下移，呼吸音减弱，呼气延长，部分患者可闻及干啰音和/或湿啰音。

考点2★★　慢性阻塞性肺疾病的诊断

COPD 的诊断主要依据长期吸烟等高危因素史，结合临床症状、体征及肺功能检查结果等综合确定。不完全可逆的气流受限是 COPD 诊断的必备条件，吸入支气管扩张剂后，$FEV_1/FVC < 70\%$ 最有助于诊断，并根据 $FEV_1\%$ 下降的严重程度进行严重程度的分级。

Ⅰ级（轻度）：$FEV_1/FVC < 70\%$，$FEV_1\% \geq 80\%$ 预计值，有或无慢性咳嗽、咳痰症状。

Ⅱ级（中度）：$FEV_1/FVC < 70\%$，$80\% > FEV_1\% \geqslant 50\%$ 预计值，有或无慢性咳嗽、咳痰症状。

Ⅲ级（重度）：$FEV_1/FVC < 70\%$，$50\% > FEV_1\% \geqslant 30\%$ 预计值，有或无慢性咳嗽、咳痰症状。

Ⅳ级（极重度）：$FEV_1/FVC < 70\%$，$FEV_1\% < 30\%$ 或 $FEV_1\% < 50\%$ 预计值，伴有呼吸衰竭。

考点3★　慢性肺源性心脏病的病因与发病机制

1. 病因　以慢性支气管炎并发阻塞性肺气肿最常见。

2. 发病机制

（1）肺动脉高压形成　与长期缺氧、高碳酸血症、肺血管慢性炎症、毛细血管床减损、肺血管收缩、肺血管重塑、血栓形成、血容量增多和血液黏稠度增加等因素有关。其中，长期缺氧与高碳酸血症是导致肺血管收缩继而形成肺动脉高压的主要机制。

（2）心脏病变　肺动脉高压早期，右心功能代偿。随着病情进展，尤其是急性呼吸道-肺感染时，肺动脉压持续显著升高，右心功能失代偿，右心排血量下降，舒张末期压增高，发生右心衰竭。

考点4★★　慢性肺源性心脏病的临床分级与临床表现

本病发展缓慢,分为代偿和失代偿两个阶段。

1. 肺、心功能代偿期(包括缓解期)

(1) 肺部原发疾病表现　①长期慢性咳嗽、咳痰或喘息病史,逐渐出现乏力、呼吸困难,活动后心悸、气短加重。②肺气肿体征。③肺部听诊常有干、湿啰音。

(2) 肺动脉高压和右心室肥大体征　①肺动脉瓣区第二心音亢进(提示肺动脉高压)。②三尖瓣区出现收缩期杂音或剑突下的心脏收缩期搏动,多提示有右心室肥厚、扩大。

2. 肺、心功能失代偿期(急性加重期)　多由急性呼吸道感染所诱发。除上述症状加重外,相继出现呼吸衰竭和心力衰竭(以右心衰竭为主)。

考点5★★　慢性肺源性心脏病的并发症

①肺性脑病为慢性肺心病首要死亡原因。②酸碱平衡失调及电解质紊乱。③心律失常。④休克。⑤消化道出血。⑥其他,功能性肾功能衰竭、弥漫性血管内凝血等。

考点6★★★　慢性肺源性心脏病的诊断

在慢性肺、胸疾患的基础上,一旦发现有肺

动脉高压、右心室肥大的体征或右心功能不全的征象，同时排除其他引起右心病变的心脏病，即可诊断本病。若出现呼吸困难、发绀或神经、精神症状，为肺心病呼吸衰竭表现，如出现颈静脉怒张、下肢或全身水肿、腹胀、肝区疼痛，提示肺心病右心衰竭。

考点7★★★　慢性肺源性心脏病的治疗

急性加重期治疗：

（1）**控制感染**为治疗慢性肺心病的关键措施。

（2）改善呼吸功能，纠正呼吸衰竭。

（3）控制心力衰竭。

（4）控制心律失常。

（5）抗凝治疗。

（6）并发症的处理。

考点8★★　支气管哮喘的临床表现

反复发作性的呼气性呼吸困难是支气管哮喘典型的临床表现。非典型的支气管哮喘可以发作性胸闷或顽固性咳嗽为唯一的临床表现。以咳嗽为唯一表现、无喘息症状者又称之为"咳嗽变异性哮喘"。

考点 9 ★★   支气管哮喘的诊断

1. 反复发作的喘息、气急、胸闷或咳嗽，多与接触变应原、冷空气、物理及化学性刺激、病毒性上呼吸道感染、运动等有关。

2. 发作时在双肺可闻及散在或弥漫性、以呼气象为主的哮鸣音，呼气相延长。

3. 上述症状可经治疗缓解或自行缓解。

4. 除外其他疾病所引起的喘息、气急、胸闷和咳嗽。

5. 临床表现不典型者（如无明显喘息或体征）应有下列 3 项中至少 1 项阳性：①支气管激发试验阳性。②支气管舒张试验阳性。③昼夜 PEF 变异率≥20%。

考点 10 ★★   支气管哮喘的治疗

1. 药物治疗   药物治疗主要有：①β_2 受体激动剂是缓解哮喘症状的首选药物。②糖皮质激素是最有效的控制气道炎症的药物，吸入型糖皮质激素是长期治疗哮喘的首选药物。

2. 危重哮喘的处理

（1）氧疗与辅助通气。

（2）解痉平喘。

（3）纠正水、电解质及酸碱平衡紊乱。①补液：危重哮喘患者多伴有脱水，每天补液量一般为 2500～3000mL，补液原则为先快后慢、先盐后糖、见尿补钾。②纠正酸中毒。③纠正电解质紊乱。

(4) 控制感染。
(5) 应用糖皮质激素。
(6) 处理并发症。

考点 11★★　肺炎链球菌肺炎的诊断

1. 症状与体征　起病急，寒战，高热，胸痛，咯铁锈色痰。肺实变时有患侧呼吸运动减弱、触觉语颤增强、叩诊呈浊音、听诊呼吸音减低或消失，并可出现支气管呼吸音。

2. X 线检查　早期仅见肺纹理增粗、紊乱。肺实变期呈大叶、肺段分布的密度均匀阴影，并在实变阴影中可见支气管气道征，肋膈角可有少量胸腔积液征。

3. 确诊有赖于病原菌检查

考点 12★★　肺炎链球菌肺炎的治疗

首选青霉素 G。

考点 13★★　肺炎支原体肺炎的诊断

干咳为此病最突出的症状，咳嗽多为阵发性剧咳，咳少量黏液痰。发热可持续 1～3 周，体温恢复正常后，可仍有咳嗽，咳嗽一般持续 6 周左右。需要综合临床症状、X线表现及血清学检查结果作出诊断。培养分离出肺炎支原体虽然对诊断有决定性意义,但需要时间长,技术要求高。血清学检测有一定的参考价值,尤其血清抗体有4倍增高者。

考点 14 ★　肺炎支原体肺炎的治疗

大环内酯类抗菌药为首选,常用红霉素、罗红霉素、阿奇霉素等。

考点 15 ★　原发性支气管肺癌的病理和分类

1. 按解剖学部位分类

(1) 中央型肺癌　生长在段支气管以上,位于肺门附近,约占肺癌的3/4,以鳞状上皮细胞癌和小细胞未分化癌较为常见。

(2) 周围型肺癌　生长在段支气管及其分支以下者,约占肺癌的1/4,以腺癌较常见。

2. 组织学分类

(1) 非小细胞肺癌　包括鳞状上皮细胞癌、腺癌、大细胞癌。

(2) 小细胞肺癌　在原发性肺癌中恶性程度最高,较早发生淋巴及血行转移。

考点 16 ★★★　原发性支气管肺癌的临床表现

1. 由原发癌肿引起的症状　①咳嗽,常以阵发性刺激性干咳为首发症状。②咯血。③胸闷、气急。④哮鸣音。⑤发热。⑥消瘦和恶病质。

2. 扩展症状 位于肺尖部的肺癌称肺上沟瘤(Pancoast癌),常压迫颈交感神经引起同侧瞳孔缩小、上眼睑下垂、眼球内陷、额部少汗等Horner综合征。

考点17★★ 原发性支气管肺癌的实验室检查和其他检查

胸部X线检查是发现肺癌的最常规方法。纤维支气管镜检查是确诊肺癌的重要方法。病理学检查对肺癌的确诊和组织分型具有决定性意义。

考点18★★★ 原发性支气管肺癌的诊断和鉴别诊断

有下列情况者应进行排查肺癌的检查:①刺激性咳嗽持续2~3周,治疗无效。②原有慢性呼吸道疾病,咳嗽性质改变者。③持续痰中带血而无其他原因可解释者。④反复发作的同一部位的肺炎,特别是段性肺炎。⑤原因不明的肺胀肿,无中毒症状,无大量脓痰,抗感染治疗效果不显著者。⑥原因不明的四肢关节疼痛及杵状指。⑦X线显示的局限性肺气肿或段、叶性肺不张,孤立性圆形病灶和单侧性肺门阴影增大者。⑧原有肺结核病灶已稳定,而形态或性质发生改变者。⑨无中毒症状的胸腔积液，尤其呈血性、进行性增加者。

考点 19 ★　原发性支气管肺癌的治疗

手术治疗是非小细胞肺癌的主要治疗方法，鳞癌比腺癌和大细胞癌术后效果好。小细胞肺癌对化疗最敏感，鳞癌次之，腺癌最差。放疗对小细胞肺癌效果较好，其次为鳞癌和腺癌。

第二单元　循环系统疾病

考点 1 ★　心力衰竭的 NYHA 心功能分级

Ⅰ级　患者有心脏病但活动不受限制。

Ⅱ级　心脏病患者的体力活动受到轻度限制，休息时无自觉症状，但日常活动即出现疲乏、心悸、呼吸困难或心绞痛发作等。

Ⅲ级　心脏病患者的体力活动明显受限，低于日常活动即可出现上述症状。

Ⅳ级　心脏病患者不能从事任何体力活动。休息时即有心力衰竭的症状，体力活动后显著加重。

考点 2 ★★★　慢性心力衰竭的临床表现

1. 左心衰竭　以肺淤血及心排血量降低表现

为主。

呼吸困难：①劳力性呼吸困难：是左心衰竭最早出现的症状。②端坐呼吸。③夜间阵发性呼吸困难。④急性肺水肿：是呼吸困难最严重的状态。

2. 右心衰竭 以体循环淤血的表现为主。

（1）颈静脉体征 颈静脉搏动增强、充盈、怒张，肝颈静脉回流征阳性。

（2）肝脏肿大 肝脏因淤血肿大伴压痛。

（3）水肿 身体低垂部位可有压陷性水肿，多由脚踝部开始，逐渐向身上进展，午后加重。

（4）心脏体征 可出现三尖瓣关闭不全的反流性杂音。

考点3★★ 慢性心力衰竭的实验室及其他检查

1. **常规实验室检查** 包括血液的一般检查、尿常规、血常规、血液生化等。

2. **血浆脑钠肽（BNP）检测** 有助于心衰的诊断及判断预后。BNP＜100pg/mL，不支持心衰诊断，BNP＞400pg/mL，支持心衰诊断。

3. **胸部 X 线** 是确诊左心衰竭肺水肿的主要依据，主要改变有：①心影增大。②肺纹理增粗。

4. **超声心动图** 是诊断心力衰竭最有价值的方法。

考点 4★★★　慢性心力衰竭的药物治疗

1. 利尿剂　应长期维持，肿消退后，应该小剂量长期使用。

2. 抗肾素-血管紧张素系统相关药物的应用

（1）血管紧张素转换酶抑制剂（ACEI）　阻断心肌、小血管重塑，以达到维持心肌功能、延缓心力衰竭进展的治疗效果。

（2）血管紧张素Ⅱ受体拮抗剂（ARB）

（3）醛固酮受体拮抗剂　对抑制心血管重构，改善慢性心力衰竭的远期预后有较好的作用。

3. β受体阻滞剂的应用　可对抗交感神经激活，阻断心肌重塑，长期应用达到延缓病情进展、减少复发和降低猝死的治疗目的。

4. 洋地黄类药物　适应证：在利尿剂、ACEI和β受体阻滞剂治疗过程中，持续有心力衰竭症状的患者，可考虑加用地高辛。如同时伴有心房颤动则更应使用洋地黄制剂。

洋地黄中毒及其处理：①低血钾、肾功能不全以及与其他药物的相互作用都是引起洋地黄中毒的因素。②洋地黄中毒最重要的毒性反应是出现各类心律失常及加重心力衰竭，还可出现胃肠道反应，如恶心、呕吐，以及中枢性神经的症状，如视力模糊、黄视、倦怠等。③发生洋地黄中毒时应立即停药，并进行对症处理。

考点5★　急性心力衰竭的临床表现

急性心力衰竭以急性肺水肿表现为主。起病急，突发严重的呼吸困难，呼吸频率达每分钟30~40次。强迫坐位，面色灰白，发绀，大汗淋漓，烦躁不安。频繁咳嗽，咳粉红色泡沫样痰。听诊两肺布满湿啰音和哮鸣音。危重患者可因脑缺氧而致意识模糊、神志昏迷。

考点6★★　过早搏动的心电图诊断

1. **房性过早搏动**　①提前出现的P′波与窦性P波形态各异；P′R间期≥0.12秒。②提前出现的QRS波群形态通常正常。③代偿间歇常不完全。

2. **房室交界性过早搏动**　①提前出现的室上性QRS波群，其前面无相关的P波。②若有逆行P′波，可在QRS波群之前（P′R间期＜0.12秒）、之中（可消失）或之后（RP′间期＜0.2秒）。③QRS波群形态多正常。④代偿间歇多完全。

3. **室性过早搏动**　①提前出现的QRS波群前无相关P波。②提前出现的QRS波群宽大畸形，时限＞0.12秒，T波方向与QRS波群主波方向相反。③代偿间歇完全。

考点 7 ★★★ 阵发性心动过速的心电图诊断

1. 房性心动过速

（1）**自律性房性心动过速** ①房率多 <200 次/分。②P 波形态与窦性者不同，在 Ⅱ、Ⅲ、aVF 导联通常直立。③常合并二度 Ⅰ 型或 Ⅱ 型房室传导阻滞，P 波之间的等电线仍存在。④发作开始时心率逐渐加速；QRS 形态、时限多与窦性相同。

（2）**折返性房性心动过速** ①房率多在 150~200 次/分，较为规则。②P 波形态与窦性不同。③PR 间期常延长，发生房室传导阻滞时不能终止发作。④心电生理检查可确诊。

（3）**紊乱性房性心动过速** 通常有 3 种或 3 种以上形态各异的 P 波，PR 间期各不相同，心房率在 100~130 次/分。部分 P 波因过早发生而不能下传，此时心室率不规则，常进一步发展为房颤。

2. 房室结折返性心动过速 ①心率多在 150~250 次/分，节律绝对规则。②逆行 P 波可埋藏于 QRS 波群内或位于其终末部分，不能辨认，P 波与 QRS 波群关系恒定。③QRS 波群正常，伴室内差异性传导或束支传导阻滞时，QRS 波群增宽畸形。④可有继发性 ST-T 改变。⑤发作突然，常由一个房早触发，下传的 PR 间期显著延长,随之引起心动过速。

3. 室性心动过速 ①出现3个或3个以上连续室性早搏。②心室率在100~250次/分,节律略不规则。③QRS波群宽大畸形,时限>0.12秒,ST-T波方向与QRS波群主波方向相反。④P波、QRS波群间无固定关系,形成房室分离。⑤可出现心室夺获与室性融合波,为室性心动过速的特征性表现。

考点8★★★　心房颤动的心电图诊断

①P波消失,代之以大小不等、形状不同、节律完全不规则的房颤波(f波),频率为350~600次/分。②心室率绝对不规则。③QRS波群形态正常,伴室内差异性传导时则增宽变形。

考点9★★★　缓慢性心律失常的心电图诊断

1. 一度房室传导阻滞　PR间期延长,大于0.20秒。每个P波后均有QRS波群。

2. 二度房室传导阻滞

(1) 二度Ⅰ型房室传导阻滞(莫氏Ⅰ型)　①PR间期进行性延长,直至一个P波后脱漏QRS波群。②相邻RR间期进行性缩短,直至P波不能下传心室,发生心室脱漏。③包含P波在内的RR间期小于正常窦性PP间期的两倍。最常见的房室传导比例为3∶2、4∶3或5∶4。

（2）二度Ⅱ型房室传导阻滞（莫氏Ⅱ型）　PR间期恒定不变（可正常或延长），部分 P 波后无 QRS 波群。如每隔 1 个、2 个或 3 个 P 波后有一次 QRS 波群脱漏，因而分别称之为 2∶1、3∶2、4∶3 房室传导阻滞。

3. 三度房室传导阻滞　①PP 与 RR 间隔各有其固定的规律，呈完全性房室分离。②心房率＞心室率。③心室起搏点如在房室束分叉以上，心室率 40~60 次/分，QRS 波群正常；如在房室束分叉以下，心室率常在 40 次/分以下，QRS 波群增宽。

考点 10 ★★★　二尖瓣狭窄

二尖瓣狭窄病因　最常见的病因为风湿热，2/3 为女性。

二尖瓣狭窄的临床表现和并发症：

1. 症状　①呼吸困难。②咳嗽。③咯血。④声嘶、吞咽困难。

2. 体征　①"二尖瓣面容"。②心脏外形呈梨形，即"二尖瓣型心"。③二尖瓣狭窄特征性的体征为心尖区闻及低调的隆隆样舒张中晚期杂音，常伴舒张期震颤。

3. 并发症　①心房颤动。②急性肺水肿。③血栓栓塞。④右心衰竭。⑤感染性心内膜炎。⑥肺部感染。

考点 11 ★★ 二尖瓣关闭不全

二尖瓣关闭不全的临床表现：

1. 症状 心排出量减少时可有疲乏、心悸，肺淤血时可有呼吸困难。

2. 体征 ①视诊：心尖搏动增强呈抬举性，向左下移位，范围增大。②触诊：偶可触及收缩期震颤。③叩诊：心浊音界向左下扩大。④听诊：心尖区可闻及响亮、粗糙、音调较高的3/6级或以上的全收缩期吹风样杂音，常向左腋下、左肩胛下部传导，吸气时减弱、呼气时增强，杂音常掩盖第一心音，肺动脉瓣区第二心音正常或亢进、分裂，因舒张期大量血液流入左心室，心尖区常有第三心音出现。

考点 12 ★ 主动脉瓣狭窄

主动脉瓣狭窄病因：风湿性主动脉瓣狭窄大多伴有关闭不全和二尖瓣损害，其他病因有先天性主动脉瓣狭窄、先天性主动脉瓣畸形、退行性老年钙化性主动脉瓣狭窄等。

主动脉瓣狭窄临床表现和并发症：

1. 症状 ①呼吸困难。②心绞痛。③晕厥。④可发生猝死。

2. 体征 心尖搏动呈抬举样，可有主动脉瓣区收缩期震颤；第一心音减弱，因左室顺应性下降,左房收缩加强而出现第四心音;胸骨右缘第2肋间听到响亮粗糙的、喷射性收缩期杂音,向颈部传导,可伴有收缩早期喷射音;主动脉瓣区第二心音减弱,因左室射血时间延长,可出现第二心音逆分裂。重度狭窄者可出现收缩压下降、脉压差缩小、脉搏细弱。

考点 13 ★ 主动脉瓣关闭不全

主动脉瓣关闭不全临床表现:

1. 症状 急性患者轻者多无症状,重者可出现急性左心衰竭及低血压;慢性者最早出现的症状为心悸、心前区不适,常有头部搏动感。多数患者晚期出现左心衰竭表现。

2. 体征 心尖搏动向左下移位、增强呈抬举样。心浊音界向左下扩大。第一心音减弱,胸骨左缘第3、4肋间可听到舒张期高调、递减型、叹气样杂音,胸骨右缘第2肋间也可闻及,常传至心尖区,前倾坐位、呼气末明显。主动脉瓣区第二心音减弱或消失,心尖区第一心音减弱。反流明显时可在心尖区听到低调、柔和的舒张中期杂音。明显的主动脉瓣关闭不全时,收缩压增高、舒张压降低、脉压差增大,出现水冲脉、毛细血管搏动征、枪击音、Duroziez双重杂音、颈动脉搏动明显及随心搏动呈节律性点头运动等周围血管征。

考点 14 ★　原发性高血压的并发症

高血压危象、高血压脑病、脑卒中、高血压性心脏病与冠心病。

考点 15 ★★★　原发性高血压的诊断与鉴别诊断

类别	收缩压（mmHg）		舒张压（mmHg）
正常血压	<120	和	<80
正常高值	120~139	和/或	80~89
高血压	≥140	和/或	≥90
1级（轻度）	140~159	和/或	90~99
2级（中度）	160~179	和/或	100~109
3级（重度）	≥180	和/或	≥110
单纯收缩期高血压	≥140	和	<90

考点 16 ★★　原发性高血压的治疗

血压控制目标：所有患者均应将血压降至 140/90mmHg 以下；65 岁及以上的老年人的收缩压应控制在 150mmHg 以下，如能耐受还可进一步降低；伴有慢性肾脏疾病、糖尿病，或病情稳定的冠心病、脑血管病的高血压患者治疗应个体化，一般可以将血压降至 130/80mmHg 以下。

常用降压药物分类：

（1）利尿剂　可作为无并发症高血压患者的首选药物，适用于轻、中度高血压，尤其是老年高血压、肥胖及并发心力衰竭者。禁用于痛风患者。

(2) β受体阻滞剂　用于轻、中度高血压，尤其是静息心率较快（>80次/分）或合并心绞痛及心肌梗死后患者。

(3) 钙通道阻滞剂（CCB）　可用于各种程度高血压，尤其老年人高血压或合并稳定型心绞痛时。

(4) 血管紧张素转换酶抑制剂（ACEI）　特别适用于伴有心力衰竭、心肌梗死后、糖耐量异常或糖尿病肾病的高血压患者。

(5) 血管紧张素Ⅱ受体阻滞剂（ARB）

降压治疗方案：

(1) 无并发症患者可以单独或者联合使用噻嗪类利尿剂、β受体阻滞剂、CCB、ACEI和ARB，治疗应从小剂量开始，逐步递增剂量。

(2) 2级高血压在治疗开始时就应采用两种降压药物联合治疗，有利于血压在相对较短的时间内达到目标值，减少不良反应。合理的降压药联合治疗方案：利尿剂与ACEI或ARB；二氢吡啶类钙拮抗剂与β受体阻滞剂；钙拮抗剂与ACEI或ARB等。

(3) 三种降压药合理的联合治疗方案除有禁忌证外必须包含利尿剂。

考点 17 ★★　心绞痛的诊断

根据发作的特点和体征，结合实验室检查及冠心病易患因素，除外其他因素所致心绞痛，一般可诊断。必要时选择冠脉造影以明确诊断。

典型心绞痛症状：①部位：疼痛主要位于胸骨后及心前区。②性质：胸痛常为压迫、憋闷或紧缩感，也可有烧灼感。③诱因：发作常由劳累、情绪激动所诱发。④持续时间：疼痛出现后常逐步加重，历时短暂，一般为 3~5 分钟，很少超过 15 分钟。⑤缓解方法：去除诱因、休息、含服硝酸甘油后可迅速缓解。

考点 18 ★　心绞痛的治疗

药物治疗，硝酸盐类为最有效的抗心绞痛药物。首选硝酸甘油。

考点 19 ★★★　心肌梗死的诊断

根据典型的临床表现、典型的心电图改变和血清酶的升高，一般可以作出诊断。

1. 疼痛　疼痛常为心肌梗死中最早出现和最突出的症状。疼痛部位和性质与心绞痛相似，但多无明显诱因。

2. 血清酶测定　①肌红蛋白起病后 2 小时内升高，12 小时内达高峰，24~48 小时内恢复正常。②肌钙蛋白升高是诊断 MI 的敏感指标。③肌酸激酶同工酶 CK-MB 增高的程度能较准确地反映梗死的范围,其高峰出现时间是否提前有助于判断溶栓治疗是否成功。

3. 心电图检查

(1) 特征性改变　面向梗死部位的导联上可出现:①宽而深的 Q 波(病理性 Q 波)或 QS 波,反映心肌坏死。②S-T 段抬高,反映心肌损伤。③T 波倒置,反映心肌缺血。

(2) 心肌梗死的心电图定位诊断

梗死部位	特征性 ECG 改变导联	对应性改变导联
前间壁	V_1、V_2、V_3	
局限前壁	V_3、V_4、V_5	
前侧壁	Ⅰ、Ⅱ、aVL、V_5、V_6、V_7	
广泛前壁	$V_1 \sim V_6$	
下壁(膈面)	Ⅱ、Ⅲ、aVF	Ⅰ、aVL
高侧壁	Ⅰ、aVL、"高"$V_4 \sim V_6$	Ⅱ、Ⅲ、aVF
右室	$V_3R \sim V_7R$,多伴下壁梗死	

考点 20★★★　心肌梗死的治疗

1. 解除疼痛　哌替啶肌注或吗啡皮下注射;硝酸甘油或硝酸异山梨酯舌下含服或静脉滴注。

2. 再灌注治疗　起病 3~6 小时最迟在 12 小时内,使闭塞的冠状动脉再通,心肌得到再灌注。常用溶栓药物:尿激酶、链激酶、重组组织型纤维蛋白溶酶原激活剂。

3. 控制休克 应用血管扩张剂,心排血量低或周围血管显著收缩以致四肢厥冷并有发绀时,可用血管扩张剂。常用硝普钠或硝酸甘油静脉滴注,直至左室充盈压下降。

4. 治疗心力衰竭 主要是治疗急性左心衰竭,以吗啡(或哌替啶)和利尿剂为主。梗死发生后24小时内宜尽量避免使用洋地黄制剂。右心室梗死的患者应慎用利尿剂。

5. 非S-T段抬高性心肌梗死的处理 非S-T段抬高性心肌梗死不宜溶栓治疗。其中低危险组以阿司匹林和肝素尤其是低分子量肝素治疗为主;中危险组和高危险组则以介入治疗为首选。

第三单元 消化系统疾病

考点1★★ 慢性胃炎的诊断与鉴别诊断

胃镜检查是诊断慢性胃炎最可靠的方法。

慢性胃炎的常见胃镜表现为:①非萎缩性胃炎:黏膜红斑,粗糙不平,出血点/斑。②萎缩性胃炎:黏膜苍白或灰白色,呈颗粒状,黏膜血管显露,皱襞细小。

考点 2 ★★　　消化性溃疡的病因

幽门螺杆菌感染是消化性溃疡的主要病因。

考点 3 ★★★　　消化性溃疡的临床表现

上腹部疼痛是本病的主要症状。疼痛呈慢性、反复周期性发作，尤以 DU 明显。疼痛位于上腹部，呈节律性并与进食相关，DU 患者饥饿时疼痛，多在餐后 3 小时左右出现，进食后缓解，部分患者有午夜痛；GU 患者疼痛不甚规则，常在餐后 1 小时内发生，至下次餐前自行消失。腹痛的性质为钝痛、灼痛、胀痛或饥饿痛。疼痛剧烈且突然发生或加重，由上腹部迅速向全腹弥漫，应疑诊为急性穿孔。

考点 4 ★★★　　消化性溃疡的并发症

①出血是本病最常见的并发症，消化性溃疡亦是上消化道出血最常见的原因。②穿孔。③幽门梗阻。④癌变。

考点 5 ★★★　　消化性溃疡的诊断

根据发病年龄，有慢性、周期性、节律性上腹痛病史，可初步诊断为消化性溃疡。但确诊需要依靠 X 线钡餐检查或胃镜检查。

1. 胃镜检查及黏膜活检　　是诊断消化性溃疡

最有价值的检查方法。活动期：病灶多呈圆形或椭圆形，溃疡基底部覆有白色或黄白色厚苔，周围黏膜充血、水肿。

2. X线钡餐检查 龛影是直接征象，对溃疡的诊断有确诊意义。局部压痛、十二指肠壶腹部激惹变及形、胃大弯侧痉挛性切迹均为间接征象。

考点6★★ 消化性溃疡的药物治疗

1. 根除HP的治疗 根除HP可降低溃疡的复发率，使溃疡痊愈。对HP相关性溃疡，均应抗HP治疗。根除HP方案有：①三联疗法：一种质子泵抑制剂（PPI）或一种胶体铋剂联合克拉霉素、阿莫西林、甲硝唑（或替硝唑）3种抗菌药物中的2种。②四联疗法：以铋剂为主的三联疗法加一种PPI组成。疗程为7~14天。三联疗法根治失败后，停用甲硝唑，改用呋喃唑酮或改用PPI、铋剂联合两种抗生素的四联疗法。

2. 抑制胃酸分泌 碱性药，抗胃酸分泌药。

3. 保护胃黏膜药 硫糖铝、枸橼酸铋钾、米索前列醇。

考点7★★ 胃癌的病理

1. 部位 胃癌可发生于胃的任何部位，但最常见于胃窦。

2. 形态分型 根据病变形态可分为两型：①早

期胃癌：是指病变局限于黏膜及黏膜下层。②中晚期胃癌：也称进展型胃癌，癌性病变侵及肌层及全层，常伴有转移。

3. 转移途径 ①直接蔓延。②淋巴转移是最早且最常见的转移方式。③血循转移。④种植转移。

考点8★　胃癌的实验室检查及其他检查

1. 血液检查　呈低色素性贫血，血沉增快，血清癌胚抗原（CEA）阳性。

2. 粪便潜血试验　常持续阳性，可作为胃癌筛选的首选方法。

3. X线钡餐检查　X线征象有充盈缺损、癌性龛影、皮革胃及胃潴留等表现。

4. 胃镜检查　胃镜检查是诊断早期胃癌最重要的手段。

考点9★★★　胃癌的诊断

主要依赖X线钡餐检查和内镜加活组织检查。为提高诊断率，凡年龄在40岁以上，出现不明原因的上腹部不适、食欲不振、体重明显减轻者，应警惕胃癌的可能性；尤其是原有上腹痛而近期疼痛性质及节律发生改变者，或经积极治疗而病情继续发展者，宜及早进行检查，以便早期发现。

考点 10 ★　溃疡性结肠炎的诊断

①慢性或反复发作性腹泻、脓血黏液便、腹痛，伴不同程度全身症状。②多次粪检无病原体发现。③内镜检查及 X 线钡剂灌肠显示结肠炎病变等。

考点 11 ★★　溃疡性结肠炎的治疗

1. **氨基水杨酸制剂**　常用柳氮磺吡啶（SASP），适用于轻、中型患者及重型经糖皮质激素治疗病情缓解者。

2. **糖皮质激素**　适用于重型或暴发型，以及柳氮磺吡啶治疗无效的轻型、中型患者，常用泼尼松口服。

3. **免疫抑制剂**　上述两类药物治疗无效者可试用环孢素，大多数患者可取得暂时缓解而避免急症手术。

考点 12 ★★　肝硬化的临床表现

1. **代偿期**　症状轻微，表现为乏力、食欲减退、腹部不适、恶心、上腹部隐痛、轻微腹泻等。上述症状多呈间歇性。肝轻度肿大，质地偏硬，无或轻度压痛，脾轻或中度肿大。肝功能检查多数正常或轻度异常。

2. **失代偿期**　主要表现为肝功能减退和门静

脉高压症两方面，同时可有全身多系统的症状。

（1）肝功能减退的临床表现　①全身症状：消瘦、纳减、乏力、精神萎靡、面色黝黑、夜盲、浮肿、舌炎、不规则低热等。②消化道症状：上腹部饱胀不适、恶心呕吐、易腹泻。③出血倾向和贫血。④内分泌失调：肝掌，蜘蛛痣。

（2）门静脉高压症的表现　①脾脏肿大。②侧支循环建立和开放。③腹水（代偿功能减退最突出体征）。

考点 13 ★★　肝硬化的并发症

①急性上消化道出血最常见，是肝硬化患者的主要死因。②肝性脑病是晚期肝硬化最严重的并发症，也是最常见的死亡原因之一。③原发性肝癌。④感染。⑤其他：门脉高压性胃病、肝肾综合征、电解质和酸碱平衡紊乱、肝肺综合征、门静脉血栓形成等。

考点 14 ★★　肝硬化的实验室检查及其他检查

1. 腹水检查　一般为淡黄色漏出液，如并发自发性腹膜炎，则透明度降低，比重增高，白细胞增多，中性粒细胞增多，黏蛋白定性试验阳性。

2. 肝穿刺活检　是确诊代偿期肝硬化的唯一方法。若见有假小叶形成，可确诊。

考点 15 ★★★　肝硬化的诊断

早期肝硬化的诊断较为困难,对于病毒性肝炎、长期饮酒等患者,必须严密随访观察,必要时进行肝活检以早期诊断。肝功能失代偿期的肝硬化,有肝功能损害和门脉高压的临床表现,配合实验室和其他检查能确诊。

考点 16 ★★　原发性肝癌的病理

1. 大体形态分型　肝癌多位于右叶,大体形态分为:①块状型。②结节型。③弥漫型。④小癌型。

2. 组织学分型　①肝细胞型:占肝癌的90%。②胆管细胞型。③混合型。

3. 转移途径　①血行转移:肝内血行转移发生最早、最常见。②淋巴转移。③种植转移:少见。

考点 17 ★★　原发性肝癌的临床表现

1. 症状　①肝区疼痛:最常见,呈持续性胀痛或隐痛。②消化系统症状:食欲减退最常见。③转移病灶症状。④全身症状:进行性消瘦、乏力、发热。

2. 体征　进行性肝肿大是特征性体征之一,肝质地坚硬,边缘不规则,表面呈结节状,部分伴有明显压痛,晚期出现黄疸。脾肿大多见于合并肝硬化与门静脉高压病例。

考点 18 ★★　　原发性肝癌的实验室检查及其他检查

1. **甲胎蛋白（AFP）**　特异性最强的标志物和诊断肝癌的主要指标。诊断标准为：①AFP＞500μg/L 持续 4 周。②AFP 由低浓度逐渐升高不降。③AFP 在 200μg/L 以上的中等水平持续 8 周。

2. **肝穿刺活检**　阳性即可确诊。

考点 19 ★★★　　原发性肝癌的诊断及鉴别诊断

满足下列三项中的任何一项，即可诊断肝癌：①具有两种典型影像学表现，病灶＞2cm。②一项典型的影像学表现，病灶＞2cm，AFP＞400μg/L。③肝脏活检阳性。

考点 20 ★★　　原发性肝癌的治疗

肝切除术是治疗肝癌最有效的方法。

第四单元　泌尿系统疾病

考点 1 ★　慢性肾小球肾炎的诊断

可无明显症状，或有水肿、高血压、肾功能

减退的症状。尿检可有轻重不等的蛋白尿。尿沉渣镜检可有红细胞增多(肾性血尿),或管型。肾功能正常或不同程度受损,且可持续多时。诊断疑难时,应进行肾穿刺病理检查。

考点2★★ 尿路感染的病因和发病机制

1. 病因 最常见的是革兰阴性杆菌,其中大肠杆菌约占90%。

2. 感染途径 ①上行感染,最主要。②血行感染。③淋巴道感染。④直接感染。

3. 易感因素 尿路梗阻是诱发尿路感染并易于上行的最主要原因。

考点3★★ 尿路感染的临床表现

1. 膀胱炎 属下尿路感染。主要表现为膀胱刺激征,即尿频、尿急、尿痛,白细胞尿,偶可有血尿,甚至肉眼血尿。膀胱区可有不适。一般无明显的全身感染症状,但少数患者可有腰痛、低热。血白细胞计数常不增高。

2. 急性肾盂肾炎 常发生于育龄妇女,临床表现有:

(1) 泌尿系统症状 膀胱刺激征、腰痛和/或下腹部痛、肋脊角及输尿管点压痛、肾区压痛和叩痛。

(2) 全身感染症状 寒战、发热、头痛、恶心、呕吐、食欲不振等，常伴有血白细胞计数升高和血沉增快。

3. 慢性肾盂肾炎 病程隐蔽，少数可间歇发生症状性肾盂肾炎，但更为常见的是间歇性无症状细菌尿和间歇性尿急、尿频等下尿路感染症状。

考点4★★★ 尿路感染的诊断

1. 急性膀胱炎 尿路刺激征及尿白细胞增多、尿细菌培养阳性等即可确诊。

2. 急性肾盂肾炎 根据全身、局部症状和体征，血、尿常规白细胞增多，尿细菌培养阳性等可确诊。

3. 慢性肾盂肾炎 诊断要点：①反复发作的尿路感染史。②影像学显示肾外形凹凸不平且双肾大小不等，或静脉肾盂造影见肾盂肾盏变形、缩窄。③合并持续性肾小管功能损害。

考点5★★ 慢性肾衰竭的诊断

原有慢性肾脏病史，出现厌食、恶心、呕吐、腹泻、头痛、意识障碍时，应考虑CRF。对只因一些常见的内科症状，如乏力、厌食、恶心、贫血、高血压等就诊的患者，要排除本病的可能。肾功能检查示肾功能有不同程度减退。

慢性肾衰竭的肾功能不全的分期。由于GFR较Ccr或血清肌酐（Scr）更能反映肾功能变化，故现按 GFR 进行分期：

分期	特征	GFR（mL/min·1.73m²）
1	肾损伤 GFR 正常或增加	≥90
2	肾损伤 GFR 轻度下降	60~89
3	GFR 中度下降	30~59
4	GFR 重度下降	15~29
5	肾衰竭	<15 或透析

考点 6★ 慢性肾衰竭的治疗

一般经饮食疗法无效，药物治疗等无效，肾衰竭继续发展，每日尿量 <1000mL 者，应进行透析治疗，指征是：①血肌酐≥707.2μmol/L。②尿素氮≥28.6mmol/L。③高钾血症。④代谢性酸中毒。⑤尿毒症症状。⑥水潴留（浮肿、血压升高、高容量性心力衰竭）。⑦并发贫血（红细胞比容 <15%）、心包炎、高血压、消化道出血、肾性骨病、尿毒症脑病。

第五单元　血液系统疾病

考点 1★★ 缺铁性贫血的诊断

1. 贫血为小细胞低色素性贫血。男性 Hb <

120g/L，女性 Hb＜110g/L，孕妇 Hb＜100g/L；MCV＜80fl，MCHC＜32%。

2. 有缺铁的证据

（1）贮铁耗尽　①血清铁蛋白＜12μg/L。②骨髓铁染色阴性，铁粒幼红细胞＜15%。具备其中一条即可。

（2）缺铁性红细胞生成　①符合贮铁耗尽的诊断。②血清铁＜8.95μmol/L，总铁结合力＞64.4μmol/L，转铁蛋白饱和度＜15%；FEP/Hb＞4.5μg/gHb。

3. 有明确的缺铁病因和临床表现。

考点2★★　缺铁性贫血的治疗

口服铁剂是治疗缺铁性贫血的首选方法。

常用药：硫酸亚铁，一般2个月恢复正常，继续用药3~6个月。

考点3★★　再生障碍性贫血的病因

约半数以上的再障患者原因不明，称为原发性再障。能查明原因者称为继发性再障，其发病与下列因素有关：①药物及化学毒物：是继发性再障的首位病因。②电离辐射。③感染。

考点4★★　再生障碍性贫血的临床表现

1. **重型再障**　起病急，进展迅速，常以出血、感染和发热为首起及主要表现。病初贫血常不明显，但随着病程发展呈进行性进展。

2. 非重型再障 起病进展缓慢，主要表现为乏力、心悸、头晕、面色苍白等贫血症状。

考点5★★ 再生障碍性贫血诊断标准

1. 全血细胞减少，网织红细胞绝对值减少。
2. 一般无肝、脾肿大。
3. 骨髓多部位增生减低或重度减低，骨髓小粒成分中应见非造血细胞增多（有条件者应做骨髓活检）。
4. 能除外引起全血细胞减少的其他疾病。

考点6★★ 再生障碍性贫血的治疗

雄激素为治疗非重型再障的首选药物。免疫抑制剂抗胸腺球蛋白（ATG）或抗淋巴细胞球蛋白（ALG）是治疗重型再障的主要药物。

考点7★★★ 急性白血病的实验室检查及其他检查

1. 血象 贫血及血小板减少极常见。
2. 骨髓象 是确诊白血病的依据。绝大多数病例骨髓象有核细胞显著增生，主要是白血病性的原始细胞，原始细胞＞30%，细胞都停滞在原始细胞阶段。正常造血细胞严重受抑制，正常幼红细胞及巨核细胞减少。

3. 细胞化学染色 有助于急性白血病的分类鉴别。

4. 免疫学检查 细胞遗传学检查有助于白血病的诊断分型及治疗监测。

考点 8 ★★ 急性白血病的诊断

临床有发热（感染）、出血、贫血等症状，体检有淋巴结、肝脾肿大及胸骨压痛，外周血片有原始细胞，骨髓细胞形态学及细胞化学染色显示其某一系列原始细胞≥30%即可诊断。

考点 9 ★ 白细胞减少症的诊断

白细胞减少症，白细胞数的生理变异较大，因此必须反复定期检查，以确定是否白细胞持续低于 $4.0 \times 10^9/L$。

考点 10 ★★ 特发性血小板减少性紫癜的临床表现

1. 急性型 常见于儿童，男女发病率相近。通常在发病前1~2周有上呼吸道感染史。起病急骤，多有畏寒、发热，广泛、严重的皮肤黏膜出血或血肿，通常出现于四肢，尤以下肢为多，分布不均。

2. 慢性型 较常见，多见于青年女性。起病缓慢，出现症状较轻，一般仅有瘀点或瘀斑，女性病人可能以月经过多为主要表现。常可迁延数月至数年。反复发作者，其每次发作常持续数周或数月，可伴轻度脾肿大。

考点 11 ★★★　特发性血小板减少性紫癜的诊断

1. 广泛出血累及皮肤、黏膜及内脏。
2. 至少2次检查血小板计数减少，血细胞形态无异常。
3. 脾脏不肿大或轻度肿大。
4. 骨髓巨核细胞正常或增多，有成熟障碍。
5. 排除其他继发性血小板减少症。

考点 12 ★★　特发性血小板减少性紫癜的治疗

糖皮质激素为治疗本病之首选药物。常用泼尼松。脾切除也是慢性患者治疗的重要方法之一。

第六单元　内分泌与代谢疾病

考点 1 ★★　甲状腺功能亢进症的临床表现

1. 甲状腺毒症表现

（1）高代谢症候群　表现为怕热多汗、皮肤暖湿、低热、多食善饥、体重锐减和疲乏无力。

（2）精神、神经系统　神经过敏、多言好动、烦躁易怒、失眠不安等。

（3）心血管系统　①心动过速。②心尖区第一心音亢进，常有2/6级以下收缩期杂音。③心律失常，以房性早搏为最常见。④心脏肥大、扩大和心力衰竭。⑤收缩压上升，舒张压下降。

（4）消化系统　常有食欲亢进。

2. 甲状腺肿大　甲状腺多呈弥漫、对称性肿大，质软，久病者韧，随吞咽而上下移动；无压痛；左右叶上下极可有震颤和血管杂音。

3. 眼征　有25%~50%的患者伴有眼征，按病变程度可分为单纯性（良性、非浸润性）和浸润性（恶性）突眼两类。

（1）单纯性突眼　轻度突眼；瞬目减少，睑裂增宽；双眼向下看时上眼睑不能随眼球下落；向上看时前额皮肤不能皱起；两眼看近物时眼球聚合不良。

（2）浸润性突眼

考点2★★★　甲状腺功能亢进症的实验室及其他检查

1. 血清甲状腺激素测定

（1）TT_3和TT_4　TT_3较TT_4，更能反映本病的程度与预后。

（2）FT_3 和 FT_4 是诊断甲亢的首选标准。

2. TSH 测定 是反映甲状腺功能最敏感的指标。

3. 甲状腺自身抗体测定 鉴别甲亢病因、诊断 GD 的指标之一。

4. 甲状腺摄 ^{131}I 率 主要用于甲状腺毒症病因鉴别。

考点 3 ★★ 甲状腺功能亢进症的诊断

①高代谢症状和体征。②甲状腺肿大。③血清 TT_3、FT_3、TT_4、FT_4 增高，TSH 减低。具备以上 3 项诊断即可成立。

考点 4 ★★ 甲状腺功能亢进症的治疗

1. 甲状腺功能亢进的治疗 治疗药物通常分为硫脲类和咪唑类两类。

适应证：①病情轻、中度患者。②甲状腺呈轻、中度肿大者。③年龄 < 20 岁。④孕妇、年迈体弱或合并严重心、肝、肾等疾病而不宜手术者。⑤术前准备和 ^{131}I 治疗前的准备。⑥术后复发而不宜用 ^{131}I 治疗者。

2. 甲状腺危象的治疗 治疗甲状腺危象首选丙基硫氧嘧啶。

考点5★★　糖尿病的并发症

1. 急性并发症　①糖尿病酮症酸中毒是糖尿病的最严重、最常见的急性并发症。②高血糖高渗状态。③乳酸性酸中毒。

2. 慢性并发症　糖尿病肾病、糖尿病视网膜病、糖尿病性心脏病变、糖尿病性脑血管病变、糖尿病性神经病变、糖尿病足、其他眼病。

3. 感染

考点6★★★　糖尿病的实验室检查

糖化血红蛋白A1（GHbA1）测定：可反映取血前8~12周的平均血糖状况，是监测糖尿病病情的重要指标。

血浆胰岛素、C肽测定：反应胰岛B细胞的功能情况。

考点7★★　糖尿病的诊断与鉴别诊断

诊断：DM、IFG 和 IGT 的诊断标准（1999，WHO）[mmol/L（mg/dL）]

糖尿病（DM）	FPG≥7.0（≥126），或者 OGTT 2hPG 或随机血糖*≥11.1（≥200）

续表

空腹血糖减损（IFG）**	FPG≥6.1（≥110）且<7.0（<126）且 OGTT 2hPG<7.8（<140）
糖耐量减低（IGT）**	FPG<7.0（<126）且 OGTT 2hPG≥7.8（≥140）且<11.1（<200）

注：*随机指餐后任何时间。

**注意随机血糖不能用于诊断 IFG 和 IGT。

对无症状的患者而言，必须有两次血糖异常才能作出诊断。

考点8★★★ 口服降糖药物治疗

1. 磺脲类（SU） 主要有甲苯磺丁脲（D860）、格列本脲（优降糖）、格列吡嗪、格列齐特、格列喹酮、格列美脲（亚莫利）等。

（1）适应证 ①经饮食与运动治疗未能良好控制的非肥胖2型糖尿病患者。②肥胖2型糖尿病患者应用双胍类血糖控制仍不满意，或因胃肠道反应不能耐受，可加用或改用磺脲类。③胰岛素治疗每天用量在0.3U/kg以下者。

（2）不良反应 以低血糖反应为主。

2. 双胍类（BG） 本类药能改善糖代谢、降低体重，但不增加血清胰岛素水平，对血糖在正常范围者无降血糖作用，与磺脲类联合使用可增强降血糖效果。

适应证：①2 型糖尿病患者，尤其是无明显消瘦以及伴血脂异常、高血压或高胰岛素血症的患者。②1 型糖尿病，与胰岛素联合应用可能减少胰岛素用量和血糖波动。

3. α-葡萄糖苷酶抑制剂 适应证：适用于 2 型糖尿病或 IGT，尤其是餐后高血糖为主者。1 型糖尿病用胰岛素时加用本药，可增加疗效，减少胰岛素剂量，避免发生餐前低血糖。

4. 噻唑烷二酮 增强胰岛素在外周组织的敏感性，减轻胰岛素抵抗。

5. 格列奈类 为胰岛素促分泌剂。于餐前或进餐时口服。适合 2 型糖尿病早期餐后高血糖阶段或以餐后高血糖为主的老年患者。

考点9★★ 糖尿病酮症酸中毒

糖尿病症状加重，有恶心、厌食、昏迷、脱水、休克者均应考虑本症的可能。如血糖升高、尿糖强阳性、尿酮体阳性即可确诊糖尿病酮症，如兼有血 pH、CO_2 结合力下降及 BE 负值增大者即可诊断为 DKA。

第七单元 结缔组织病

考点1★ 类风湿关节炎的病理

类风湿关节炎的基本病理改变为滑膜炎。

考点2★★ 类风湿关节炎的临床表现

1. 关节表现

(1) 晨僵 经夜间休息后,晨起时受累关节出现较长时间的僵硬、胶黏着样感觉,一般持续1小时以上。

(2) 疼痛 是出现最早的表现。最常出现在小关节,多呈对称性、持续性。

(3) 肿胀 呈对称性。

(4) 关节畸形

(5) 关节功能障碍 分为4级:①Ⅰ级:能照常进行日常生活和工作。②Ⅱ级:能生活自理,并参加一定工作,但活动受限。③Ⅲ级:仅能生活自理,不能参加工作和其他活动。④Ⅳ级:生活不能自理。

2. 关节外表现

(1) 类风湿结节 较特异的皮肤表现,常提示疾病处于活动阶段。

（2）类风湿血管炎

考点 3 ★★　类风湿关节炎的实验室检查

1. 类风湿因子滴度与疾病的活动性和严重性成正比。

2. 抗角蛋白抗体谱对于 RF 的诊断有较高的特异性，有助于早期诊断。

考点 4 ★★★　类风湿关节炎的诊断与鉴别诊断

按美国风湿病学会 1987 年修订的分类标准，共 7 项：①晨僵持续至少 1 小时（≥6 周）。②3 个或 3 个以上关节肿（≥6 周）。③腕关节或掌指关节或近端指间关节肿（≥6 周）。④对称性关节肿（≥6 周）。⑤类风湿皮下结节。⑥手和腕关节的 X 线片有关节端骨质疏松和关节间隙狭窄。⑦类风湿因子阳性（该滴度在正常者阳性率 <5%）。上述 7 项中，符合 4 项即可诊断。

考点 5 ★★　类风湿关节炎的治疗

1. 非甾体抗炎药　有效缓解症状，但不能控制病情进展，不单独使用。常用布洛芬、萘普生、双氯芬酸。

2. 改善病情的抗风湿药及免疫抑制剂　起效缓慢，对疼痛的缓解作用较差，但能延缓或阻止关节的侵蚀及破坏。常用甲氨蝶呤、柳氮磺吡啶。

3. 糖皮质激素 在激素治疗过程中,应补充钙剂和维生素 D。

考点 6 ★ 系统性红斑狼疮的诊断与鉴别诊断

普遍采用美国风湿病学会 1997 年推荐的 SLE 分类标准,共 11 项:①颊部红斑。②盘状红斑。③光过敏。④口腔溃疡。⑤关节炎。⑥浆膜炎:胸膜炎或心包炎。⑦肾脏病变。⑧神经病变。⑨血液学疾病。⑩免疫学异常。⑪抗核抗体。上述 11 项中,符合 4 项或 4 项以上者,在除外感染、肿瘤和其他结缔组织病后,即可诊断为 SLE。

考点 7 ★★ 系统性红斑狼疮的治疗

1. 轻型 SLE 可使用非甾体抗炎药、抗疟药、小剂量激素如泼尼松,也可短期局部应用激素治疗皮疹,权衡利弊,必要时可用硫唑嘌呤、甲氨蝶呤等免疫抑制剂。

2. 重型 SLE 糖皮质激素是治疗 SLE 的基础药物。

第八单元　神经系统疾病

考点1★★★　癫痫的分类与临床表现

1. 全面性强直-阵挛发作　即大发作。以意识丧失和全身对称性抽搐为特征。

2. 失神发作　突然发生和突然终止的意识丧失是失神发作的特征。典型失神发作通常称小发作。多见于儿童或少年，突然短暂的意识丧失，停止当时的活动，呼之不应，两眼瞪视不动，持续5～30秒，无先兆和局部症状，可伴有简单的自动性动作，手中持物可坠落，事后对发作不能回忆。

考点2★★　癫痫的诊断与鉴别诊断

1. 确定诊断　①病史。②脑电图。③抗癫痫药物的效应。

2. 病因判断　通常脑电图、脑部影像学检查如CT、MRI、单光子发射计算机断层（SPECT），以及各种化验，如血常规、血糖、血钙、大便虫卵、脑脊液等检查有助于明确继发性癫痫的病因，有条件可进行基因分析和染色体检查。

考点 3 ★★　癫痫的治疗

癫痫持续状态治疗首选药物为地西泮。

考点 4 ★★★　脑梗死的临床表现

1. 一般表现

（1）动脉血栓性脑梗死　常在安静或睡眠中发病，起病较缓，症状在数小时或 1~2 小时内发展达高峰。

（2）脑栓塞　可在数秒钟达高峰，且局灶性神经缺失症状与栓塞动脉的供血区的功能相对应，具有明显的症状和体征，可在 24 小时至 3 天内逐渐加重。

（3）腔隙性脑梗死　往往不引起症状。

2. 临床分型

（1）完全性卒中　发病后神经功能缺失症状较重较完全，常有完全性瘫痪及昏迷，于数小时内（<6 小时）达到高峰。

（2）进展性卒中　发病后神经功能缺失症状在 48 小时内逐渐进展或呈阶梯式加重。

考点 5 ★★★　脑梗死的诊断与鉴别诊断

1. 可有动脉硬化、高血压、糖尿病、心房颤动等病史。

2. 常有 TIA 中风病史。

3. 突然起病（脑栓塞几秒或几分钟，脑血栓几小时），出现局限性神经缺失症状并持续24小时以上。神经症状和体征可用某一血管综合征解释（脑栓塞多为完全性卒中）。意识常清楚或轻度障碍，多无脑膜刺激征。起病3~4日后又恶化者以脑出血为更多见。

4. 脑部CT、MRI检查可提示梗死部位和范围，并可排除脑出血、肿瘤和炎症性疾病。腔隙性梗死诊断需依据CT或MRI检查。

考点6★★ 脑出血的临床特点

以50岁以上的高血压患者多见，通常在情绪激动和过度用力时急性起病。**壳核出血（内囊外侧型）最为常见**，可出现典型的"三偏征"，即对侧偏瘫、对侧偏身感觉障碍和对侧同向偏盲。头颅CT是脑出血首选的检查方法和确诊的依据。

考点7★★★ 脑出血的诊断与鉴别诊断

1. 多数为50岁以上高血压患者，在活动或情绪激动时突然发病。

2. 突然出现头痛、呕吐、意识障碍和偏瘫、失语等局灶性神经缺失症状，病程发展迅速。

3. CT检查可见脑内高密度区。

考点 8 ★★　蛛网膜下腔出血的病因和发病机制

最常见的病因是脑底囊性动脉瘤破裂。

考点 9 ★★　蛛网膜下腔出血的临床表现

起病前数天或数周有头痛、恶心症状，常在剧烈运动和活动中突然起病，剧烈头痛呈爆裂样发作，可放射至枕后或颈部，并伴喷射性呕吐；少数人有癫痫样发作和精神症状。体检脑膜刺激征明显。

考点 10 ★★　蛛网膜下腔出血的诊断与鉴别诊断

诊断依据有：①突然剧烈头痛和脑膜刺激征阳性，眼底检查可见出血。尤其是玻璃体膜下出血。②CT 检查阳性，脑脊液均匀血性。③有条件可分别选择 DSA、MRA、CTA 等脑动脉造影，有助于明确病因。

第九单元　常见急危重症

考点 1 ★★　心脏骤停与心脏性猝死的诊断

1. **心脏性猝死的临床过程**　一般分为 4 期：

前驱期、终末事件期、心脏骤停和生物学死亡。

2. 心脏骤停的判断

（1）主要依据　①突然意识丧失。②心音或大动脉（颈动脉、股动脉）搏动消失。③心电图呈现心室颤动、室性自主心律（即心肌电-机械分离）或心室停搏（心电完全消失而呈一条直线或偶有P波）。在上述3条主要诊断依据中，以心电图的诊断最为可靠，但临床很难做到。为争取时间，单凭第2条就可以决定开始实施心肺复苏（CPR）。

（2）次要依据　①双侧瞳孔散大、固定、对光反射消失。②自主呼吸完全消失，或先呈叹息或点头状呼吸，随后自主呼吸消失。③口唇、甲床等末梢部位出现发绀。

考点2★★　初级心肺复苏

1. 畅通气道

2. 人工呼吸

3. 胸外心脏按压　胸外心脏按压与人工呼吸的比例为30∶2，是建立人工循环的主要方法。

4. 除颤　除颤是最好的复律方法。

有效心脏复苏指征为：①患者皮肤色泽改善。②瞳孔回缩。③出现自主呼吸。④意识恢复。

考点 3★★　　高级心肺复苏

心室颤动的处理：①电击除颤。②室颤/室速持续复发者，继续 CPR，气管插管，开放静脉通道。③肾上腺素静脉注射。④电击除颤最大到 360J。⑤室颤/室速持续或复发可药物治疗，如利多卡因或胺碘酮静脉注射。⑥每次用药 30~60 秒后除颤，除颤能量不超过 360J。

考点 4★　　心脏搏动恢复后处理

防治脑缺氧和脑水肿。脑复苏是心肺复苏能否成功的关键。

考点 5★★　　休克的病因与分类

原因	分类	常见原发病
低血容量	失血性休克	消化道大出血、异位妊娠破裂、产后大出血、动脉瘤及血管畸形破裂等
	失液性休克	严重烧伤、急性腹膜炎、肠梗阻、严重呕吐及腹泻等
	创伤性休克	严重骨折、挤压伤、大手术等

续表

原因	分类	常见原发病
心泵功能障碍	心源性休克	急性心肌梗死、肺栓塞、急性重症心肌炎、严重二尖瓣狭窄伴心动过速、严重心率失常等
	心脏压塞性休克	大量心包积液、心包内出血、张力性气胸
血管功能失常	感染性休克	重症肺炎、中毒性痢疾、化脓性胆管炎、创面感染、流行性脑脊髓膜炎、流行性出血热等
	过敏性休克	药物、食物、异种蛋白等过敏
	神经源性休克	创伤、剧痛、脊髓损伤、麻醉、神经节阻滞剂、大量放胸腹水等
	细胞性休克	氢化物、杀虫剂、生物素中毒,缺氧、低血糖等

考点6★★★ 休克的诊断

1. 诊断要点 ①有诱发休克的诱因。②意识障碍。③脉搏细速>100次/分或不能触及。④四肢湿冷,胸骨部位皮肤指压征,皮肤花纹,黏膜苍白或发绀,尿量<30mL/h。⑤收缩压<80mmHg。⑥脉压差<20mmHg。⑦高血压患者收缩压较基础血压下降30%以上。符合第①条及②

③④条中的两项和⑤⑥⑦条中的 1 项即可诊断。

2. 分期诊断　临床上按照休克的发展经过及病情轻重，分为 3 期：

指标	早期	中期	晚期
神志	清楚、不安	淡漠	模糊、昏迷
口渴	有	较重	严重
肤色	稍白	苍白	苍白、青紫
肢温	正常或稍冷	发凉	冰冷
血压	正常、脉压小	收缩压低、脉压更小	血压更低或测不出
脉搏	增快、有力	更快	细速或摸不清
呼吸	深快	浅快	表浅、不规则
压甲	1 秒	迟缓	更迟缓
颈静脉	充盈	塌陷	空虚
尿量	正常或减少	少尿	少尿或无尿

考点 7★★　抗休克治疗

1. 补充血容量　除心源性休克外，补充血容量是提高心输出量和改善组织灌流的根本措施。血容量扩充剂分胶体液与晶体液两种。晶体液常用平衡盐液、0.9% 氯化钠溶液；胶体液包括全血、血浆、白蛋白、代血浆、右旋糖酐等。

补液量充分的指标为：①收缩压正常或接近正常，脉压 > 30mmHg。②CVP 升高 > 12cmH$_2$O。③尿量 ≥ 30mL/h。④临床症状好转，如神志恢复。

2. 纠正电解质与酸碱平衡失调 代谢性酸中毒多因低灌注造成缺氧导致乳酸堆积、排出减少，往往在扩容和氧疗后纠正。严重酸中毒常用5%碳酸氢钠、11.2%乳酸钠等纠正。

3. 应用血管活性药

（1）拟肾上腺素类 ①多巴胺。②多巴酚丁胺：常用于心源性休克。③异丙肾上腺素。④肾上腺素：用于过敏性休克，禁用于心源性休克。⑤去甲肾上腺素：用于极度低血压或感染性休克。⑥间羟胺：常用于升压治疗。

（2）肾上腺素能α受体阻滞剂 ①酚妥拉明：常用于心血管急症。②酚苄明：常用于出血性、创伤性和感染性休克。

（3）莨菪类（抗胆碱类） 包括阿托品、东莨菪碱和654-2（山莨菪碱）等，主要用于感染性休克。

（4）其他 ①硝普钠：用于急性心梗合并心源性休克。②氯丙嗪：用于感染性、创伤性休克。③血管紧张素胺：升压作用强而短暂。④糖皮质激素：用于感染性休克、过敏性休克和急性心梗合并心源性休克者。

4. 维护脏器功能 主要提高脏器灌注，改善细胞代谢：①增强心肌收缩。②维护呼吸功能。③维护肾功能。④防治脑水肿。⑤DIC的治疗。

考点 8 ★★★　上消化道出血的诊断

1. 成人每天消化道出血量达 5～10mL，粪便潜血试验阳性。
2. 每天出血量＞50mL，出现黑便。
3. 胃内积血量达 250～300mL，可引起呕血。
4. 一次性出血量＞400mL，可引起全身症状，如烦躁、心悸、头晕、出汗等。
5. 数小时内出血量＞1000mL（循环血容量的 20%），可出现周围循环衰竭表现。
6. 数小时内出血量＞1500mL（循环血容量的 30%），发生失代偿性休克。

根据收缩压可估计失血量，血压降至 90～100mmHg 时，失血量约为循环血容量的 20%；血压降至 60～80mmHg 时，失血量约为循环血容量的 30%；血压降至 40～50mmHg 时，失血量大于循环血容量的 40%。提示严重大出血的征象是：收缩压＜80mmHg 或较基础压降低＞25%；心率＞120 次/分，血红蛋白＜70g/L。

考点 9 ★★　紧急输血指征

1. 患者改变体位时出现晕厥、血压下降和心率加快。
2. 收缩压＜90mmHg（或较基础压下降＞25%）。

3. 血红蛋白 <70g/L，或红细胞比容 <25%。

考点 10 ★　急性一氧化碳中毒病因与中毒机制

一氧化碳吸收入机体后，85%与血液中血红蛋白结合，形成稳定不易解离的碳氧血红蛋白，使血红蛋白丧失正常的携氧能力，导致机体组织器官缺氧。

考点 11 ★★　急性一氧化碳中毒临床表现

依据临床表现及血碳氧血红蛋白浓度，将中毒分为轻、中、重 3 级。

1. 轻度中毒　血碳氧血红蛋白浓度为 10%~20%。

2. 中度中毒　血碳氧血红蛋白浓度为 30%~40%。

3. 重度中毒　血碳氧血红蛋白浓度 >50%。

考点 12 ★★　急性一氧化碳中毒的诊断

有导致急性一氧化碳中毒的情况存在，结合临床表现以及血碳氧血红蛋白测定 >10%，可以确定诊断。应注意排除急性脑血管病、其他急性中毒等导致中枢神经功能障碍的疾患与情况。

考点 13 ★★　急性一氧化碳中毒的治疗

1. 纠正吸氧　高压氧舱为最有效的治疗

方法。

2. 防治脑水肿 应用25%甘露醇或/和糖皮质激素、利尿剂治疗。

考点14★★ 急性有机磷杀虫药中毒的病因与中毒机制

有机磷杀虫药进入人体后，以其磷酸根与胆碱酯酶的活性部分紧密结合，形成稳定的磷酰化胆碱酯酶，使胆碱酯酶失去水解乙酰胆碱的能力，从而导致体内胆碱能神经末梢释放的乙酰胆碱蓄积过多，作用于胆碱能受体，使其先过度兴奋，而后抑制，最终衰竭，从而产生一系列中毒症状，严重时可因昏迷、呼吸衰竭而发生死亡。

考点15★★ 急性有机磷杀虫药中毒的临床表现

1. 毒蕈碱样症状（M样症状） 为最早的表现。

（1）腺体分泌增加 表现为流泪、流涎、大汗、呼吸道分泌物增多，严重时导致发绀、呼吸困难、肺水肿。

（2）平滑肌痉挛 表现为恶心、呕吐、腹痛、腹泻、大小便失禁等。

（3）心脏抑制 表现为心动过缓。

（4）瞳孔括约肌收缩 表现为瞳孔缩小呈针尖样。

2. 烟碱样症状（N样症状） 见于中、重度中毒，面部、四肢甚至全身肌肉颤动，严重时出现肌肉强直性痉挛、抽搐，表现为牙关紧闭、颈项强直，伴有脉搏加速、血压升高、心律失常等，随后出现肌力减退、瘫痪，严重时因呼吸肌麻痹而出现周围性呼吸衰竭，部分患者出现意识障碍。

3. 中枢神经系统症状 头痛、头昏、行走不稳、共济失调等，病情严重者可出现烦躁、抽搐，甚至发生脑水肿，进入昏迷状态。

考点16★★★ 急性有机磷杀虫药中毒的诊断

1. 病史 有机磷杀虫药接触史，多在接触后0.5~12小时内出现中毒症状，多不超过24小时。

2. 临床特点 呼出气、呕吐物有刺激性蒜臭味，易出现毒蕈碱样症状、烟碱样症状及中枢神经系统症状为临床特点。

3. 辅助检查 测定全血胆碱酯酶活力<70%，为诊断有机磷杀虫药中毒的特异性指标，常作为判断中毒程度、估计预后、评价疗效的重要依据。

考点17★★ 急性有机磷杀虫药中毒的治疗

1. 一般处理
2. 清除毒物 敌百虫中毒禁用2%碳酸氢钠

洗胃，内吸磷、对硫磷、甲拌磷、乐果等禁用高锰酸钾溶液洗胃。深昏迷患者禁用硫酸镁导泻，禁用油类导泻。洗胃后予硫酸镁或硫酸钠经胃管或口服导泻。

3. 应用特效解毒药物 抗胆碱能药物，阿托品。胆碱酯酶复能剂，常用的药物有碘解磷定和氯解磷定。

4. 对症治疗

考点18★★　中暑的临床表现

1. 热射病 典型临床表现为高热，体温常大于41℃，无汗和意识障碍。

2. 热痉挛 常发生在高温环境中强体力劳动后，患者常先有大量出汗，随后四肢肌肉、腹壁肌肉甚至胃肠道平滑肌发生阵发性痉挛和疼痛。实验室检查多有血钠和血氯降低，尿肌酸增高。

3. 热衰竭 先有头痛、头晕、恶心，继之口渴、胸闷、面色苍白、冷汗淋漓、脉搏细弱或缓慢、血压偏低。可有晕厥、手足抽搐。

传染病学

传染病学复习攻略

第一单元 传染病学总论

考点1★ 感染过程的表现形式

1. 病原体被清除 病原体在入侵部位即被消灭,或从鼻咽部、肠道、尿道及汗腺等通道排出体外,不出现病理损害和疾病的临床表现。

2. 隐性感染 又称亚临床感染,指病原体只引起特异性免疫应答,不引起或只引起轻微的组织损伤,无临床症状,只有通过免疫学检查发现。

3. 显性感染 又称临床感染,感染后不但引起机体免疫应答,还导致组织损伤,引起病理改变和临床表现。

4. 病原携带状态 病原体侵入机体后,存在于机体的一定部位,并生长、繁殖,虽可有轻度的病理损害,但不出现疾病的临床症状,能排出病原体。包括带病毒者、带菌者和带虫者。

5. 潜伏性感染 指病原体侵入人体某些部位后,机体免疫系统将病原体局限化,但又不能清除病原体,机体免疫功能下降时潜伏的病原体才引起显性感染。

一般来说,隐性感染最多见,病原携带状态

次之,显性感染比率最低,但最易识别。

考点2★★ 感染过程中病原体的作用

病原体侵入人体能否发病,取决于病原体的致病作用、宿主的免疫功能和外环境三个因素。病原体的致病能力与下列因素有关:侵袭力;毒力;数量;变异性。

考点3★★★ 流行过程的基本条件

1. 传染源 是指体内有病原体生长、繁殖并能排出体外的人和动物。

包括:①患者。②隐性感染者。③病原携带者。④受感染的动物。

2. 传播途径 病原体离开传染源,到达另一个易感者所经过的途径称为传播途径。

包括:①消化道传播。②呼吸道传播。③虫媒传播。④接触传播。⑤血液、体液、血制品传播。⑥土壤传播。⑦母婴传播。

3. 易感人群 人群易感性是指人群对某种传染病病原体的易感程度或免疫水平。对某一传染病缺乏特异性免疫力的人称为易感者。

考点4★★★ 传染病的基本特征

1. 病原体 每一种传染病都是由特异性病原体所引起的,病原学检查是传染病的确诊依据。

2. 传染性 传染性是传染病与非传染性疾病的最主要区别。传染病病人有传染性的时期称为传染期。每种传染病都有相对固定的传染期,是确定传染病患者隔离期的主要依据。

3. 流行病学特征 主要指传染病的流行性、季节性和地方性,还包括在不同人群(年龄、性别、职业等)中的分布特点。

4. 感染后免疫

考点5★ 流行病学资料

包括患者的年龄、职业、流行季节与地区、免疫接种史与既往患传染病史,与传染病患者接触史、有无传染病病例等。

考点6★ 传染病的治疗原则

即治疗、护理与隔离、消毒并重,一般治疗、对症治疗与特效治疗结合。

考点7★★★ 管理传染源

要求对患者做到早发现,早诊断,早报告,早隔离,早治疗。

《中华人民共和国传染病防治法》将传染病分为甲、乙、丙三类,实行分类管理。甲类为强制管理传染病,包括鼠疫和霍乱,乙类为严格管理传染病,丙类属监测管理传染病。

考点 8 ★　切断传播途径

切断传播途径通常是起主导作用的预防措施。对消化道传染病应搞好个人及环境卫生，加强饮食、水源及粪便管理。

考点 9 ★　保护易感人群

1. 提高非特异性免疫力　改善营养、锻炼身体等。在流行期间应避免同易感人群接触，必要时可进行潜伏期预防性服药。

2. 提高特异性免疫力　接种疫苗、菌苗、类毒素等可提高人群的主动性特异性免疫，接种抗毒素、丙种球蛋白或高效价免疫球蛋白可使机体获得被动特异性免疫。儿童计划免疫对传染病预防起关键性的作用。

第二单元　病毒感染

考点 1 ★★　病毒性肝炎的病原学

病毒性肝炎按病原学分类，目前有甲型、乙型、丙型、丁型和戊型肝炎。乙型肝炎病毒（HBV）为 DNA 病毒（亦称 Dane 颗粒），其他四种都为 RNA 病毒。

考点 2 ★★★ 病毒性肝炎的流行病学

	传染源	传播途径	流行特征
甲型肝炎	急性期患者和亚临床感染者	粪-口途径	成人感染相对增多
乙型肝炎	急、慢性患者及病毒携带者	①输血及血制品以及使用污染的注射器或针刺器具等传播。②母婴传播。③性接触传播。④其他，密切接触传播	男性多于女性
丙型肝炎			多见于成人，尤以输血与使用血制品者、静脉药瘾、血液透析者、肾移植者、同性恋者等
丁型肝炎			我国属 HDV 低地方性流行区
戊型肝炎	急性期患者和亚临床感染者	粪-口途径	青壮年为主，男性多于女性

考点 3 ★★ 病毒性肝炎的潜伏期

各型肝炎潜伏期不同，甲型肝炎为 2~6 周（平均为 4 周），乙型肝炎 4~24 周（平均为 3 个月），丙型肝炎 2~26 周（平均为 7.4 周），丁型肝炎为4~20周，戊型肝炎为2~9周（平均为6周）。

考点4★★★　病毒性肝炎的临床表现

1. 急性肝炎

（1）急性黄疸型肝炎

1）黄疸前期：突出症状为全身乏力及食欲不振、恶心、呕吐、腹胀、便溏等消化系统症状。本期末尿色逐渐加深，似浓茶色，体征可有右上腹叩击痛。本期持续数日至2周，平均1周。

2）黄疸期：首先出现巩膜黄染，尚有肝大、触痛及肝区叩击痛，脾可轻度肿大。本期持续2~6周。

3）恢复期：黄疸消退，症状消失，本期约需数周至4个月，平均1个月。

（2）急性无黄疸型肝炎　主要表现为乏力，食欲不振，腹胀，肝区疼痛，有的患者可有恶心、呕吐、便溏或低热。体征可有肝大、压痛、脾也可轻度增大。

2. 慢性肝炎

（1）轻度　临床症状、体征轻微或缺如，肝功能指标仅1或2项轻度异常

（2）中度　症状、体征、实验室检查居于轻度和重度之间。

（3）重度　有明显或持续的肝炎症状，如乏

力、食欲不振、腹胀、尿黄、便溏等,有肝病面容、肝掌、蜘蛛痣、脾大等体征,且无门脉高压表现者。

3. 重型肝炎

(1) 急性重型肝炎 2 周内出现极度乏力,明显消化道症状,常有高热,迅速出现神经、精神症状,肝浊音界进行性缩小,黄疸急剧加深,血白细胞计数及中性粒细胞增高,血小板减少。凝血酶原时间延长,PTA≤40%。

(2) 亚急性重型肝炎 急性起病,15 天~24 周出现重型肝炎表现,凝血酶原时间明显延长,PTA ≤ 40%,黄疸迅速加深,每日上升 ≥ 17.1μmol/L 或血清胆红素大于正常值上限的 10 倍。

脑病型:首先出现神经、精神症状等肝性脑病表现者。

腹水型:首先出现腹水及相关表现者。

(3) 慢性重型肝炎 在慢性肝病的基础上发病,临床表现与亚急性重型肝炎相似。随病情发展而加重,并达到重型肝炎诊断标准(PTA ≤ 40%,血清胆红素大于正常值上限的 10 倍)。

考点 5 ★★★ 病毒性肝炎的病原学检查

1. 甲型肝炎(HAV) 抗 – HAV IgM,出现较早,为 HAV 早期诊断最常用而简便的可靠指标。

2. 乙型肝炎（HBV） HBsAg/抗－HBs，HBeAg/抗－HBe，抗－HBc，HBV DNA。

（1）HBsAg 是感染 HBV 后最早出现的血清学标志，也是现症感染指标之一。

（2）抗－HBs 是感染 HBV 后产生的唯一保护性抗体。

（3）HBcAg 血液中一般无游离的 HBcAg，若血清 HBcAg 阳性表示血液内含有 HBV，传染性强，HBV 复制活跃。

（4）抗－HBc 为感染 HBV 后最早出现的抗体，是 HBV 感染的标志。可能为现症感染或既往感染。高滴度的抗－HBc IgM 阳性或抗－HBc IgM 阳性而抗－HBc IgG 阴性为 HBV 急性或近期感染的标志。

（5）HBeAg 和抗－HBe

（6）HBV DNA 是 HBV 存在和复制最可靠的直接证据。

3. 丙型肝炎（HCV）

（1）抗－HCV 一般认为抗－HCV 是感染的标志。

（2）HCV RNA 可用于 HCV 感染的早期诊断及疗效评估。

考点6★ 病毒性肝炎的诊断

病毒性肝炎诊断主要通过流行病学、病原学诊断以及肝穿刺活检及各型肝炎的临床诊断标准等方法进行诊断。

考点7★★★ 慢性肝炎的抗病毒治疗

1. 慢性乙型肝炎 目前常用抗 HBV 药物干扰素和核苷类似物。其中干扰素常用的是 IFN，包括普通干扰素和聚乙二醇干扰素（Peg-IFN）。IFN 一般皮下注射给药。HBeAg 阳性的慢性乙型肝炎疗程 6 个月，HBeAg 阴性的慢性乙型肝炎疗程至少 12 个月。延长疗程可提高疗效，降低停药后复发率。

2. 丙型肝炎 目前 IFN 是抗 HCV 最有效的药物，包括普通 IFN 和 Peg-IFN 等。

治疗慢性丙型肝炎的最佳方案是 Peg-IFN 与利巴韦林联合应用。

考点8★★ 病毒性肝炎的预防

1. 甲型肝炎 甲肝减毒活疫苗及灭活死疫苗均有较好的预防效果。

2. 乙型肝炎

（1）乙肝免疫球蛋白（HBIG） 主要用于阻断 HBV 的母婴传播及意外暴露的被动免疫，应在出生后或暴露后的 24 小时内（时间越早越好）注射。

（2）乙肝疫苗　主要用于新生儿和高危人群的乙肝预防，对 HBeAg 阳性产妇所生婴儿，与乙肝免疫球蛋白联合使用可提高保护率。

考点 9★　流行性感冒的病原学

根据病毒 NP 和 MI 抗原性的不同，流感病毒分为甲（A）、乙（B）、丙（C）三型。甲型流感病毒根据 HA 和 NA 的抗原性不同分为若干亚型，人类流感主要与 H1、H2、H3 和 N1、N2 亚型有关。甲型流感病毒的变异，主要形式有两种：

（1）抗原漂移　变异幅度小，属于量变，不会引起流感的大规模流行，出现频率较高，且有逐渐积累效应。

（2）抗原转换　变异幅度大，属于质变，形成新的病毒亚型，由于人群对抗原转换后出现的新亚型缺少免疫力，往往会引起流感的全球性大流行，发生频率较低，且缓慢。

考点 10★★　流行性感冒的流行病学

1. 传染源　主要为流感患者和隐性感染者。潜伏期即有传染性，发病 3 日内传染性最强。

2. 传播途径　经呼吸道-空气飞沫传播，也可通过直接接触或病毒污染物品间接接触传播。

3. 易感人群 普遍易感，感染后获得对同型病毒免疫力，但维持时间短，各型及亚型之间无交叉免疫。

4. 流行特征 流感在流行病学上最显著的特点为：突然暴发，迅速蔓延，波及面广，具有一定的季节性，一般流行3~4周后会自然停止，流行过后人群获得一定的免疫力。

甲型流感常引起暴发流行；乙型流感呈局部流行或散发，亦可大流行；丙型以散发为主。

考点11★★　流行性感冒的临床表现

潜伏期通常为1~3日。起病多急骤，主要以全身中毒症状为主，呼吸道症状轻微或不明显。发热通常持续3~4日。

1. 单纯型流感 最常见，骤起畏寒、发热，体温可达39℃~40℃，头痛、全身酸痛、咽干、乏力及食欲减退等全身症状明显；咳嗽、流涕、鼻塞、咽痛等呼吸道症状较轻；少数患者有恶心、呕吐、腹痛、腹泻等消化道症状。

2. 肺炎型流感 较少见，多发生在2岁以下的小儿，或原有慢性基础疾病者。

特点是在发病后24小时内出现高热、烦躁、呼吸困难、咳血痰和明显发绀，可进行性加重，抗菌治疗无效，可因呼吸循环衰竭在5~10日内死亡。

考点 12 ★★ 流行性感冒的治疗

1. 治疗原则

（1）隔离患者　流行期间对公共场所加强通风和空气消毒。

（2）早期治疗　起病 1~2 日内应用抗流感病毒药物治疗。

（3）加强支持治疗和防治并发症　卧床休息，多饮水，饮食要易于消化。密切观察和监测并发症，抗菌药物仅在有继发细菌感染时才考虑应用。

（4）合理应用对症治疗药物　应用解热药、缓解鼻黏膜充血药物、止咳祛痰药物等对症治疗。儿童忌用阿司匹林制剂，以免诱发致命的雷耶（Reye）综合征。

2. 抗流感病毒药物治疗

（1）离子通道 M2 阻滞剂　只对甲型流感病毒有效。金刚烷胺和甲基金刚烷胺可阻断病毒吸附于宿主细胞，抑制病毒复制，早期应用可减少病毒的排毒量，缩短排毒期。

（2）神经氨酸酶抑制剂　奥司他韦是目前最为理想的抗病毒药物，能特异性抑制甲、乙型流感病毒的神经氨酸酶，从而抑制病毒的释放。

考点 13 ★　流行性感冒的预防

1. 控制传染源　早发现、早报告、早隔离、早治疗，隔离时间为 1 周或至主要症状消失。

2. 切断传播途径

3. 保护易感人群

（1）接种流感疫苗　在流感好发季节，给易感的高危人群和医务人员接种疫苗。

（2）应用抗流感病毒药物预防　明确或怀疑某部门流感暴发时，对所有非流感患者和未进行疫苗接种的医务人员给予金刚烷胺、金刚乙胺或奥司他韦进行预防性治疗。

考点 14 ★★　人感染高致病性禽流感的病原学

人感染高致病性禽流感病毒可以直接感染人类。其病毒亚型主要有 H5N1、H9N2、H7N7，其中感染 H5N1 亚型者病情重。

考点 15 ★★★　人感染高致病性禽流感的流行病学

1. 传染源　主要为患禽流感或携带禽流感病毒的鸡、鸭、鹅等家禽，特别是鸡。

2. 传播途径　主要经呼吸道传播。

3. 易感人群　人对禽流感病毒不易感。12 岁以下的儿童病情较重。

4. 发病季节 禽流感一年四季均可发生,但冬、春季节多暴发流行。

考点 16★★ 人感染高致病性禽流感的临床表现

潜伏期一般为 1~3 日,通常在 7 日以内。急性起病,早期表现类似流感,主要为发热,体温大多持续在 39℃以上,可伴有眼结膜炎、流涕、鼻塞、咳嗽、咽痛、头痛和全身不适。部分患者可有恶心、腹痛、腹泻、稀水样便等消化道症状。重症患者可出现肺炎、急性呼吸窘迫综合征(ARDS)、肺出血、胸腔积液,全血细胞减少,肾衰竭、休克及雷耶(Reye)综合征等多种并发症。体征可见眼结膜轻度充血,咽部充血,肺部有干啰音,半数患者有肺实变体征。

考点 17★★★ 人感染高致病性禽流感的诊断

根据流行病学资料、临床症状和病原分离而确诊。

1. 医学观察病例 1 周内有流行病学接触史者,出现流感样症状,对其进行 7 日医学观察。

2. 疑似病例 有流行病学史和临床表现,患者呼吸道分泌物标本采用甲型流感病毒和 H5 型单克隆抗体抗原检测阳性者。

3. 临床诊断病例 被诊断为疑似病例,且与其有共同暴露史的人被诊断为确诊病例者。

4. 确诊病例 临床诊断病例呼吸道分泌物标本中分离出特定病毒或采用 RT-PCR 检测到禽流感病毒基因，且发病初期和恢复期双份血清抗禽流感病毒抗体滴度 4 倍或以上升高。

考点 18 ★　传染性非典型肺炎的病原学

SARS 冠状病毒（SARS-CoV）属冠状病毒科冠状病毒属，为有包膜的 RNA 病毒。

考点 19 ★★★　传染性非典型肺炎的流行病学

1. 传染源 SARS 患者是最主要的传染源。在发病的第 2 周传染性最强。

2. 传播途径 近距离呼吸道飞沫传播是主要传播途径。

3. 易感人群 普遍易感。

4. 流行特征 主要发生于人口密度较大的都市。

考点 20 ★★★　传染性非典型肺炎的临床表现

SARS 的潜伏期通常限于 2 周之内，一般 2~10 天。

1. 症状

（1）发热等全身症状　发热为首发和主要症状，体温≥38℃，常呈持续性高热，伴畏寒、肌肉及关节酸痛、头痛、乏力。

（2）呼吸系统表现　可有咳嗽，多为干咳，少痰。重者出现呼吸加速、气促，甚至呼吸窘迫，常无上呼吸道卡他症状。

（3）其他　部分患者出现腹泻、恶心、呕吐等消化道症状。

2. 重症 SARS

少数患者可迅速进展为重症 SARS，表现为：

（1）呼吸困难，成人休息状态下呼吸频率≥30 次/分，且伴有：①X 线胸片显示多叶病变或病灶总面积在正位胸片上占双肺总面积的 1/3 以上。②病情进展，48 小时内病灶面积增大超过 50%，且在正位胸片上占双肺总面积的 1/4 以上。

（2）出现低氧血症，氧合指数低于 300mmHg。

（3）出现休克或多器官功能障碍综合征（MODS）。

考点 21★★　传染性非典型肺炎的诊断

对于有 SARS 流行病学依据，有临床症状和肺部 X 线影像改变，是诊断 SARS 的基本条件。若分泌物 SARS–CoV RNA 检测阳性，或血清 SARS–CoV 抗体阳转，则可作出确定诊断。

考点 22★★　艾滋病的病原学

引起艾滋病（AIDS）的病原体是人免疫缺陷病毒（HIV），为 RNA 病毒，主要感染 CD_4^+T 细胞。

考点 23 ★★　艾滋病的流行病学

1. 传染源　艾滋病患者和无症状 HIV 感染者都是传染源。

2. 传播途径　①性接触传播是主要传播途径。②血源传播。③母婴传播。

3. 易感人群　普遍易感。静脉注射吸毒者、性工作者、同性恋、性乱者、血友病病人、多次接受输血或血制品者是感染的高危人群。

4. 流行特征　目前世界各大洲均有本病流行。

考点 24 ★★★　艾滋病的临床表现

1. 急性 HIV 感染期　感染后平均 2~4 周有临床症状，以发热最为常见，可伴有头痛、咽痛、恶心、呕吐、腹泻、皮疹、关节痛、淋巴结肿大以及神经系统症状。

2. 无症状感染期　无症状感染，但血中可检出病毒及抗体，有传染性。持续时间一般为 6~8 年，短可数月，长可达 15 年。

3. 艾滋病期　为感染 HIV 后的最终阶段。此期主要表现为持续 1 个月以上的发热、盗汗、腹泻，体重减轻 10% 以上，部分患者可表现为精神神经症状，还可出现持续性全身淋巴结肿大。

考点 25★★★　艾滋病的诊断

1. 急性感染期　有流行病学史和相关临床表现，结合实验室 HIV 抗体由阴性转为阳性即可诊断，或仅实验室检查 HIV 抗体由阴性转为阳性即可诊断。

2. 无症状感染期　有流行病学史，HIV 抗体阳性，或仅实验室检查 HIV 抗体阳性即可诊断。

3. 艾滋病期　有流行病学史，实验室检查 HIV 抗体阳性，加下述各项中的任何一项即可诊断：①原因不明的不规则发热，体温高于 38℃ 持续 1 个月以上。②慢性腹泻（每日 >3 次）持续 1 个月以上。③体重在 6 个月内下降 10% 以上。④反复发作的口腔念珠菌感染。⑤反复发作的单纯疱疹病毒、带状疱疹病毒感染。⑥卡氏肺孢子菌肺炎。⑦反复发生的细菌性肺炎。⑧活动性结核或非结核分枝杆菌病。⑨深部真菌感染。⑩中枢神经系统占位性病变。⑪中青年人出现痴呆。⑫活动性巨细胞病毒感染。⑬弓形体病。⑭马尔尼菲青霉菌感染。⑮反复发生的败血症。⑯皮肤黏膜或内脏的卡波西肉瘤、淋巴瘤。另外，$CD4^+$ T 淋巴细胞计数 $<200/\mu L$ 也可帮助诊断。

考点 26★　流行性出血热的病原学

流行性出血热（EHF）病毒属汉坦病毒属

(HV)，为 RNA 病毒。

考点 27 ★★　流行性出血热的流行病学

1. 传染源　啮齿类动物鼠（黑线姬鼠、褐家鼠等）为主要的传染源。

2. 传播途径　病毒能通过宿主动物的血及唾液、尿、便等排出体外。其传播途径有：①呼吸道传播。②消化道传播。③接触传播。④母婴传播。⑤虫媒传播。

3. 易感人群　人群普遍易感，感染后可获持久免疫。

4. 流行特征　①地区性。②季节性为全年散发，但有明显季节性。其季节性与鼠类繁殖、活动有关。③人群分布，各年龄组均可发病，以青壮年为主。

考点 28 ★★★　流行性出血热的临床表现

潜伏期为 4~46 天，一般为 1~2 周。

典型五期经过：发热期、低血压休克期、少尿期、多尿期与恢复期。非典型和轻型病例可出现越期或不典型表现，而重症患者则可出现发热期、休克期和少尿期之间的重叠。

	全身中毒症状	头痛、腰痛和眼眶痛,称为"三痛"
发热期:起病急骤,发热39℃以上,稽留热和弛张热多见;热程多为3~7日	毛细血管损害	颜面、颈、胸等部位潮红称为"三红",呈酒醉貌。黏膜充血见于眼结膜、口腔软腭和咽部。皮肤出血多见于腋下和胸背部,条索状、抓痕样或点状瘀斑
	肾脏损害	蛋白尿、血尿和少尿倾向

考点29★★★ 流行性出血热的治疗

以综合疗法为主。其原则是"三早一少",即早发现、早休息、早治疗及少搬动,把好休克、出血、肾衰竭和继发感染四关。

1. 低血压休克期 主要是抗休克,力争稳定血压,预防重要脏器衰竭。

(1) 补充血容量 宜早期、快速和适量。争取4小时内血压稳定。常用低分子右旋糖酐、甘露醇、血浆和白蛋白。

(2) 纠正酸中毒 主要用5%碳酸氢钠。

(3) 使用血管活性药 经补液、纠酸后,血压仍不稳定者,可应用血管活性药物,如多巴胺等。

(4) 应用糖皮质激素 地塞米松。

(5) 强心

2. 少尿期 治疗以稳定机体内环境，促进利尿，导泻和透析治疗为主。

（1）稳定内环境平衡 严格限制入液量，每日入量以前1日出量加500~700mL为宜，必要时加用适量胰岛素。维持水、电解质和酸碱平衡。

（2）促进利尿 少尿初期可酌用20%甘露醇，用后利尿效果明显可重复应用1次，常用利尿剂如呋塞米，从小量开始，可逐渐加至每次100~300mg。

（3）导泻和放血疗法 常用甘露醇。出现高血容量综合征者可紧急放血。

（4）透析疗法 常用腹膜透析和血液透析，以血液透析效果更佳。

考点30★　狂犬病的流行病学

1. 传染源 带狂犬病病毒的动物是主要传染源，主要是狗，其次为猫和狼。

2. 传播途径 本病主要通过被患病动物咬伤传播。黏膜也是病毒的重要侵入门户。

考点31★★　狂犬病的发病机制与病理

1. 发病机制 狂犬病病毒经皮肤或黏膜破损处进入机体后，对神经组织有很强的亲和力，沿末梢神经和神经周围间隙的体液进入与咬伤部位相当的背根节和脊髓段，然后沿脊髓上行至脑，并在脑组织中繁殖。

2. 病理变化 主要为急性弥漫性脑脊髓炎，镜下可见到嗜酸性包涵体，即内基小体（Negri body），是本病特异且具有诊断价值的病变。

考点 32★★ 狂犬病的临床表现

潜伏期长短不一，短的 5 日，最长可达 10 年以上，一般 1~3 个月。

（1）前驱期 咽喉紧缩感。本期持续 2~4 日。

（2）兴奋期 恐水是本病的特殊症状，典型表现在饮水、见水、听流水声或谈及饮水时，可引起严重咽喉肌痉挛。患者渴极而怕饮水，饮而不能下咽，常伴有声嘶和脱水。怕风亦是本病常见的症状。多在发作中死于呼吸或循环衰竭。本期持续 1~3 日。

（3）麻痹期 出现弛缓性瘫痪，尤以肢体软瘫为多见。多因呼吸麻痹和循环衰竭而死亡。本期持续 6~18 小时。

考点 33★ 狂犬病的诊断

确诊有赖于病原学检测或尸检发现脑组织内基小体。

考点 34 ★★　狂犬病的预防

1. 伤口处理　在咬伤的当时，先局部挤压、针刺使其尽量出血，再用20%肥皂水充分冲洗伤口，后用5%碘酊反复涂拭。伤口一般不予缝合或包扎，以便排血引流。如有抗狂犬病免疫球蛋白或免疫血清，则在伤口底部和周围行局部浸润注射。此外，要注意预防破伤风及细菌感染。

2. 疫苗接种　可用于暴露后预防，也可用于暴露前预防。凡是被犬咬伤或被其他动物咬伤、抓伤者，或医务人员的皮肤破损处被狂犬病患者唾液沾染时，均需行暴露后预防接种。暴露前预防主要用于高危人群，即兽医、山洞探险者、从事狂犬病病毒的研究人员和动物管理人员。国内主要采用VERO细胞疫苗和地鼠肾细胞疫苗。

考点 35 ★　流行性乙型脑炎的病原学

乙型脑炎病毒（arborvirus）属虫媒病毒乙组的黄病毒科，为单股正链RNA。

考点 36 ★★　流行性乙型脑炎的流行病学

1. 传染源　猪为本病主要传染源。
2. 传播途径　乙脑主要通过蚊虫叮咬而传播，国内主要为三带喙库蚊。
3. 易感人群　普遍易感。

4. 流行特征 东南亚和西太平洋地区是乙脑的主要流行区。发病人群以 10 岁以下儿童为主,尤以 2~6 岁儿童发病率为高。

考点 37 ★★★　流行性乙型脑炎的临床表现

1. 初期　头痛是乙脑最常见和最早出现的症状。

2. 极期　高热、抽搐和呼吸衰竭是乙脑极期的严重表现。

3. 恢复期

4. 后遗症期

5. 临床分型

(1) 轻型　体温 39℃ 以下,神志始终清楚。

(2) 普通型　体温 39℃~40℃,嗜睡或浅昏迷。

(3) 重型　体温 40℃ 以上,昏迷,反复或持续性抽搐。

(4) 极重型(暴发型)　起病急骤,体温于 1~2 日内升至 40℃ 以上,常反复或持续性抽搐,深度昏迷,迅速出现脑疝及中枢性呼吸衰竭等。多于 3~5 日内死亡,幸存者多有严重后遗症。

考点 38 ★★　流行性乙型脑炎的诊断

1. 流行病学资料　严格的季节性(7~9 月),10 岁以下儿童多见。

2. 临床特征 起病急、高热、头痛、呕吐、意识障碍、抽搐、病理征及脑膜刺激征阳性等。

3. 实验室检查 外周血白细胞及中性粒细胞均增高；脑脊液压力高，细胞数轻度增高，蛋白稍高，糖及氯化物正常；血清特异性 IgM 或脑脊液抗原检测阳性可作出早期诊断。

第三单元　细菌感染

考点1★　流行性脑脊髓膜炎的病原学

脑膜炎奈瑟菌属奈瑟菌属，是革兰染色阴性双球菌。

考点2★★　流行性脑脊髓膜炎的流行病学

1. **传染源** 带菌者和患者为传染源。
2. **传播途径** 主要经呼吸道（飞沫）传播。
3. **易感人群** 人群普遍易感，6个月至2岁婴幼儿发病率最高。
4. **流行特征** 冬春季发病较多。

考点3★★★　流行性脑脊髓膜炎的临床表现

1. **普通型** 占全部病例的90%以上。

（1）前驱期（上呼吸道感染期）

（2）败血症期　此期重要的体征是皮疹。常于 1~2 天内发展为脑膜炎期。

（3）脑膜炎期　此期高热及毒血症持续，中枢神经系统症状加重，患者头痛欲裂，呕吐频繁，血压增高，脉搏减慢，烦躁或谵妄，脑膜刺激征阳性。严重者可出现呼吸或循环衰竭。持续 2~5 日。

（4）恢复期　体温下降至正常，症状好转。

2. 暴发型　多见于儿童，起病更急，病情凶险，如抢救不及时常于 24 小时内危及生命。分为：

（1）休克型

（2）脑膜脑炎型

（3）混合型

3. 轻型

4. 慢性败血症型

考点4★★★　流行性脑脊髓膜炎的实验室检查

1. 血象　白细胞总数多在 $20 \times 10^9/L$，中性粒细胞比例 80%~90%。

2. 脑脊液检查　此为明确诊断的重要方法。脑脊液外观混浊，压力升高，白细胞明显增高，蛋白质增高，糖明显降低，氯化物降低。

3. 细菌学检查

（1）涂片　脑脊液沉淀物或皮肤瘀点涂片染

色，可见革兰染色阴性双球菌。此为早期诊断本病的重要方法。

（2）细菌培养　脑脊液或血培养阳性可确诊。

4. 血清学检查　检测细菌荚膜多糖抗原及抗体，较细菌培养阳性率高，特异性强。

5. 分子生物学检查

考点5★★　流行性脑脊髓膜炎的诊断

1. 流行病学资料　冬春季发病。

2. 临床表现　突起高热，头痛，呕吐，皮肤黏膜瘀点或瘀斑，脑膜刺激征阳性等。

3. 实验室检查　白细胞及中性粒细胞明显升高，脑脊液呈化脓性改变，尤其是细菌培养阳性及流脑特异性血清免疫检测阳性为诊断的主要依据。

考点6★★　流行性脑脊髓膜炎的治疗

青霉素为首选药物。

考点7★★★　伤寒的病原学

伤寒杆菌，属于D群沙门菌，革兰染色阴性。含有菌体"O"、鞭毛"H"、表面Vi抗原。检测血清"O"抗原和"H"抗原相应的抗体即肥达反应，有助于诊断。Vi抗原主要用于调查伤寒带菌者。伤寒杆菌释放内毒素，起重要致病作用。伤寒杆菌在自然环境中生命力较强，对光、热、干燥抵抗力较弱。

考点 8 ★　伤寒的流行病学

1. **传染源**　患者和带菌者为传染源。
2. **传播途径**　经粪－口途径传播。

考点 9 ★★★　伤寒的临床表现

1. 典型伤寒

（1）初期（侵袭期）　病程第 1 周，起病缓慢。发热是最早出现的症状。

（2）极期　病程第 2～3 周。持续性高热，体温 39℃～40℃，呈稽留热型；特殊的中毒面容；相对缓脉或重脉；玫瑰疹；肝脾大。此期易并发肠出血及肠穿孔。

（3）缓解期

（4）恢复期

2. 不典型伤寒

（1）轻型　一般症状较轻，体温多在 38℃左右，病程短，1～2 周即可痊愈。

（2）暴发型　起病急，中毒症状重，可有超高热或体温不升，血压降低，出现中毒性心肌炎、肠麻痹、休克等，预后凶险。

（3）迁延型　起病与典型伤寒相似，由于人体免疫功能低下，发热持续不退，热程可达 5 周以上。

（4）逍遥型　毒血症状轻微，部分患者可因肠出血或肠穿孔而就医始被发现。

（5）**顿挫型** 起病较急,开始症状典型,但病程极短。

3. 复发与再燃

复发:进入恢复期后,体温正常1~3周后,发热等临床症状再度出现。

再燃:病程进入缓解期,体温开始下降,但未达到正常时,又再度升高。

4. 并发症 常见的并发症有肠出血、肠穿孔等。

考点 10 ★★ 伤寒的实验室检查与其他检查

1. 肥达反应（伤寒血清凝集反应） 测定患者血清中相应抗体的凝集效价,对伤寒有辅助诊断价值。常在病程第1周末出现阳性,通常抗体"O"的效价在1:80以上,"H"效价在1:160以上,才有诊断价值。

2. 病原学检查 细菌培养是确诊伤寒的主要手段。

（1）**血培养** 病程第1周阳性率最高,以后逐渐下降。

（2）**骨髓培养** 较血培养阳性率更高,可达90%,其阳性率受病程及使用抗菌药物的影响较小,已开始抗菌治疗者仍可获阳性结果。

（3）**粪便培养** 整个病程中均可阳性,第3~4周阳性率最高。粪便培养阳性表示大便排菌,有传染性，除外慢性胆囊带菌者，对伤寒有诊断意义。

（4）**尿培养** 病程第 3~4 周阳性率约 25%。

考点 11★★★ 伤寒的诊断

1. 临床依据 见持续性发热、特殊中毒面容、相对缓脉、玫瑰疹、肝脾大等典型表现，出现肠出血和肠穿孔等并发症，均可高度提示伤寒的可能。

2. 实验室依据 血和骨髓培养阳性有确诊意义。肥达反应阳性有辅助诊断意义。

考点 12★★ 伤寒的病原治疗

1. 氟喹诺酮类 首选。

2. 头孢菌素类 第三代头孢菌素在体外对伤寒杆菌有强大抗菌活性，体内分布广，胆汁浓度高，不良反应少，适用于孕妇、儿童等。

考点 13★ 伤寒的预防

1. 控制传染源 及时发现、早期诊断、隔离并治疗患者和带菌者，隔离期应自发病日起至临床症状完全消失、体温恢复正常后 15 日为止，或停药后连续大便培养 2 次（每周 1 次）阴性方可解除隔离。对带菌者应彻底治疗。

2. 切断传播途径 搞好"三管一灭"（管理饮食、水源、粪便，消灭苍蝇），做到饭前便后洗手,不进食生水和不洁食物。

3. 保护易感人群 流行区内的易感人群可接种伤寒菌苗。

考点 14 ★★ 细菌性痢疾的病原学

痢疾杆菌属肠杆菌科志贺菌属,为革兰阴性杆菌,有菌毛。痢疾杆菌分为四群:A 群(痢疾志贺菌群)、B 群(福氏志贺菌群)、C 群(鲍氏志贺菌群)和 D 群(宋内志贺菌群)。痢疾志贺菌感染病情较重,福氏志贺菌感染易转为慢性,宋内志贺菌感染病情较轻。

宋内志贺菌抵抗力最强,福氏志贺菌次之,痢疾志贺菌最弱。

痢疾志贺菌产生外毒素的能力最强。

考点 15 ★★ 细菌性痢疾的流行病学

1. 传染源 主要是急、慢性菌痢患者及带菌者。

2. 传播途径 粪-口途径传播。

3. 人群易感性 人群普遍易感,病后可获得一定的免疫力,持续时间短,且不同菌群及血清型之间无交叉免疫,故易复发或重复感染。

考点 16 ★★ 细菌性痢疾的发病机制与病理

志贺菌经口进入体内,在结肠黏膜上皮细胞

和固有层中繁殖、释放毒素，引起炎症反应和小血管循环障碍。主要致病物质是内毒素。病变主要部位为乙状结肠和直肠。

考点 17★★★　细菌性痢疾的临床表现

1. 典型菌痢　黏液或脓血样便，伴里急后重。

2. 中毒型细菌性痢疾

（1）多见于 2~7 岁儿童。

（2）特点为起病急骤，突起畏寒、高热，病势凶险，全身中毒症状重，可有烦躁或嗜睡、昏迷等，数小时内迅速出现循环衰竭或呼吸衰竭。肠道症状常不明显或缺如。

（3）可分以下 3 型：①休克型（周围循环衰竭型），以感染性休克为主。②脑型（呼吸衰竭型），以中枢神经系统表现为主。③混合型。

考点 18★★★　细菌性痢疾的诊断

1. 流行病学资料　夏秋季进食不洁食物或与菌痢患者有接触史。

2. 临床表现

（1）急性期有发热、腹痛、腹泻、里急后重及黏液或脓血便。

（2）慢性菌痢患者有急性菌痢史，病程超过 2 个月。

(3) 中毒型菌痢以儿童多见。起病时肠道症状轻微或无，常需盐水灌肠或肛拭子取便行粪便检查方可诊断。

3. 实验室检查 粪便镜检有大量白细胞（≥15个/高倍视野）或脓细胞，可见红细胞；确诊需粪便培养志贺菌阳性。

考点 19★★★ 细菌性痢疾的治疗

1. 急性细菌性痢疾 病因治疗首选氟喹诺酮类。

2. 中毒型细菌性痢疾

（1）对症治疗 降温止惊，采取物理降温，惊厥者地西泮肌注。脑型要减轻脑水肿，给予甘露醇。

（2）抗菌治疗 宜采用静脉给药。

考点 20★★ 霍乱的病原学

霍乱是由霍乱弧菌引起的烈性肠道传染病。为我国甲类传染病，属国际检疫传染病。霍乱弧菌属弧菌科弧菌属，革兰染色阴性，无芽孢，菌体有一较长之鞭毛，运动极活跃。目前我国流行的霍乱弧菌以埃尔托生物型、小川型为主。

考点 21★ 霍乱的流行病学

1. 传染源 患者和带菌者是传染源。

2. **传播途径** 经粪-口途径传播。
3. **易感人群** 普遍易感。
4. **流行特征** 以沿海地带为主;夏秋季高发。

考点 22★★ 霍乱的发病机制与病理

1. **发病机制**

(1) 霍乱弧菌进入肠道,产生外毒素——霍乱肠毒素,是霍乱的主要致病物质。

(2) 霍乱肠毒素与宿主肠黏膜上皮细胞受体结合,刺激细胞过度分泌水、氯化物和碳酸盐等,形成霍乱特征性的剧烈水样腹泻。腹泻导致的失水使胆汁分泌减少,所以吐泻物呈"米泔水"样。

2. **病理** 本病病理特点主要是严重脱水导致的一系列功能性改变,而组织器官器质性损害轻微。

考点 23★★★ 霍乱的临床表现

1. **泻吐期** 多以剧烈腹泻开始,迅速成为黄色水样便或米泔水样便。呕吐多在腹泻数次后出现,呈喷射状。

2. **脱水期** 由于严重而频繁的泻吐,大量水及电解质丧失,患者可迅速出现脱水、循环衰竭。表现为烦躁不安,表情淡漠,声音嘶哑,眼窝下陷,口唇干燥,皮肤弹性差或消失,脉搏细数等。如钠盐大量丢失可出现肌肉痉挛,以腹直肌、腓肠肌最为明显。此期一般为数小时至 1~2 天。

3. 恢复期 脱水纠正后,多数症状迅速消失。少数患者有反应性发热,一般持续 1~3 天后自行消退。

考点 24★★ 霍乱的诊断

具有下列三项之一者可诊断为霍乱:

(1) 有腹泻症状,粪便培养霍乱弧菌阳性者。

(2) 在流行期间的疫区内有腹泻症状,做双份血清抗体效价测定,如血清凝集试验呈 4 倍以上或杀弧菌抗体呈 8 倍以上增长者。

(3) 在疫区检查中,首次粪便培养阳性,前后各 5 天内有腹泻症状者。

考点 25★★★ 霍乱的治疗

1. 补液疗法 及时足量补液是治疗的关键。补液原则是早期、快速、足量,先盐后糖,先快后慢,纠酸补钙,见尿补钾。

2. 抗菌治疗 常用药物为氟喹诺酮类,如多西环素、环丙沙星等,连服 3 日,也可采用四环素、氨苄西林、红霉素或阿奇霉素、复方磺胺甲噁唑等。

考点 26★★★ 霍乱的预防

隔离治疗至症状消失。停用抗菌药物后大便培养每日 1 次,连续 3 次阴性,方可解除隔离。接触者应严密检疫 5 日。

第四单元 消毒与隔离

考点1★★ 消毒的种类

1. 疫源地消毒 指对有传染源存在的地区进行消毒。

（1）随时消毒 对传染源的排泄物、分泌物及其污染过的物品进行及时性消毒处理。

（2）终末消毒 传染源离开疫源地，对其原居地点进行的最后一次彻底消毒，以期完全杀灭和清除患者所播散遗留的病原体。

2. 预防性消毒 在未发现传染源情况下，对可能被病原体污染的物品、场所和人体进行的消毒措施。如公共场所消毒、运输工具消毒、饮水及餐具消毒、饭前便后洗手均属之。医护人员手的消毒及手术室消毒，免疫缺陷患者如骨髓移植患者预防性隔离及消毒措施亦为预防性消毒。

考点2★★ 隔离的概念

把传染期内的患者或病原携带者置于不能传染给他人的条件之下，防止病原体向外扩散，便于管理、消毒和治疗。

考点 3 ★★　隔离的期限

传染病患者的隔离期限是根据传染病的最长传染期而确定的，同时尚应根据临床表现和微生物检验结果来决定是否可以解除隔离。

考点 4 ★　医院感染的概念

1. 广义概念　是指任何人员在医院活动期间遭受病原体侵袭而引起的感染。

2. 狭义概念　医院感染的对象主要是住院患者和医院工作人员。

考点 5 ★★★　医院感染的诊断标准

1. 无明显潜伏期的感染，规定入院 48 小时后发生的感染为医院感染；有明确潜伏期的感染，自入院起超过平均潜伏期后发生的感染为医院感染。

2. 本次感染直接与上次住院有关。

3. 在原有感染基础上出现其他部位新的感染（除外脓毒血症迁徙灶），或在原感染已知病原体基础上又分离出新的病原体（排除污染和原来的混合感染）的感染。

4. 新生儿在分娩过程中和产后获得的感染。

5. 由于诊疗措施激活的潜在性感染，如疱疹病毒、结核杆菌等的感染。

6. 医务人员在医院工作期间获得的感染。

医学伦理学

医学伦理学复习攻略

第一单元　医学伦理学概述

考点1★★　道德的概念

1. 道德的基础是经济基础。道德的评价标准是善恶。

2. 影响道德标准的是社会舆论、内心信念、传统习俗。

3. 道德的作用是调节人与人的关系,调节人与自然的关系。

考点2★　伦理与道德的区别

道德表达的是最高意志,是一种精神和最高原则。道德更侧重于个体,更强调主体的德性和德行。伦理表述的是社会规范的性质,更侧重于社会,更强调客观方面。

考点3★　医学伦理学的概念和医学道德的作用

1. **医学伦理学**　是研究医学道德的一门科学,是运用伦理学的理论、方法研究医学领域中人与人、人与社会、人与自然关系的道德问题的一门学科。

2. 医学道德意义 医学道德对医院人际关系具有调节作用;对医疗质量具有保证作用;对医学科学具有促进作用;对社会文明具有推动作用。

考点4★★★ 医学伦理学的研究对象

医学伦理学的研究对象为医学领域中的医学道德现象和医学道德关系。

1. 医学道德现象 包括医德意识现象、医德规范现象和医德活动现象。

2. 医学道德关系 医务人员与患者(包括患者的家属)的关系;医务人员相互之间的关系;医务人员与社会之间的关系;医务人员与医学科学发展之间的关系。

考点5★★ 医学模式的类型

①神灵主义医学模式。②自然哲学医学模式。③机械论医学模式。④生物医学模式。⑤生物-心理-社会医学模式:既要考虑生物学因素,又要重视心理、社会因素的影响。是未来医学模式的发展方向。

考点6★★ 医学目的

"救死扶伤""克服疾病""延长生命""避免死亡"。

第二单元　医学伦理学的历史发展

考点1★★★　中国古代医学道德的发展

1. 东汉医学家张仲景的巨著《伤寒杂病论》是两汉和南北朝时期医德发展的标志。在这部著作中,他痛斥了当时医界中的因循守旧,敷衍塞责,"不留神医药"而"竞逐荣势"的医疗作风。

2. 唐代的孙思邈编著《备急千金要方》。其中在《大医精诚》和《大医习业》中对医德进行了较系统而全面的论述,进一步发展了我国古代医德思想,使之更系统化,形成了较完整的体系。

3. 明代陈实功的《外科正宗·医家五戒十要》就医生的专业学习、思想修养、举止言行、服务态度,以及病患和医家之间的关系,均提出了十分具体详尽的医德规范,被美国1978年出版的《生命伦理学百科全书》列为世界古典医德文献之一。

4. 1932年6月上海出版了由宋国宾主编的《医学伦理学》,这是我国第一部比较系统的医学伦理学专著。这本书的出版,表明了中国由传统医德学进入到现代医学伦理学阶段。

考点 2★★　中国医学道德的优良传统

1. 仁爱救人,赤诚济世的行医宗旨。
2. 不图名利,清廉正直的道德品质。
3. 普同一等,一心赴救的服务态度。
4. 尊重同道,谦和不矜的医疗作风。
5. 注重自律,忠于医业的献身精神。

考点 3★★★　国外医学道德思想

1. 西方医德最早最著名的代表人物是被称为西医学之父的希波克拉底,他是西方医德的奠基人。《希波克拉底誓言》以遵守"为病家谋利益"为信条,提出了许多宝贵的和卓越的医德观点。

2. 古罗马医德思想的主要代表人物是盖伦。在医德方面,他坚持"作为医生,不可能一方面赚钱,一方面从事伟大的艺术——医学"这一医德原则。

3. 古阿拉伯医学的代表人物是迈蒙尼提斯,《迈蒙尼提斯祷文》是医学道德史上的重要文献之一。祷文中提出:"要有爱护医道之心,不因贪欲、虚荣、名利,而忘却为人类谋幸福之高尚目标,集中精力和时间使学业日进,见闻日广,要诚心为病人服务,善视世人之生死,以身殉职。"

4. 医学伦理学在近代西方成为一门独立的学

科以 1803 年英国托马斯·帕茨瓦尔的《医学伦理学》的出版为标志。

5. 近现代医学伦理学理论基础和规范体系较完善的标志是 1948 年《日内瓦宣言》和 1949 年《国际医德守则》的颁布。

考点4★★★　生命伦理学的基本理论原则和研究内容

1. **生命伦理学的基本理论原则**　不伤害原则、行善原则、公正原则和尊重原则。

2. **生命伦理学的具体内容**　临床决策和行为的伦理原则、病人及医生的权利与义务、医患及医际关系、医务人员的道德修养等。

第三单元　医学伦理学的理论基础

考点1★★★　医学伦理学的理论基础

医学伦理学的理论基础是生命论、人道论、美德论、功利论、道义论。

考点 2★★★　生命神圣论、生命质量论、生命价值论的概念

1. **生命神圣论**　指人的生命是至高无上的，神圣不可侵犯的。
2. **生命质量论**　指以人自然素质的高低和优劣为依据，衡量生命对自身、他人和社会存在价值的一种伦理观。
3. **生命价值论**　指以人所具有的内在价值和外在价值的统一来判断、衡量人的生命意义的一种理论。生命的内在价值，即生命本身的质量（体力和智力），它是生命价值判断的基础和前提。生命的外在价值，主要是指某一生命对他人和社会的贡献。

考点 3★★★　医学人道主义的核心内容

1. 尊重病人的生命是医学人道主义的根本思想。
2. 尊重病人平等医疗与健康的权利。
3. 尊重病人的人格与尊严。
4. 注重对社会利益和人类健康利益的维护。
5. 社会及病人对医院、医务人员利益和价值的尊重。

考点4★★★　医德品质的内容

仁慈、诚挚、公正、严谨、奉献。

考点5★★　道义论的主要特征

1. 强调行为动机的重要性,认为只要行为的动机是善的,不管结果如何,这个行为都是道德的。
2. 强调原则的超验性,以人的理性为基础,而不进行感性经验的证明。
3. 立足于全体社会成员的普遍性,而不是从个体的利益出发提出准则。

第四单元　医学道德的规范体系

考点1★★　行善原则的含义、内容及意义

1. **含义**　要求医学界对服务对象实施有利的医学行为。
2. **内容**　善待生命;善待服务对象;树立"以病人为中心"的服务理念;善待社会,以社会公益为基础。

3. 意义 行善原则是医学道德的根本原则和最高原则,当医学道德原则之间发生矛盾和冲突时,医务人员的医学道德行为选择以不违背行善原则为基准。

考点2★★ 尊重原则的内容

尊重患者的人格;尊重患者的自主决定权;尊重患者的隐私权。

考点3★★★ 无伤原则的含义、内容

1. 含义 指在诊治、护理过程中努力避免病人不应有的医疗伤害。无伤原则是善待服务对象的起码要求。

2. 内容 培养为病人利益和健康着想的动机和意向;尽力提供最佳的诊治、护理手段;不滥施辅助检查,不滥用药物,不滥施手术。

考点4★★★ 医学道德规范的含义

指依据一定的医学道德原则和理论,从处理医疗过程中人们相互关系的实际和需要出发而制定的行为准则。

考点5★★★ 医学道德规范的内容

①救死扶伤,忠于医业。②钻研医术,精益求精。③一视同仁,平等待患。④慎言守密,礼

貌待人。⑤廉洁奉公,遵纪守法。⑥互学互尊,团结协作。

考点6★★★　医学道德范畴的含义

医学道德范畴就是指反映医学道德现象及其特征和关系等普遍本质的基本概念。主要包括权利与义务、情感与良心、审慎与保密、荣誉与幸福等。

考点7★★　医学道德情感的含义、内容

1. 含义　医学道德情感是医学工作者在心理上对自己的医学道德义务和医学道德行为的一种爱憎或好恶的情绪状态,是在长期工作实践中磨炼形成的。

2. 内容　①同情感。②责任感。③事业感。

考点8★★★　医学道德良心的含义及作用

1. 含义　医学道德良心是医务人员在履行医德义务的过程中形成的,是对自己行为应负道德责任的自我认识和自我评价能力。

2. 作用　①良心在行为前对动机的检查作用。②良心在行为进行过程中的监督作用。③良心在行为后的反思作用。

考点 9★★　　医学道德审慎的含义、内容

1. **含义**　是指医务人员在行为之前的周密思考和在行为过程中的谨慎认真态度。它是一种道德作风，是良心的外在表现。
2. **内容**　①诊断治疗要审慎。②医疗语言要审慎。③要审慎地选择医疗技术。

考点 10★★　　医学道德保密的含义、内容

1. **含义**　是指医务人员在医护活动中应当具有对医疗和护理保守秘密的职业道德品质。
2. **内容**　①为病人保密。②对病人保密。

第五单元　医患关系道德

考点 1★★★　　医患关系的模式

1976 年美国学者萨斯和荷伦德在《医学道德问题》上发表的题为《医生－病人关系的基本模型》的文章中提出了医生与病人关系的三种不同的模型：主动－被动型，指导－合作型，共同参与型。

考点 2 ★　影响医患关系的主要因素

影响医患关系的因素主要存在于医务人员、患者及其家属、医疗体制及法律等方面。

考点 3 ★　医患关系的发展趋势

①医患关系结构的"人机化"趋势。②医患交往的"经济化"趋势。③医患要求的"多元化"趋势。④医患关系调节方式上的"法制化"趋势。

考点 4 ★★★　医生的权利

在一些特定情况下，医生可以为保护病人、他人和社会的利益，对某些病人的行为和自由进行适当限制，即特殊干涉权。这是针对诸如精神病人、自杀未遂病人拒绝治疗，传染病人强制性隔离等情况而拥有的一种特殊权力。

考点 5 ★　医生的义务

《中华人民共和国执业医师法》的相关条款在法律上规定了医师的义务。

1. 遵守法律、法规，遵守技术操作规范。
2. 树立敬业精神，遵守职业道德，履行医师职责，尽职尽责为患者服务。
3. 关心、爱护、尊重患者，保护患者的

隐私。

4. 努力钻研业务，更新知识，提高专业技术水平。

5. 从事科学研究，发展医学科学。

6. 宣传卫生保健知识，对患者进行健康教育等。

在职业活动中，医生还应履行下列职业道德义务：维护病人健康，减轻痛苦；解释说明与履行知情同意原则；保守秘密。

考点6★★　患者的权利

①基本医疗权。②疾病认知权。③知情同意权。④保护隐私权。⑤社会免责权。⑥经济索赔权。

考点7★★　患者的义务

①保持和恢复健康的义务。②积极配合诊疗的义务。③遵守医院各种规章制度的义务。④支持医学科学发展的义务。

考点8★★　医患冲突的原因

①服务态度问题：大量调查表明，医疗服务态度是导致医患冲突的主要原因。②医疗事故与医疗过失的原因。③满足病人需求方面的因素。④医疗体制与医院管理方面的因素。

考点9★ 医患冲突的化解

不属于医疗事故的医疗纠纷应当通过医患沟通来化解。由医疗事故引发的医疗纠纷，应该依据相关的法律、法规和制度进行处理。处理这类纠纷，应遵循公开、公平、公正的原则。同时，还应该坚持实事求是的科学态度。

考点10★★★ 医患关系道德的内容

①尊重病人，一视同仁。②举止端庄，文明礼貌。③言语谨慎，保守秘密。④钻研医术，精益求精。⑤廉洁奉公，尽职尽责。

第六单元 临床诊疗工作中的道德

考点1★★★ 临床诊疗道德的原则

1. **以病人为中心的原则** 是临床诊疗工作中的最基本原则。

2. **最优化原则** 是指在诊治过程中以最小的代价获得最大效果的原则。要求在诊疗过程中采取的措施要使病人的痛苦最小、耗费最少、疗效最佳。

3. 身心统一原则 是指医务人员在诊疗过程中要把病人作为一个身心统一的整体,即生理、病理和心理的统一。

考点 2★★★ 药物治疗中的道德要求

①对症下药,剂量安全。②节约费用,公正分配。③合理配伍,细致观察。④严守法规,接受监督。

考点 3★ 手术治疗中的道德要求

①稳定病人情绪。②选择最佳方案。③争取家属配合。④爱人胜于爱病。⑤搞好相互配合。⑥加强术后观察。

考点 4★ 急诊科(室)的道德要求

①要争分夺秒、全力以赴抢救病人。②要有勇担风险、团结协作的使命感。③要加强业务学习、提高抢救成功率。

考点 5★ 传染科的道德要求

①要增强预防保健意识。②要严格执行消毒隔离制度。③要有勇于献身的高尚道德情操。

第七单元 医学科研工作的道德

考点1★ 医学科研道德的意义

医学科研道德,是指在医学科研的实践活动中,调节科研人员与受试者、科研人员之间、科研人员与社会之间关系应遵循的行为规范和准则。

考点2★★ 医学科研道德的基本要求

①动机明确,以人为本。②尊重科学,勇于创新。③谦虚谨慎,团结协作。

考点3★★★ 人体实验的类型

1. 天然实验 是指那些不受实验者控制的,由天然条件提供的人体实验,如战争、水旱灾害、地震、瘟疫等。这种研究没有道德代价。

2. 自我实验 是指医者为了医学事业的发展,为了获得医学信息和探索反应,用自体来做实验。这反映了医生为医学事业献身的崇高道德精神。

3. 志愿实验 是指受试者在知情同意的情况

下，自愿接受医学实验。

4. 强迫实验 是指在某种政治、军事目的的压力下所做的实验。这种实验违背了医学伦理学原则，是不被允许的。

考点 4★★★ 人体实验的道德原则

①医学目的原则。②知情同意原则。③维护受试者利益的原则。④科学对照原则。⑤保密原则。

第八单元 医学道德的评价、教育和修养

考点 1★★ 医学道德评价的标准和方式

1. 医学道德评价的标准 ①疗效标准。②社会标准。③科学标准。

2. 医学道德评价的方式 ①社会舆论。②内心信念。③传统习俗。

考点 2★ 医学道德修养的含义

医学道德修养是指医务工作者为培养医德品质所进行的自我教育和自我提高的行为过程，以

及通过学习、实践所形成的道德情操和所达到的医学道德境界。

考点3★ 医学道德修养的途径

①在医学实践中加强自身的学习。②坚持自觉地进行内省和外求。

第九单元　生命伦理学

考点1★★★ 我国实施人工辅助生殖技术的伦理原则

①有利于患者的原则。②保护后代的原则。③知情同意的原则。④保密原则。⑤社会公益的原则。⑥严防商品化的原则。

考点2★★★ 人体器官移植的伦理原则

①自愿原则。②公平原则。③效用原则。④尊重原则。⑤保密原则。⑥禁止商业化原则。

考点3★★★ 死亡标准与安乐死的伦理问题

1. 传统的心肺死亡标准　呼吸、心跳、血液循环的完全停止。

2. 脑死亡 指包括脑干在内的全脑功能不可逆转的丧失，即死亡。

3. 脑死亡的诊断标准

（1）1968年，美国哈佛大学医学院特设委员会提出的脑死亡诊断标准。①对外部的刺激和内部的需要无接受性、无反应性。②自主的肌肉运动和自主呼吸消失。③诱导反射消失。④脑电波平直或等电位。同时规定，凡符合以上4条标准，持续24小时测定，每次不少于10分钟，反复检查多次结果一致者，就可宣告死亡。

（2）我国卫生部2009年发布了《脑死亡判定标准（成人）（修订稿）》和《脑死亡判定技术规范（成人）（修订稿)》，明确了判定的三步骤：脑死亡临床判定，脑死亡确认试验和脑死亡自主呼吸激发试验。三步骤均符合判定标准才能确认为脑死亡。

考点4★★★ 生命伦理学重要文献

1. 贝尔蒙报告（保护人类受试者的伦理原则与准则）（1979年）

2. 赫尔辛基宣言（涉及人类受试者医学研究的伦理准则）（2008年修订）

3. 生命伦理学吉汉宣言（2000年）

4. 中华人民共和国卫生部《人类辅助生殖技术和人类精子库伦理原则》（2003年）

卫生法规

卫生法规复习攻略

第一单元　卫生法概述

考点1★★　卫生法的渊源

卫生法的渊源亦称卫生法的法源，是指卫生法来源于哪些法，其表现形式及效力是怎样的。

我国卫生法的渊源主要是宪法、法律、卫生行政法规、地方性卫生法规、自治条例、单行条例、卫生规章、卫生标准、卫生国际条约。

宪法是国家的根本大法，是所有立法的依据，也是卫生法律法规的立法依据。

考点2★★★　卫生法的基本原则

1. **卫生保护原则**
2. **预防为主原则**　无病防病，有病治病，防治结合，是预防为主原则总的要求。
3. **公平原则**　公平原则的基本要求是合理配置可使用的卫生资源。
4. **保护社会健康原则**
5. **患者自主原则**　患者自主原则是患者权利的核心。患者自主原则包括患者有权自主选择医疗机构、医生及其医疗服务的方式；除法律、法规另有规定外,有权自主决定接受或者不接受某一项医疗服务;有权拒绝非医疗性服务等。

第二单元　卫生法律责任

考点1★★★　民事责任的概念及其特征

1. **卫生民事责任的概念**　主要是指医疗机构、医药卫生工作人员或从事与医药卫生事业有关的机构,违反法律规定,侵害公民的健康权利时,应对受害人承担的损害赔偿责任。

2. **卫生民事责任的特征**　①主要是财产责任。②是一方当事人对另一方的责任。③是补偿当事人的损失。④在法律允许的条件下,民事责任可以由当事人协商解决。

考点2★★★　承担民事责任的方式

《民法通则》规定承担民事责任的方式有:停止侵害;排除妨碍;消除危险;返还财产;恢复原状;修理、重作、更换;赔偿损失;支付违约金;消除影响、恢复名誉;赔礼道歉。以赔偿损失为主要形式。

考点3★　卫生行政责任的概念

卫生行政责任是指卫生行政法律关系主体违反卫生行政法律规范，尚未构成犯罪所应承担的法律后果。包括行政处罚和行政处分两种。

考点4★★★　卫生行政处罚的种类

行政处罚的种类有警告、罚款、没收非法财物、没收违法所得、责令停产停业、暂扣或吊销有关许可证等。

考点5★★★　卫生行政处分的种类

行政处分的种类主要有警告、记过、记大过、降级、降职、撤职、留用察看、开除等形式。

考点6★　刑事责任的概念及特征

1. 刑事责任是行为人实施违反刑事法律的行为必须承担的法律责任。

2. 刑事责任具有以下特征：①是最严厉的一种法律责任。②只能由犯罪行为人承担，具有不可转移性。③只能由司法机关代表国家依法定程序予以追究。

考点7★★　实现刑事责任的方式

实现刑事责任的方法即刑罚，是由人民法院

代表国家,依照《刑法》的规定,剥夺犯罪人某种权益的强制方法。刑罚分主刑和附加刑。

1. 主刑的种类 管制;拘役;有期徒刑;无期徒刑;死刑。

2. 附加刑的种类 罚金;剥夺政治权利;没收财产。

第三单元 《中华人民共和国执业医师法》

考点1★ 执业医师法的实施时间和立法宗旨

1. 《中华人民共和国执业医师法》(以下简称《执业医师法》)经第九届全国人大常委会第三次会议于1998年6月26日通过并公布,自1999年5月1日起实施。

2. 《执业医师法》立法宗旨是加强医师队伍的建设,提高医师的职业道德和业务素质,保障医师的合法权益,保护人民健康。

考点2★★ 执业医师的概念和职责

1. 《执业医师法》所称医师,包括执业医师和执业助理医师。是指依法取得执业医师资格或者执业助理医师资格，经注册在医疗、预防、保健机构中执业的专业医务人员。计划生育技术服务机构中的医师也适用本法。

2. 医师应当具备良好的职业道德和医疗执业水平，发扬人道主义精神，履行防病治病、救死扶伤、保护人民健康的神圣职责。

考点3★★★　执业医师资格考试条件

基本要求：医学专业。

1. 中专、大专　工作1年准考执业助理医师。
2. 本科　工作1年准考执业医师。
3. 大专　已取得助理资格，工作2年准考执业医师。
4. 中专　已取得助理资格，工作5年准考执业医师。

考点4★★★　执业医师注册的条件及办理

国家实行医师执业注册制度。取得医师资格的，可以向所在地县级以上人民政府卫生行政部门申请注册。受理申请的卫生行政部门应当自收到申请之日起三十日内准予注册。未经医师注册取得执业证书，不得从事医师执业活动。有下列情形之一的，不予注册：

1. 不具有完全民事行为能力的。

2. 因受刑事处罚，自刑罚执行完毕之日起至申请注册之日止不满二年的。

3. 受吊销医师执业证书行政处罚，自处罚决定之日起至申请注册之日止不满二年的。

4. 有国务院卫生行政部门规定不宜从事医疗、预防、保健业务的其他情形的。

考点5★★　医师的考核

县级以上人民政府卫生行政部门负责指导、检查和监督医师考核工作。受县级以上人民政府卫生行政部门委托的机构或者组织对医师的业务水平、工作成绩和职业道德状况进行定期考核。

对考核不合格的医师，可以责令其暂停执业活动三个月至六个月，并接受培训和继续医学教育。暂停执业活动期满，再次进行考核，对考核不合格的，由县级以上人民政府卫生行政部门注销注册，收回医师执业证书。

考点6★★　执业医师法规定的法律责任

1. **民事责任**　医师在医疗、预防、保健工作中造成事故的，依照法律或者国家有关规定处理，根据具体情况承担民事责任，给予一次性经济补偿。未经批准擅自开办医疗机构行医或者非医师行医给患者造成损害的，依法承担赔偿责任。

2. **行政责任**　以不正当手段取得医师执业证

书的,由发给证书的卫生行政部门吊销执业证书;对负有直接责任的主管人员和其他直接责任人员,依法给予行政处分。

未经批准擅自开办医疗机构行医或者非医师行医的,由县级以上人民政府卫生行政部门予以取缔,没收其违法所得及其药品、器械,并处十万元以下的罚款;对医师吊销其执业证书。

卫生行政部门工作人员或者医疗、预防、保健机构工作人员违反本法有关规定,弄虚作假、玩忽职守、滥用职权、徇私舞弊,尚不构成犯罪的,依法给予行政处分。

3. 刑事责任 违反相关规定,并构成犯罪的,依法追究刑事责任。

第四单元 《中华人民共和国药品管理法》

考点1★★ 药品的法定含义

药品指用于预防、治疗、诊断人的疾病,有目的地调节人的生理功能并规定有适应证或者功能主治、用法和用量的物质。包括中药材、中药饮片、中成药、化学原料药及其制剂、抗生素、生化药品、放射性药品、血清、疫苗、血液制品和诊断药品等。

考点2★★　药品必须符合法定要求

1. 必须是《中华人民共和国药品管理法》（以下简称为《药品管理法》）明确规定的药品含义中所包括的内容。

2. 必须符合《药品管理法》有关规定要求。

（1）药品生产、经营企业是合法的生产、经营企业。药品生产企业、药品经营企业必须持有药品监督管理部门批准发给的《药品生产许可证》《药品经营许可证》和工商管理机关核发的《营业执照》。

（2）生产药品须经国务院药品监督管理部门批准并发给药品批准文号。

（3）药品必须符合国家药品标准。国务院药品监督管理部门颁布的《中华人民共和国药典》和药品标准为国家药品标准。

考点3★★★　假药和按假药论处的情形

1. 假药　指药品所含成分与国家药品标准规定的成分不符的，以非药品冒充药品或者以他种药品冒充此种药品的药品。

2. 有下列情形之一的为假药

（1）药品所含成分与国家药品标准规定的成

分不符的。

（2）以非药品冒充药品或者以他种药品冒充此种药品的。

3. 有下列情形之一的药品，按假药论处

（1）国务院药品监督管理部门规定禁止使用的。

（2）依照本法必须批准而未经批准生产、进口，或者依照本法必须检验而未经检验即销售的。

（3）变质的。

（4）被污染的。

（5）使用依照本法必须取得批准文号而未取得批准文号的原料药生产的。

（6）所标明的适应证或者功能、主治超出规定范围的。

考点4★★★ 劣药和按劣药论处的情形

1. 劣药 药品成分的含量不符合国家药品标准的为劣药。

2. 有下列情形之一的药品按劣药论处

（1）未标明有效期或者更改有效期的。

（2）不注明或者更改生产批号的。

（3）超过有效期的。

（4）直接接触药品的包装材料和容器未经批准的。

（5）擅自添加着色剂、防腐剂、香料、矫味剂及辅料的。

（6）其他不符合药品标准规定的。

考点5★★　特殊药品的分类

特殊管理的药品包括麻醉药品、精神药品、医疗用毒性药品、放射性药品四类，通常简称为"毒、麻、精、放"。管理办法由国务院制定。

考点6★★★　特殊药品的处方量

1. 麻醉药品　注射剂每张处方为一次常用量；控缓释制剂，每张处方不得超过7日常用量；其他剂型，每张处方不得超过3日常用量。

2. 第一类精神药品　注射剂，每张处方为一次常用量；控缓释制剂，每张处方不得超过7日常用量；其他剂型，每张处方不得超过3日常用量。

3. 第二类精神药品　一般每张处方不得超过7日常用量。

为门（急）诊癌症疼痛患者和中、重度慢性疼痛患者开具的麻醉药品、第一类精神药品注射剂，每张处方不得超过3日常用量；控缓释制剂，每张处方不得超过15日常用量；其他剂型，每张处方不得超过7日常用量。

考点7★★　医疗机构配制制剂的相关规定

《药品管理法》第二十五条规定：医疗机构配制的制剂，应当是本单位临床需要而市场上没有供应的品种，并须经所在地省、自治区、直辖市人民政府药品监督管理部门批准后方可配制。医疗机构配制的制剂不得在市场销售。

考点8★★★　处方的相关管理规定

1. 处方是指由注册的执业医师和执业助理医师（以下简称医师）在诊疗活动中为患者开具的、由取得药学专业技术职务任职资格的药学专业技术人员（以下简称药师）审核、调配、核对，并作为患者用药凭证的医疗文书。

2. 医师开具处方和药师调剂处方应当遵循安全、有效、经济的原则。处方药应当凭医师处方销售、调剂和使用。

3. 处方一般不得超过7日用量；急诊处方一般不得超过3日用量。

4. 药师调剂处方时必须做到"四查十对"：查处方，对科别、姓名、年龄；查药品，对药名、剂型、规格、数量；查配伍禁忌，对药品性状、用法用量；查用药合理性，对临床诊断。

第五单元 《中华人民共和国传染病防治法》

考点1★★★　我国对传染病防治实行的方针

国家对传染病防治实行预防为主的方针,防治结合、分类管理、依靠科学、依靠群众。

考点2★★★　法定传染病的分类

《中华人民共和国传染病防治法》将37种急、慢性传染病列为法定管理的传染病,并根据其传播方式、速度及对人类危害程度的不同,分为甲类、乙类和丙类三类。

1. **甲类传染病**　是指鼠疫、霍乱。
2. **乙类传染病**　是指传染性非典型肺炎、艾滋病、病毒性肝炎、脊髓灰质炎、人感染高致病性禽流感、麻疹、流行性出血热、狂犬病、流行性乙型脑炎、登革热、炭疽、细菌性和阿米巴性痢疾、肺结核、伤寒和副伤寒、流行性脑脊髓膜炎、百日咳、白喉、新生儿破伤风、猩红热、布鲁菌病、淋病、梅毒、钩端螺旋体病、血吸虫病、疟疾。

3. 丙类传染病 是指流行性感冒、流行性腮腺炎、风疹、急性出血性结膜炎、麻风病、流行性和地方性斑疹伤寒、黑热病、包虫病、丝虫病，除霍乱、细菌性和阿米巴性痢疾、伤寒和副伤寒以外的感染性腹泻病。

对乙类传染病中的传染性非典型肺炎、炭疽中的肺炭疽和人感染高致病性禽流感，采取本法所称甲类传染病的预防、控制措施。

第六单元 《突发公共卫生事件应急条例》

考点1★★★ 突发公共卫生事件的概念

《突发公共卫生事件应急条例》以中华人民共和国国务院第376号令的形式公布，自2003年5月9日起施行。

突发公共卫生事件（以下简称突发事件）指突然发生，造成或者可能造成社会公众健康严重损害的重大传染病疫情、群体性不明原因疾病、重大食物和职业中毒，以及其他严重影响公众健康的事件。

考点2★★★ 突发公共卫生事件应急工作的方针与原则

突发事件应急工作,应当遵循预防为主、常备不懈的方针,贯彻统一领导、分级负责、反应及时、措施果断、依靠科学、加强合作的原则。

考点3★ 突发公共卫生事件应急报告制度与报告情形

1. **国家建立突发事件应急报告制度** 国务院卫生行政主管部门制定突发事件应急报告规范,建立重大、紧急疫情信息报告系统。

2. **突发事件的报告情形和报告时限要求** 突发事件监测机构、医疗卫生机构和有关单位发现有下列情形之一的,应当在2小时内向所在地县级人民政府卫生行政主管部门报告,接到报告的卫生行政主管部门应当在2小时内向本级人民政府报告,并同时向上级人民政府卫生行政主管部门和国务院卫生行政主管部门报告:①发生或者可能发生传染病暴发、流行的。②发生或者发现不明原因的群体性疾病的。③发生传染病菌种、毒种丢失的。④发生或者可能发生重大食物和职业中毒事件的。

任何单位和个人对突发事件不得隐瞒、缓报、谎报或者授意他人隐瞒、缓报、谎报。

第七单元 《医疗事故处理条例》

考点1★ 《医疗事故处理条例》的实施时间和制定目的

《医疗事故处理条例》以中华人民共和国国务院令第351号公布,于2002年9月1日起施行。其制定目的是:正确处理医疗事故,保护患者和医疗机构及其医务人员的合法权益,维护医疗秩序,保障医疗安全,促进医学科学的发展。

考点2★★ 医疗事故的概念和处理原则

1. 医疗事故指医疗机构及其医务人员在医疗活动中,违反医疗卫生管理法律、行政法规、部门规章和诊疗护理规范、常规,过失造成患者人身损害的事故。

2. 处理医疗事故,应当遵循公开、公平、公正、及时、便民的原则,坚持实事求是的科学态度,做到事实清楚、定性准确、责任明确、处理恰当。

考点 3 ★★★　医疗事故的分级

根据给患者身体健康造成的损害程度将医疗事故分为四级：

1. 一级医疗事故　造成患者死亡、重度残疾的医疗事故。

2. 二级医疗事故　造成患者中度残疾、器官组织损伤导致严重功能障碍的医疗事故。

3. 三级医疗事故　造成患者轻度残疾、器官组织损伤导致一般功能障碍的医疗事故。

4. 四级医疗事故　造成患者明显人身损害的其他后果的医疗事故。

考点 4 ★★　发生医疗事故后的报告程序

医生→科室负责人→本机构医疗服务质量监控部门→本机构负责人→当地卫生行政部门

考点 5 ★　医疗事故处置中患者的权利

患者有权复印或者复制其门诊病历、住院志、体温单、医嘱单、化验单（检验报告）、医学影像检查资料、特殊检查同意书、手术同意书、手术及麻醉记录单、病理资料、护理记录，以及国务院卫生行政部门规定的其他病历资料。

考点6★★ 《医疗事故处理条例》中规定不属于医疗事故的情形

1. 在紧急情况下为抢救垂危患者生命而采取紧急医学措施造成不良后果的。
2. 在医疗活动中由于患者病情异常或者患者体质特殊而发生医疗意外的。
3. 在现有医学科学技术条件下,发生无法预料或不能防范的不良后果的。
4. 无过错输血感染造成不良后果的。
5. 因患方原因延误诊疗导致不良后果的。
6. 因不可抗力造成不良后果的。

第八单元 《中华人民共和国中医药条例》

考点1★ 《中华人民共和国中医药条例》的实施时间和制定目的

《中华人民共和国中医药条例》自2003年10月1日起施行,是国务院发布施行的我国第一部专门的中医药管理的行政法规。

考点 2★★★　国家发展中医药的方针

国家保护、扶持、发展中医药事业，实行中西医并重的方针，鼓励中西医相互学习、相互补充、共同提高，推动中医、西医两种医学体系的有机结合，全面发展我国中医药事业。

考点 3★　发展中医药事业的原则与中医药现代化

1. 发展中医药事业应当遵循继承与创新相结合的原则。
2. 保持和发扬中医药特色和优势。
3. 积极利用现代科学技术，促进中医药理论和实践的发展，推进中医药现代化。

考点 4★★　《中华人民共和国中医药条例》对中医药学术经验和技术专长继承工作的规定

1. 承担中医药专家学术经验和技术专长继承工作的指导老师应当具备下列条件：

（1）具有较高学术水平和丰富的实践经验、技术专长和良好的职业品德。

（2）从事中医药专业工作 30 年以上并担任高级专业技术职务 10 年以上。

2. 中医药专家学术经验和技术专长继承工作的继承人应当具备下列条件：

（1）具有大学本科以上学历和良好的职业品德。

（2）受聘于医疗卫生机构或者医学教育、科研机构从事中医药工作，并担任中级以上专业技术职务。

第九单元 《医疗机构从业人员行为规范》

考点1★★ 《医疗机构从业人员行为规范》的适用范围

本规范适用于各级各类医疗机构内所有从业人员，包括：管理人员、医师、护士、医技人员、药学技术人员、其他人员。

考点2★★★ 医疗机构从业人员基本行为规范

①以人为本，践行宗旨。坚持救死扶伤、防病治病的宗旨，以病人为中心，全心全意为人民健康服务。②遵纪守法，依法执业。③尊重患者，关爱生命。④优质服务，医患和谐。⑤廉洁自律，恪守医德。⑥严谨求实，精益求精。⑦爱岗敬业，团结协作。⑧乐于奉献，热心公益。